U0219742

英国精神分析系列丛书

丛书主编　杨方峰

Impasse and Interpretation

Therapeutic and Anti-Therapeutic Factors in the Psychoanalytic
Treatment of Psychotic, Borderline and Neurotic Patients

僵局与诠释

精神病、边缘型人格及精神官能症的
精神分析治疗

〔英〕赫伯特·A.罗森费尔德　著
（Herbert A. Rosenfeld）

林玉华　樊雪梅　译

中国轻工业出版社

图书在版编目（CIP）数据

僵局与诠释：精神病、边缘型人格及精神官能症的
精神分析治疗／（英）赫伯特·A. 罗森费尔德（Herbert A.
Rosenfeld）著；林玉华，樊雪梅译. —北京：中国轻工业
出版社，2019.10（2025.1 重印）

（英国精神分析系列丛书）

ISBN 978-7-5184-2490-0

Ⅰ. ①僵…　Ⅱ. ①赫…　②林…　③樊…　Ⅲ. ①精神
疗法　Ⅳ. ①R749.055

中国版本图书馆CIP数据核字（2019）第100093号

责任编辑：潘　南　　　　责任终审：杜文勇
文字编辑：王雅琦　　　　责任校对：刘志颖
策划编辑：阎　兰　　　　责任监印：吴维斌

出版发行：中国轻工业出版社（北京鲁谷东街5号，邮编：100040）

印　　刷：三河市鑫金马印装有限公司

经　　销：各地新华书店

版　　次：2025年1月第1版第2次印刷

开　　本：710×1000　1/16　印张：21.5

字　　数：233千字

书　　号：ISBN 978-7-5184-2490-0　定价：78.00元

读者热线：010-65181109

发行电话：010-85119832　　010-85119912

网　　址：http://www.chlip.com.cn　http://www.wqedu.com

电子信箱：1012305542@qq.com

版权所有　侵权必究

如发现图书残缺请拨打读者热线联系调换

241850Y2C102ZYW

丛 书 序

近年来，精神分析在中国的蓬勃发展，使得客体关系已然成为大家耳熟能详的词汇。发源于英国的客体关系精神分析，在众多流派中最为重视人际关系的背景，对于同样热衷人际关系的中国人而言，想必最能贴近其心智经验。由梅兰妮·克莱茵（Melanie Klein）开创的这一学派，率先关注尚未掌握语言能力的婴幼儿与母亲之间的沟通方式。而中国人往往习惯于间接、含蓄的表达，话语中常常包含言外之意，表达的形式也重于言语所直接传达的内容，这相较于西方人表达上的直言不讳，更像是前言语期母婴之间的沟通方式。

继弗洛伊德发现人类的动力潜意识（dynamic unconscious）之后，克莱茵与她的追随者们，勇于探索人类心灵的最深处，将一些远离我们日常经验的心智运作模式呈现给世人。这样的内容难免令初学者感到费劲，也增加了翻译工作的难度，给人留下一种印象：这类深度心理学著作晦涩难懂，几乎无法译成流畅的中文。记得大约在十年前，我还是一名航天专业的工科学生，偶然在图书馆翻到精神分析的书籍，便受到深深吸引。一些读不太懂的文字，却总有几句触动你的心弦，于是便有了想要继续深入下去的愿望。随着对精神分析的兴趣日益浓厚，我决定收拾行囊，远赴英国，学习纯正的客体关系精神分析。海外学习的经验让我发现，并非所有的精神分析书籍都是难读的，甚至一些英文原版的入门读物，非常通俗易懂，比相应的中文译著要好读得多。2013年的某个午后，我在伦敦Tavistock中心*的图书馆偶然看到繁体中文版的《俄狄浦斯情结新解》一书，译文流畅、精准，顿时领略到中文阐述精神分析思想的美，也打破了"精神分析书籍难以译成流畅的中文"的印象。

再后来，读到同一系列中《内在生命》（Inside Lives）、《谈话治疗》（Talking Cure）等著作，更加确信精神分析思想可以通过生动、贴切的中文表达。林玉华教授2000年从英国受训回来后，便开始致力于精神分析的推广，其中包括引进一系列Tavistock中心出版的经典著作，前文提及的几本好书便属于这一系列。2015年在北京遇见"万千心理"的编辑阎兰，我极力把这套丛书推荐给她。于是，在阎兰编辑的努力下，其中几本的简体中文版便陆续得以问世。

安东尼·贝特曼（Anthony Bateman）等人的《当代精神分析导论——理论与实务》（Introduction to Psychoanalysis: Contemporary Theory and Practice）一书，将带领读者一览当代几个主要流派，略述精神分析跨世纪以来的争议所衍生出来的几大学派在理论与实务上所强调的重点，包括古典精神分析、克莱茵学派、独立学派、当代弗洛伊德学派、人际学派、科胡特学派、拉康学派及自我心理学（林玉华，2002）。

《临床克莱茵》（Clinical Klein）一书首次从临床与历史的视角对克莱茵学派的思想进行了全面的阐述。克莱茵学派的概念来源于临床治疗的工作，鲍勃·欣谢尔伍德（Bob Hinshelwood）精心地挑选克莱茵所做的个案，介绍克莱茵如何架构其诠释，如何由病人的谈话中探测病人的心智内涵与历程，及如何借此了解病人所传达的潜意识（林玉华，2002）。

英国的Tavistock中心成立于1920年，被认为是世界级精神分析取

---

* 英国Tavistock中心（The Tavistock & Portman NHS Foundation Trust），译为塔维斯托克中心，是一家集临床心理治疗，教学和科研为一体的顶尖心理治疗机构。克莱茵和温尼科特等精神分析史上的重要人物，曾在该中心授课。——序文作者注

向心理治疗的训练重镇之一，以克莱茵学派为主。大卫·泰勒（David Taylor）所主编的《谈话治疗》一书，收集 Tavistock 中心的临床研究与个案讨论，论证 Tavistock 模式对于心智世界的了解，如：心智是如何形成的；在各成长阶段中，心智如何运作；"心"如何具有理性所不知的理性；谈话如何有治疗效果等（林玉华，2002）。

马戈·沃德尔（Margot Waddell）是 Tavistock 中心的资深儿童心理治疗师，她所撰写的《内在生命——精神分析与人格发展》（*Inside Lives: Psychoanalysis and The Growth of The Personality*），从精神分析角度阐述人的发展历程。她由临床实例及文献，巨细无遗地描绘由婴儿到老年的成长过程中，促进及妨碍心智及情绪成长的因素。沃德尔根据多年从事精神分析的经验，以当代精神分析的克莱茵思路为主轴，深入浅出地描绘人格的发展过程（林玉华，2002）。

俄狄浦斯情结可说是精神分析最主要的概念之一。弗洛伊德之后，俄狄浦斯的概念经过几番修饰，约翰·史坦纳（John Steiner）所编辑的《俄狄浦斯情结新解》（*The Oedipus Complex Today: Clinical Implications*）收集了克莱茵及三位克莱茵学派主要代表人物—布里顿（Britton）、费德曼（Feldman）和奥肖内西（O'Shaughnessy）对于俄狄浦斯的解释。克莱茵以她的个案，10 岁的李察及 2 岁 9 个月的丽塔为例，描绘俄狄浦斯情结如何通过游戏呈现。其他三位作者则以他们自己的案例，描述当代精神分析对于俄狄浦斯的了解如何由克莱茵的主要概念衍生而来（林玉华，2002）。

1948 年，埃斯特·比克（Esther Bick）在 Tavistock 中心开始以"婴儿观察"作为儿童心理治疗师的养成训练课程之一。1960 年伦敦的精神分析学院（Institute of Psycho-Analysis）跟进，"婴儿观察"成为受训精神分析师的必修课程之一。目前欧洲、加拿大、美国、南美、非洲、澳洲及亚洲的许多精神分析训练学院，也将此作为精神分析训练的先修课程。《婴儿观察》（*Closely Observed Infants*）一书的作者们，皆为

Tavistock 的教师，他们以案例描述精神分析师或心理治疗师，如何通过观察婴儿学习早期的情绪发展及其内在世界的形成过程，了解婴儿与家人最原始的情绪互动，并观察自己在观察婴儿与家人互动过程中的情绪反应（林玉华，2002）。

赫伯特·罗森菲尔德（Herbert Rosenfeld）在《僵局与诠释》（*Impasse and Interpretation*）一书中，以鲜活的案例，有力地呈现精神分析对于精神病的治疗效果。他由临床案例解释在诊疗室中的"治疗"及"反治疗"因素，并以案例周详而细致地描绘如何借由了解自恋状态及投射认同，避免治疗僵局的发生。作者认为，能与病人最病态的部分接触，是治疗成功的要素（林玉华，2002）。

《理解创伤》（*Understanding Trauma*）一书描绘创伤事件对于幸存者情绪及生活的影响，常常是持久而不被觉知的。作者们以理论及临床案例，描绘如何从精神分析的角度，了解创伤事件对于每位当事者的意义，及帮助当事者寻回生活的意义的治疗过程。本书介绍多种不同的干预方式，如短期个体咨询、团体治疗及个体分析等（林玉华，2002）。

林玉华教授建议将简体中文版系列命名为"英国精神分析系列丛书"，有意避开"客体关系"这一术语，是因为流传到美国的客体关系与英国本土的客体关系已经大为不同。正在流向中国，碰触到中国文化的英国精神分析，又将呈现什么样的面貌？

精神分析的学习是一个漫长的过程，分析师需要在长年累月的个人分析（精神分析的频率一般为每周四五次）与督导学习中慢慢积淀。翻译精神分析著作亦是如此，需要建立在对原著有一定体悟的基础上。放眼当今中国，在追求经济发展的大环境下，精神分析似乎也成了一种快速生活，即快速出书、快速认证、快速见效、快速赚钱……这似乎违背了精神分析追求慢生活的本质与精髓。对此，客体关系视角的理解可以是：当人们没有遇到足够好的客体时，难以维持在抑郁位置（depressive position），相应地，象征形成（symbol formation）的能力也会不足，即人与人的关系连接无法较多地依靠互相了解、看见与被看见的形式来维系［比昂（Bion）的"K连接（K link）"］，而不得不过度仰赖具体、有形或不变的事物，如：共同拥有的孩子与房产；学历、学位、职称等外在的名头；金钱、礼物等可以互换的现实利益。

伦敦学习的经历，让我有幸结识林玉华、樊雪梅、魏秀年等前辈，她们对于精神分析的热爱与天赋，对于学习方法与分析设置的坚守，着实令我感动。她们作为主要译者参与了这套"英国精神分析系列丛书"的翻译，参与翻译的还有许多专业资质和语言功底兼具的译者，在此不一一列出。最后，我衷心希望"万千心理"出版的这套经典丛书的简体中文版，可以让广大读者近距离感受英国精神分析的理念和实践方法。

杨方峰

2017.1

致　谢

　　我要特别感谢英国精神分析学会出版小组的委员们，Ron Britton 以及后来加入的 David Tuckett，他们帮助我重组本书的章节，鼓励我增写第五部分及附录，在这部分我描述了我的理论发展。Elizabeth Spillius 细心地为我的文章提出建议，Jane Temperly 耐心阅读并修改我的草稿，向她们的协助致以谢意。

　　我也要感谢给我提供困难个案素材的所有同事，这些素材主要来自研讨会的案例。以及我在本书中所提到的所有个案，感谢他们让我使用他们的素材。

　　我的秘书，Mrs. Willans 辛苦地将我的口述誊成文字稿，我对她感激不尽；Ms. Jakie Craisatti 提供的计算机协助，使我得以完成最后的润色与修订；Ms. Duncan 协助我完成参考目录。以上各位的协助使得本书出版成为可能，在此一并致谢。

目　录

第五部分：结语 / 277

第一部分

导　论

第一章

✱

精神病的精神分析导向心理治疗

我对那些严重的精神病人、病态自恋病人，以及对心理治疗没反应或有负面反应的病人特别感兴趣。本书取材于我20年来的临床病例，以及被我督导的分析师及心理治疗师的临床病例。我想呈现自己发展出来的对于这类病人想法理念的纲要。在本书的第二部分，我试图描述分析师使病人变好或变坏的关键因素。在第三部分，我尝试略述为了使分析师具有治疗功能，正确地理解所谓的自恋（narcissism）以及正确面对自恋所造成的问题的重要性。在第四部分，我将讨论投射性认同（projective-identification）的不同方面，以及其复杂的运作方式会如何促进或伤害治疗关系。

我深信分析式心理治疗对于严重精神病人相当有影响力，不管是正向或是负向的影响。本书中所讨论的有些个案治疗结果并不理想，我相信这并非因为这些病人无法使用心理治疗，而是因为病人和分析师之间发展出了"僵局"，且困境无法被跨越，这一现象特别容易发生在分析师和精神病人之间。我相信这种僵局的产生，常常与分析师对病人所传递的信息的反应有关，分析师若能仔细聆听病人所传达的信息，则可以避免这种僵局。我深信精神病人在诊疗室中的言语及行为，常常指向他和分析师之间的关系。因此分析师必须洗耳恭听病人所想传递的信息，并尝试理解病人借由移情试图表达的意义。为了让读者理解我的论点的背景，本章将先简介我的思路及治疗技巧的发展，以及我的临床经验是如何促进其发展的。

理论发展初期

　　我对心理医学的兴趣始于在德国读医学时，当时我的医学论文主题是"儿童时期多重缺席的影响"。在我读医学期间（1933—1934），德国纳粹政权不允许非印欧（亚利安）语系的医生接触病人，因此我没有机会针对情绪障碍的儿童或成人做进一步研究。来到英国时，我本来想在从事几年一般医学之后，再追随我所感兴趣的心理学；但是1936年秋天，当通过医学执照考试之后，我却别无选择地成了心理分析师。当时英国政府只允许有经验的外国医生，特别是专业医生，在英国执业。因此像其他外国医生一样，我在拿到执照之后必须立刻离开英国。但是仔细研究后，我发现当时英国的心理分析师一职仍有空缺，而且我发现 Tavistock 临床中心有一个为期2年的心理分析师训练课程，于是立刻申请前往就读。

　　在等待 Tavistock 临床中心开学的9个月期间，我幸运地在牛津附近的一家精神医院以及后来搬到伦敦的莫斯理（Maudsley）医院找到了一份临时工作。在牛津附近的那家精神医院里，我得照顾350名病人，这是医院总人口的一半。当时只有3位医生，要照顾700名病人，有一位院长主导整个医院及行政事务，另有一位资深的医生。我的同侪，那位资深的医生，在精神医院有多年经验，告诉我医院里没什么事可做。除了偶尔见见一两名新入院的病人之外，我的主要工作就是巡房。通常我只需在早上工作1.5小时，其余时间则是空闲的。事实上病人在医院里除了接受身体照顾外，没有其他任何的治疗。

　　因此我开始从新入院的病人中，筛选一些可能接受心理治疗的病人。我选择了一位被诊断为僵直型精神分裂症的病人作为治疗对象。他每4周会出现1次持续一周的严重的僵直发作（catatonic excitement）。

这位名叫埃德加（Edgar）的病人已经住院一年多了，医院的职员都抱怨他不合作、不做事，偶尔还会有攻击行为，但是他似乎对我挺友善的。我请教院长，是否同意让我为这位病人做简单的心理治疗，同时也问及若病人病情有所改变，他是否同意这是心理治疗的效果。当时在英国，只有非常少的医生相信心理治疗对精神病人会有疗效，所以任何进步都被称为缓解期（remission）。我虽然未怀疑缓解期的普遍性，但我相信自发性的缓解现象跟外在因素介入（如心理治疗）所导致的改变有明显差异，这一想法假设精神分裂症可能起病于心理因素。但是显然在当时，除了葛莱斯医生（R. D. Gillespie）和其他一两位医生外，还有我当时尚未认识的斯卡特医生（Clifford Scott），这一假设并不被英国的精神科医生所接受。不管怎样，院长同意这位病人显然是位慢性精神病患者，因此若症状有所改变，理应归因于我所提供的心理治疗。

当访谈这位病人时，他告诉我，每过几周他就得在每天睡前承受电疗之苦，这使他感到非常困扰。后来我了解到，他所描述的电疗，其实是他自认被一种机器困扰的妄想，塔斯克（Tausk，1919）描述过这一现象。这位病人问了我许多问题，并对我非常友善。我向他解释，他所说的困扰中关于其身体感官的大都与性有关，他很认真地聆听我的解释。对于性，他几乎是天真无知的。经过我的解释，他不再那么害怕性的感觉，并更能接受它们的存在了。他很感激我的帮助，并问我他能为我做些什么。我提议他可以在病房中合作一点以减轻大家的负担，他也都照做了。从此之后，他不再有周期性的发作，我也只是偶尔跟他见面而已。我在一两个月后离开了医院，当时他仍未出院。6个月之后我重返医院，向院长问及该病人的近况，以及院长对心理治疗的看法。院长似乎对我的问题感到很惊讶，他说该病人已经出院，因为出现了出人意料的缓解期。

同一年的后几个月在莫斯理医院工作时，我也碰上了类似对心理治疗的响应，后来对于这种响应也慢慢习惯了。在莫斯理医院，我有幸跟两位当时很有名的精神科医生见面——斯莱特医生（Slater）和古德曼医生（Gutman）。我告诉古德曼医生，自己不只对病人详细的历史背景有兴趣，也希望能有机会定期和病人会谈并进行长期追踪。他并没有反对我，但是他认为跟病人会谈，除了为做出诊断搜集数据之外，其他都是徒劳无益的。他告诉我精神分裂症是一种器质性的疾病，因此会谈跟疾病的消失或再现无关。

在莫斯理工作时，我以开放的态度面对心理治疗。我观察到一位名叫伊莱扎（Eliza）的16岁女性精神分裂症病人，她极度退缩，拒绝跟任何人讲话或参与任何康复治疗。她说要她成为世界的一部分是不可能的，因为恐怖的事情一直在发生；她说她是从母亲身体的一个洞里出来的，而每想到这件事她就感到恶心，并觉得生命是无法接受的；她说她在发病不久前知道了这一事实，也导致了她跟母亲之间的暴力冲突。这位女病人跟我在牛津附近医院碰上的年轻的僵直型男性病人埃德加一样，都对于谈论性这种简单的心理治疗方式有很积极的反应。不过很可惜，院方不准我治疗这位女病人。

其实在莫斯理医院和我定期见面的病人只有几位。其中一位，我暂且称他为E。E是一位非常聪明的病人，有妄想症，而且极度退缩。他曾经有过两三次精神分裂发作，每次持续几个月，之后就会出现自发性的缓解期。当和他会谈时，他似乎不太注意我的存在，在我离开莫斯理医院时，他也似乎没有任何进步。但是两年后，在我开始执业时，E的父亲联系上我，并告诉我E向他提及我在医院时和E的会谈，E问父亲是否可以再跟我见个面。我后来才知道，在我离开莫斯理之后，E出现了几次非常严重的妄想型精神分裂发作。我安排跟他做了一次咨询，他很高兴再见到我，并要求和我定期会谈，于是我们约定一周见两次。

E穿着随便，不修边幅，但是一定会准时赴约，并报告跟他自己有关的一些困难。我不太记得谈话的细节，只记得他告诉我的故事具有一些象征意义，而我会向他解释这些象征意义。当时，我对于移情分析

(transference analysis)一无所知，后者也只是偶尔出现在治疗中。但是大概6个月之后，E出现在诊疗室时开始穿戴整齐，精心打扮。他已经好多年没工作了，但现在他似乎很想有个工作。因此，当7年前念的中学要他回去执教时，他很想接受这份工作。这听起来好像很冒险，但是他却毫不犹豫地接受了，并且这成了一个成功的体验。但是至此之后，他却不想再来见我了，因为他害怕来找我会勾起之前患病的记忆。他的父亲偶尔告知我他越来越好了，但是似乎必须借由逃避我来控制被他分裂掉的精神分裂状态。后来我发现，这是病人在治疗中渐渐好转、但是未能借由移情分析充分处理治疗历程的典型反应。现在我认为，只有当精神状态，尤其是分裂机制在分析治疗中完全被处理时，病人才能理解，回来见分析师除了会记起自己过去的病症之外，也会同时想起他曾经获得的帮助。

治疗上述3位病人的体验，使我对于治疗精神病人相当乐观，或至少对于跟精神病人沟通的可能性相当乐观，这一看法极大地改变了我的生涯规划[1]。当时我的治疗方法非常简单，因为我对于心理治疗、精神分析，以及对于分析病人和分析师之间的移情所知有限。尽管如此，我如今仍保留了自己在知识有限时的治疗特质。我一直认为，病人总是试图沟通他的想法，因此会尽量以开放的态度面对他们，并渴望这种开放的态度会让病人有继续沟通的愿望。这一态度使精神病人几乎都能放心地和我对话，甚至包括一些坚持保持沉默的病人。我也尝试以共情（empathic）的态度，站在对方立场，理解对方的心智状态。回头看看过去的这些个案，我发现，有些病人对于我的简易治疗方法有反应并感到被帮助，可能只因为他们觉得我能贴近自己，且能不让他们变得支离破碎。当然我也知道，当时我所带来的改变可能都只是表面的。此外，疗效（cure）的机制（mechanics）通常建立于病人将分析师及治疗关系的理想化[2]。在此初期，我尚未发现错误的治疗技巧可能对精神病人造成的伤害，对于分析移情及分析细微的精神病机制的重要性更是全然不知。然而，过去这些体验是如此强烈，它们永远留在我的记忆中，并帮助我修正晚期的观点。在后面的几章中，我希望能让读者理解，分析精神病人时，不精练的治疗会危及分析师的人格，因为精神病人必然会引出分析师的全能感及无助感。幸运的是，当时对于我简单的共情理解有所反应的精神分裂病人不多，他们也都只有暂时或表面的进步。

在莫斯理医院工作后，我开始在 Tavistock 临床中心接受心理治疗训练。Tavistock 临床中心的心理治疗训练课程包括接受院内同事或其他诊所分析师的分析、以一周 3 次的频率治疗个案、接受一周一次的督导。当时，学员无法选择自己的督导，加上我的分析师对我不甚理解，我遭受了许多挫折。尽管如此，我继续接受着训练，也相信训练的经验多少影响了我晚期的思路。

我在 Tavistock 临床中心的一位病人，暂且称其为 T，被诊断为强迫症。大部分的病人都在躺椅上接受治疗，但是 T 拒绝躺下来，还好他和我有着正向移情，而且善于交谈。他对于癌症及癌症研究挺有兴趣，也对进行死亡相关的实验感到好奇。例如，他会打开家里的瓦斯，并推算多长时间流出的瓦斯量会使他无法承受，并在失去意识之前将瓦斯关掉，而不致被呛倒或失去意识。显然，这是一个非常危险的行为，显示了他不只有强迫思想及行为，而且有着隐藏的精神病病态思考模式。Tavistock 临床中心受训的高年级同事确定 T 患有精神分裂症，并让我终止对 T 的治疗。

对于我和病人而言，停止治疗都是一个非常痛苦的体验。当时我并不清楚是否能够帮助他，或应该如何阻止他做危及生命的实验，因此我不太情愿地说服他去精神科医院接受治疗。T 最终答应了，但是从医院给我写了一封感伤的信，T 告诉我他并没有变好，而且觉得被我抛弃了。在离开医院后，他没再回来找我治疗，我也没有理由埋怨他。很显然，当时我对于病态心理的知识非常贫乏，能够为他提供的治疗也很有限。因此，倒不如说是我让他失望了。

这一体验让我下定决心，无论如何，将来如果再给我精神分裂的病人，我一定要尝试治疗，而且一定要尽可能坚持到底。1938年秋天，当我被认证为心理分析师并得以自己执业时，一位 Tavistock 临床中心的年长同事 B 医生转介给我一位他已经治疗了好几年的精神分裂症病人。病人来自一个严谨的、有信仰的家庭，年轻时他对于性天真无知，也感到惧怕。在大约25岁时，他开始出现妄想（delusion），认为母亲借由性教育希望他和她发生性关系。有天晚上，当他爬上母亲的床时，母亲断然拒绝了他。不久之后，他几次试图自杀，并被强制要求住院。他被送到伦敦附近的一家私人医院，当时 B 医生是该院院长卡尔顿·米勒（Crighton Miller）医生的助理医生。这位病人在突发精神分裂期过后，持续出现了好几年偏执型妄想（paranoid delusion）。B 医生的主要治疗法是再教育、鼓励及帮助他建立友善的社交关系。B 医生知道病人的精神分裂症是心理因素诱发的，但他只用直觉做治疗。经过长达10年的治疗后，病人有了些许进步，不过当 B 医生转介病人给我时，正是治疗陷入僵局的时候。我从1938年开始治疗这位病人，他用许多时间细谈自己与 B 医生的矛盾关系。病人觉得 B 医生不理解他，并说对方那种太过直接的治疗方法会让他觉得被拒绝。这种直接的治疗方法侵犯并诱惑了他。而我这种不侵犯的做法让他觉得比较舒服，但同时我也被理想化了。第二次世界大战的头一年，病人只偶尔来接受治疗，但是在后来的十几年间，他开始定期接受治疗，再之后次数渐渐减少。治疗期间，他开始在一个慢性精神疗养院当护工，与别人的关系也有所改善，甚至跟一位女性朋友交往了好多年，虽然他仍无法和她建立起真正的亲密关系。

和这位病人的经验让我注意到，当病人将分析师理想化或分析师过分介入、诱惑病人时可能会造成的危险。1939年，仅接受了我短期治疗的第二位病人出现了这个问题。她是一位年经女孩，妄想有人想和她结婚。治疗中，她的妄想很清楚地呈现了俄狄浦斯期主题，我也很直接地向她解释她与我有关的乱伦幻想。例如，她说有一个声音刚才跟她

说，她会在一个月后结婚。我解释道，她开始对我很关心，而且希望我
跟她结婚。令我惊讶的是，这一解释使她的病情更加恶化，妄想也增多
了，她甚至必须在精神病院住好一阵子。对于这一结果，我感觉糟糕透
了。但这也终于让我理解到，直接对精神分裂病人诠释俄狄浦斯相关
内容是非常危险的。对我来说这是一个重要的发现，它帮助我重新理
解了精神病式思考的具体本质和感受，以及病人会如何曲解分析师的
诠释，将诠释当成分析师对自己的建议。因此，分析师对于性方面的移
情诠释，被病人当成分析师对其的诱惑。虽然这一使病人病情恶化的
经历非常困扰我，但它也让我更信服心理治疗的效用。如果心理治疗
可以使病人的病情如此快速恶化，它也必将能使病人的病情得以改善。
这是我第一次试图对一位有性妄想的女士解释她对父亲的性幻想及对
我的移情幻想。换句话说，我把这位病人当成在 Tavistock 临床中心所
治疗的精神官能症病人，而且当时在 Tavistock 临床中心还有督导帮忙。
还好我以前对精神分裂病人的治疗方法比较单纯，因此也没有导致一
些无法面对的困境。

克莱茵的影响

第二次世界大战前，我受聘为 Tavistock 临床中心的心理分析师，
在跟同侪的交谈中，大家崇拜地提着克莱茵的名字、讨论她的思考及
诠释方式，似乎公认克莱茵对于精神分析及精神病理做出了极大贡献。
尽管如此，除了使用她的专业术语之外，Tavistock 临床中心没有一位
心理分析师接受过克莱茵本人或其同事的分析。当时我很不满意自己
的治疗能力，尤其当面对比较困难的病人时。当时，我太太需要接受
分析，Tavistock 临床中心的一位医生建议她去见宝拉·海曼（Paula
Heimann）医生、克莱茵当时的同侪。我太太常常和我谈起她的分析，
我惊讶于她对自己的理解及领悟竟是如此快速；也发现自己可以通过

太太告诉我的许多话，来理解那些比较困扰我的病人，这也令我更确信自己的心理治疗知识所学有限。这时我耳闻克莱茵就要离开苏格兰，回到曾被暂时驱逐出境的伦敦了。看起来我不会受召入伍成为敌军（虽然我是一个友善的敌军），于是我决定申请进入精神分析学院（Institute of Psychoanalysis）接受训练，在那儿我见到了克莱茵，并开始接受她的分析，英国精神分析学会的训练委员会也接受了我成为学员之一。对我来说克莱茵的分析完完全全是一部启示录，对于被分析这件事，我的接受力很强，克莱茵立刻理解了我的焦虑及当时困扰我的问题，并对我的困扰进行直接诠释。被分析的经验不只帮助我自己，随着我个人分析经验的进展，我的许多病人的情况也得到了改善。跟克莱茵的接触（作为一个分析师和思想家），开启了我职业生涯的另一篇章。

　　我在精神分析学院的第二位个案，是一位人格解体状态的精神分裂病人。在另一本书《精神病状态》（*Psychotic States*）的第一章中，我介绍了治疗这位病人的经验（Rosenfeld，1965），暂且称其为米尔翠（Mildred）。当我见到这位病人时，她已被流行性感冒困扰四五个月了。她说她觉得很累，好像生病了一样，不想起床，也无法思考或感受，因为感觉头很沉重。治疗初期，她常常细致地描述她的感官感觉，并说常觉得昏头昏脑、昏昏欲睡，处在迷迷糊糊的状态下，无法保持清醒。有时会觉得好像有一条毛毯将她和世界隔离起来，因此觉得自己活得像行尸走肉，没有实际存在，并与自己隔离。她也害怕自己疯了，常说如果她尝试将自己联结起来，可能会导致自己的脑子支离破碎。当时我的督导是西尔维娅·佩恩（Sylvia Payne）医生，她在诊断和精神分析上都经验丰富。她警告我，这位病人可能处于精神病发作的潜伏期，对她进行精神分析可能引发急性精神分裂症，因此我面对的会是一位需要住院的精神分裂病人。

　　为此，她试着说服我终止对这位病人的分析。我完全同意佩恩医生的论点，即精神分析可能有导致急性精神分裂状态发作的危险，以及我对病人负有责任。但是我也清晰地记得对在 Tavistock 临床中心的第一位病人 T 的治疗经验。当时我放弃了他，现在我坚持不愿再重蹈覆辙。我认为，终止进行中的治疗可能导致更严重的后果，这比继续治疗病人更容易使其病情恶化。米尔翠常常让我想到弗洛伊德（1916）所谓的，在治疗精神病及自恋病人时会感受到的一种"屏障"或"墙壁"的体验。这次，我希望自己积累的经验、更深入的理解能力，及我个人被分析的体验，能使我更清楚如何与这位病人的精神病状态接触，因此我决定继续治疗。佩恩医生最终同意我继续以这位病人为受训个案（training case），我也继续向佩恩医生报告这位病人的治疗状况。

精神分析导向治疗法的前提，是分析师要跟病人的感觉及思想有足够多的接触，使分析师得以通过感受及体验自己，去理解病人的内在世界。曼尼·基尔（Money-Kyrle，1956）对这一过程有着非常谨慎的检视，他强调分析师的共情心和领悟力（而不是理论知识），与他是否有能力认同病人的部分自我有关；例如病人的婴儿期自我（infantile self）。他也强调病人和分析师潜意识心智历程（mental process）的交错运作，分析师必须能在意识中理解自己及病人的内在状况，借此辨别并诠释哪些是属于病人自己的。在这方面我对精神病人有许多成功的治疗体验，这都来自我与病人有足够的接触，并尽可能与他们有一些情绪互动。但要跟一位像米尔翠这样负面及情绪隔离的病人互动极度困难。

治疗米尔翠的第一年，我觉得很难理解她和我的关系。说得理论一点，她的移情反应是如此特殊，以致我无法认识到它们。但是当我意识到我的心智及对病人的反应可用来理解病人的状况时，我开始更谨慎地检视我的反移情。我的个人分析帮助我理解自己对病人的反应，以及这一反应激起的我内在一些跟病人当时正在运作的婴儿期状态相呼应的部分。这些融合在一起的状态可通过对我自己的分析加以处理。渐渐地，我开始体验到一些防御机制，这也都是米尔翠最主要用的：如分裂机制，即将自我一分为二，被分裂掉的好的、坏的自我，皆被投射到别人身上，特别是投射到分析师身上。克莱茵（1946）称此为投射性认同。我因此理解到原来我们互动中的许多困难，都跟她激烈地将她的部分自我投射到我身上，并害怕被我报复（被害妄想）有关。当我越来越能意识到治疗的停滞不前以及诊疗室中的防御时，发生了两件事：不只我更理解米尔翠了，她也更能对我开放她的感觉。这可能是因为她开始注意到，我较能感受她的内在世界与情绪。

我之前提到过，克莱茵于1949年在英国精神分析学会所发表的《分裂机制》（*Schizoid Mechanism*）是另一篇举足轻重的文章。在该文中，她翔实地描绘了在《躁郁状态的心因论》（*A Contribution to the Psychogenesis of Manic-Depressive States*）一文中的主要概念（Klein，1935）。1935年，她巨细无遗地描述了早期婴儿式客体关系（early infantile object relations）、体验、自我机制（ego mechanism）及防御等诸多方面，并认为这些是婴儿期发展过程中某些特定阶段的特征。依据早期主导婴儿焦虑的特质作为区分标准，她将最早的阶段称为偏执位置（the paranoid position），此时期从出生持续至4—6个月。较晚的阶段从第4—6个月开始，她称之为抑郁位置（the depressive position），因为这个时期婴儿的焦虑和客体关系有抑郁的特质。她认为婴儿早期的焦虑跟晚期所发展出来的精神病非常相似，甚至称早期婴儿式焦虑为精神病式焦虑（psychotic anxiety），她认为这些焦虑经由退化，在晚期精神疾病中再现。在1946年的文章中，她更细致地强调早期婴儿焦虑以及用来对抗此焦虑的防御，尤其是自我分裂（splitting of the ego）、投射性认同（projective-identification）、否认（denial）及全能化（omnipotence）。克莱茵认为这些都是婴儿期最早阶段的特征，为了强调她所发现的分裂（schizoid or splitting）机制的重要性，她将此机制重新命名为偏执-分裂位置（the paranoid-schizoid position）。克莱茵强调如果早期的偏执焦虑和分裂机制持续存在，且未在晚期的抑郁位置被充分修通，个体晚期会有发展出分裂或精神分裂症的危险。

我跟米尔翠治疗经验的论文（Rosenfeld，1947），可以说是克莱茵理论应用精神疾病理解的一个鲜活例子。这篇文章在治疗精神分裂病史上是一个重要的里程碑，因为它描述了理解并分析在治疗中被引发的精神病式移情（transference psychosis）中的婴儿式客体关系及其防御机制的重要性，这些机制持续留在病人心中且常会被激起。分析精神病人时，认识并分析精神病式移情现象很重要，这也是我的核心工作之一，在后面章节中会更多地加以探讨。我发现当这些现象被试图治疗精神病人的分析师所认识时，希望通过治疗或分析帮助对方的愿望带来的焦虑及困惑必将消失。从米尔翠的治疗中获得的经验及知识，为我未来的工作发展奠定了基础，并帮助我训练其他分析师如何以分析方式治疗病人。自从1947年开始，我每年至少分析一位精神病人。另外也有一些团体尝试以精神分析导向治疗法治疗精神病人，并陆续发表他们的研究成果，尤其是在北美及南美洲[3]。

克莱茵1946年的文章帮助我更深入地理解精神病人，知道该如何发现并认识精神病式移情，以及这些病人在治疗中会呈现的关系模式。他们一般会给分析师带来什么样的困扰，以及这些特殊现象所引发的有关训练及分析技巧的问题。这些都值得一提。

之前的经验让我越来越清楚，治疗精神病人最重要的一个方向是，必须理解不管在言语或非言语上，精神病人皆以一种非常原始的方式和分析师沟通。非言语沟通以许多不同方式呈现，例如简单的动作、姿势及其他行为，如身体姿势和脸部表情，他们也常会借由声调表达感觉或无感觉。当然病人还会借由其他方式传达其非言语沟通，例如将自己的感觉投射到分析师身上或治疗情境上，这些信息通常不易以视觉或听觉的方式观察或认识到。不过，病人让治疗情境充满情绪的力道是显而易见的。他们的一些投射伴随着具有强烈动力的幻想，这些幻想在病人的体验中是如此真实，以致具有妄想的特质。这些妄想式的投射似乎会对分析师造成一种强烈的催眠影响，并可能干扰其功能。它们也可能使分析师行动化并与病人共谋，或让分析师觉得被侵犯，或被其投射所淹没。换句话说，不只是病人，连分析师也会感觉到投射的真实面。例如，分析师会觉得病人将某些东西硬生生地植入他的心中。当分析师能够理解到事情的原委时，这些由病人引发的干扰体验应该会立刻消失。只有当分析师自己的感觉跟病人的感觉相牵连混淆时，这些干扰因素才会持续不断。也许跟我自己在人格上的成长及积累的许多经验有关，很幸运地，经过几年的学习，我和病人之间纠缠不清的关系只会偶尔发生，而不再是常规现象了。病人常常害怕他们的投射会伤害分析师，若分析师无法恰当面对病人的投射，病人的害怕就会成真。

在接收非言语沟通，尤其是通过投射传递出来的沟通时，分析师必须能够分辨什么是自己的情绪，什么是病人投射出来的情绪和体验，通常这需要经过一段时间。刚开始时，分析师可能只感觉内在有一股压力，然后会意识到有一些很难理解的东西正在发生。这时，最好的方法是保持沉默，并让自己更开放，这样才不会因自己的防御阻碍了病人的投射。例如，分析师可能会觉得渺小、受伤、无助或无力面对任何情境，这时病人外显的言语及行为可能是攻击性或很坚定无疑的，但实际上他正将婴儿式的无助感投射到分析师身上。分析师觉察这种投射的唯一方法，是通过自身突然体验到的情绪情境，这一情绪体验表征了病人自己内在体验的一部分。为此，发觉病人非言语投射的能力，对于治疗精神病人而言是很重要的一环。

治疗精神病人的另一个原则，是分析师必须考虑并决定要和病人沟通多少他所知觉到的体验，以及用何种方式、何时沟通等。我先前提及在错误的层次上做诠释的问题，例如诠释病人的性欲望，却被病人体验成性诱惑。另一重要的议题是诠释的时机，有时分析师会太快诠释他所看到的问题，使得病人将分析师所言当成分析师的投射。之所以会导致这样的结果，是因为借由投射性认同，病人认为分析师将他所投射的感觉排除了，且同时排除了自己。为此，做诠释之前分析师必须学习将病人所制造给他的感觉保留在自己心中一段时间。这种涵容（containment）不应与无行动（inaction）混淆。分析师仍须识别出病人的投射，并尽快在心中将它转化为言语，否则他便无法理解病人沟通的细节，或知道何时该诠释什么。如同之前的例子所描述的，精神病人的思考很具体，其投射常是排山倒海而来的，且常常处在混淆之中。因此这些病人在诊疗室中的移情关系变化多端，常导致沟通的崩解及严重的误解，这使得病人的焦虑升高，最后以僵局落幕。为此，很重要的技巧之一是仔细并小心地理解病人想投射的是什么。当分析师得以理解正在发生的细节，就可以尝试将病人不同部分的人格有意义地组合在一起。这些部分常以分裂的方式存在，使病人无法理解并思考自己。整合式的诠释可帮助病人重获心智功能，并强化其自我。反之，对于病人投射到分析师身上不同人格部分的零碎诠释，可能只会加剧病人的混淆。

　　跟诠释时机有关的问题还包括应如何提供病人能够理解的诠释。有些分析师，如瑟尔斯（Searles，1965），尝试用许多不同的技巧接近精神病人。例如，他会通过行动澄清病人的投射，或扮演另一个人使关系生动起来。我自己不认为扮演精神病人希望我扮演的角色对病人有帮助，因为这可能让病人更混淆。但是，当病人呈现出的素材太有距离感、太死寂时，我认为做一个生动、有意义的诠释是很重要的，分析师可借此描绘正在发生的事。这一方式通常非常有效，但是必须注意，许多精神病人，尤其是边缘型人格的病人，他们会将自己"冰冻"起来，以死寂来掩饰他们的惧怕。因此，若诠释过度戏剧化，就会吓着这些病人。这一现象跟儿童治疗很像，有些婴儿很早就很喜欢玩假装的游戏，另一些则很容易被吓着或变得僵硬。戏剧式地使病人的体验再现，可能被病人感知为被分析师攻击或拒绝。它可能会制造未整合的状态，通常会让病人体验到就要裂成碎片的焦虑。焦虑、掉落的感官及裂成碎片，都是精神病人的主要问题。这些可能与伴随着出生体验而来的最早期婴儿式焦虑有关。在出生体验中，婴儿被迫放弃在母亲子宫里被安全抱持的状态。因此我们可以理解早期母婴关系的特质，是婴儿期待母亲像自己待在子宫里一样好地照顾他。温尼科特（Winnicott，1956，1960）所主张的抱持环境（holding environment）和比昂（Bion，1963）主张母亲作为婴儿的涵容者（container），都跟这些体验有关。大多精神病人或是有"掉下去"的焦虑，或害怕裂成碎片，或是以各种方式防御，使自己不体验到这些焦虑。

精神病人害怕裂成碎片的焦虑特质，使我们理解到，在治疗精神病人时分析师的态度及对于病人的共情心特别重要。我之前提过，精神病人沟通其焦虑及需求的方式主要是非言语的，分析师必须对此相当敏感。为此，一些分析师，如弗洛姆·赖克曼（Fromm Reichmann，1954）、温尼科特（Winnicott，1956，1960）和瑟尔斯（Searles，1965），主张精神病人的需求常因分析师的行为而非言语诠释而满足，言语诠释有时甚至会造成伤害。例如，瑟尔斯强调认识病人婴儿期共生需求的必要性，他认为分析师借由静默创造跟病人之间冗长的共生关系是很重要的。同样的，纳赫特（Nacht，1962）也强调为了重造一个理想化的母婴体验，分析师的沉默是必要的。

有关言语诠释的问题，我同意分析师的话会使许多病人，尤其是精神病人，太快意识到自己与分析师的分离。有时分析师的言语诠释会让病人觉得，分析师拒绝了他想跟分析师／母亲在静默中合一的渴望。病人的持续静默，使分析师注意到病人对于语言沟通的愤怒。尽管如此，我也发现当分析师能够精确地将他对于病人的理解成功地传达给病人时，大部分精神病人理解并喜欢分析师的言语沟通。分析师将他的直觉及接收到的共情，用言语方式表达出来的优点，是病人不会被婴儿化（infantilized），即病人不会被当作婴儿一般对待。其中很重要的是分析师必须充分地认识病人的感觉及需求，同时必须理解病人是一个成人，也是一个独立个体。分析师必须机智灵敏地向病人做出诠释，病人才能感知到被分析师的语言所涵容并澄清。有时病人会告诉我，当我的诠释符合他们的体验时，他们可以感到身体被触动，以及被我的诠释所涵容。这一经验让我确信，言语诠释可以带来涵容的体验，这也一直是我努力的目标。我发现当分析师整个人的态度、行为及沟通方式，能传达他对于病人的接纳与理解时，很少有精神病人会将正确的言语诠释当成拒绝。

　　我已经充分指出分析师能借由自己的感觉理解病人非言语沟通的重要性，我也强调分析师必须谨慎跟随病人所想表达的，才能在适当的时机做正确的诠释，病人也才能在情绪上理解分析师的诠释，精神病式移情也才得以修通。过去几年来，我看到许多年轻主治医生和住院医生，尝试并成功地治疗了非常严重的精神病人，我为此感到欣慰。这也让我想谈谈精神分析治疗精神病人的第四个原则：分析师被分析的重要性。之前描述自己的发展历程时，我提到跟自己内在隐藏的精神病部分（hidden psychotic area）接触，是碰触病人及精神病式移情关系的关键。分析师这些内在的精神病焦虑，会在治疗精神病人时被激起，若这些焦虑未在个人分析时被妥善处理，可能导致治疗中的混淆及僵局，同时带给分析师重大压力和灾难后果。精神病人通常会以极暴烈的方式投射其感觉及困难，分析师若害怕接触病人这一层次的投射，可能会在试图处理时严重受创。最常出现的潜意识焦虑（unconscious anxiety）是害怕被病人所控制，为此分析师的个人分析必须特别透彻，包括分析师内在的精神病部分必须被曝光，使精神病式的焦虑及其防御得以在受训中得到彻底处理。从业过程中有时可能需要再次被分析，即使分析师的意识中觉得自己状况良好，但由于分裂或压抑自己的精神病式冲突（psychotic conflict），可能会无法敏感地觉察到或抗拒病人的投射。不可避免地，病人会意识到或在潜意识中知觉到分析师的困扰，并对此种困扰有所反应或与之互动。这里的危险是分析师潜藏起来的冲突会被激发出来，跟病人的精神病牵连混淆，比如分析师内在全能自大的倾向会被强化。我们知道，在处理精神病人时（尤甚于一般人），分析师的人格及其智力是他的治疗工具，因此他的心智健康是不可或缺的因素。只有分析师拥有健康的人格，才能以共情响应病人，而不会过分介入；其敏感度和容纳度也能足够良好，而不会被病人的投射所淹没。

理论发展

自1947年以来，我试图以分析精神病式移情来帮助精神病人，这一尝试使我对于精神病人有更多的理解，也使我得以将导致精神病式移情的过程及其为分析师所带来的困难概念化。为了使治疗得以运作，我渐渐确信分析师必须理解两个极为相关的历程：自恋和投射性认同。

自从我开始从事精神分析，便强烈地被克莱茵的主张所左右，她认为自恋与内摄过程（introjective process）有关，这一观点似乎来自弗洛伊德的次级自恋（secondary narcissism；Freud，1914），虽然后来她又以自己发现的理论反驳了此种说法，以投射性认同解释原始自恋客体关系（primitive narcissistic object relationship）。克莱茵本人未继续发展自恋理论，然而，分析精神分裂病人及躁郁症病人的经验，使我看到投射性认同过程的重要性及其与严重自恋状态的关系。在《嫉羡与感恩》（Envy and Gratitude）一书中，克莱茵（1957）描述了早期婴儿对于乳房的嫉羡，并以其临床经验描述嫉羡在移情状态中如何制造强烈的负向治疗反应。自从此文章发表后，我渐渐意识到嫉羡与自恋态度及客体关系的紧密关联。

1963年，我发表文章探讨了我的临床经验及有别于弗洛伊德的对自恋的看法（Rosenfeld，1963）。弗洛伊德（1914）在讨论自恋的文章中，强调处在精神病状态中的人，例如精神分裂症及妄想症，其原欲（libido）跟客体及外在世界分离，并退缩到自我（ego）里。换句话说，他认为这些病人是如此被自己及自己的安全感所占满（如此自恋），以至于无法跟任何人建立依赖或有意义的人际关系，因此就精神分析导向心理治疗而言，这些人无法建立移情（若我没理解错的话），因此也无法借由治疗情境（也是精神分析的主要工具）使自己好起来。早期治疗精神分析病人的许多经验，使我不得不持与弗洛伊德不同的观点。我之前提过，虽然精神病人呈现出不在乎或死寂的态度，却会有非常强烈的移情（虽然内涵与精神官能症极不相同），这一经验让我确信弗洛伊德的论点是错的。后来我发现其他治疗此类病人的分析师也描述了自恋态度及移情的存在（Abraham，1942b；Stern，1938，1948；Federn，1942；Stone，1954）。精神病人似乎特别容易对他人呈现全能的态度，尤其是他们的分析师。在幻想中，似乎对于客体，他们有着无法被满足的要求，会混淆自己跟别人，将别人放到自己里面，并将自己放到别人里面。

为了建构我所观察到的自恋，我将介绍一个新名词——自恋客体关系（narcissistic object relation），借此强调，自恋病人通常并非处在无客体（objectless）的状态下。事实上，我认为精神病人其实跟客体保有一种特殊的关系，他们只为了自恋的目的，并以极度全能的方式跟客体联结。因此我又发明了另一名词——自恋全能客体关系（narcissistic omnipotent object relations）。我知道精神病人将别人（客体）当作器皿，全能地将自己不要的或使自己痛苦及焦虑的部分自我，投射到器皿（客体）里。另一过程是，病人借由投射或内摄来认同客体，甚至使自己变成客体，或认为客体就是自己。借由内摄，客体完全成为自己的一部分，任何你、我的不同或自我与客体之间的界限，都被认为是不存在的。借由投射性认同，自我的一部分完全成为客体的一部分（如母亲），致使病人认为自己拥有了所有他所想要的客体的特质，并觉得在这方面他事实上变成了客体。我认为内摄和投射性认同通常发生在同一时间，我也强调自恋全能客体关系是因意识到自我跟客体的分离而产生的防御。这种关系模式，使病人得以排除因挫折而被激起的攻击及爱恨交织的感觉，以及其所意识到的嫉羡或攻击。当自己与客体合一时，就无法嫉羡或攻击这个客体，只能爱他或依赖他。自恋全能客体关系的强度及持续度，似乎和在诊疗室的移情关系中被激起的婴儿期嫉羡与攻击的强度非常接近，因此是可以被研究的。例如，病人的欲望越充满嫉羡，则越难面对分离，也越难放弃自恋全能客体关系。

我提到在分析精神病人时要注意的问题是，当自恋式的自我-理想化减弱时，病人会开始意识到自己的需求及对于客体／分析师的依赖，这会激起痛苦、焦虑及嫉羡，因此病人会威胁自己，重新点燃自恋全能客体关系，这一过程可能导致负向治疗反应。当治疗开始出现进展，病人觉得分析师具有他想占为己有的特质及理解力时，嫉羡不仅促使病人想占有分析师的好特质并否认分析师是独立于自己之外的个体，也会贬低分析师。这时分析可能会陷入僵局，使分析师和病人都很受挫。对抗这种在移情中行动化的防御，是维持分析师和病人之间彼此渴望及理想化的治疗关系，并抗拒任何干扰这一情景的因素，例如认清分析师和病人是分离个体的事实及病人病情的恶化等[4]。

在1971年的文章中（后来此文为了该年国际精神分析学会而再版），我对于之前提出的有关自恋的理论做了大幅度的修正，在该文中，我更正式地区分了几种自恋全能人格结构的族群[5]。在我所治疗的这类病人中，有些在意识中有强烈的摧毁欲及施虐欲，并以此为傲。他们通常在来找我之前已接受过一两位分析师的分析，且未被动摇多少。为了理解这些病人，使他们有所进步，我认为辨别自恋中的原欲和破坏因素是主要任务，这一辨别任务在精神分析导向理论和实务中常常被完全忽略。有了摧毁式自恋（destructive narcissism）的概念后，我认为对于某些个案而言（如我之前所提的案例），摧毁式的部分自我被理想化，它们使病人觉得很全能，因此具有强烈的吸引力。当这种摧毁式自恋成为病人人格结构中的特色时，原欲客体关系（libidinal object relationships）（也就是爱、照顾、相互依赖）及自我中任何渴望及依赖客体的需求，都会被贬低、攻击及摧毁，病人以此为乐[6]。我在论文中提到，这种破坏、全能的欲望，很难借由病人的言行举止被识破，病人潜意识中觉得它们在秘密地保护着自己，是良善的。秘密是全能、摧毁及优越的特质之一。由于自我（self）内存在着的全能摧毁欲望是模糊的，被摧毁式自恋所操纵的病人，看起来好像跟外在世界无关且不在乎任何事。事实上，他们借由不断攻击任何可能满足其原欲需求的人和事物来维持其状态，自己却常处在不稳定的状况下。这些病人可能会持续留在分析关系中，为了可以继续攻击与分析师之间的原欲关系（libidinal relationships）。

根据我的体验，分析精神病人（当然包括其他病人）得以成功的原因，在于理解摧毁式自恋的心理病理。在本书第三部分[7]，我会以临床实例加以解释。我越来越认为，摧毁式自恋那隐匿及催眠式的能量是导致负向治疗反应的主要因素，也是精神病的病源。虽然有些分析师，例如克恩伯格（Kenberg，1977）强调攻击和嫉羡对于自恋病人的影响力，但我想得更透彻。我认为克恩伯格未仔细说明摧毁、自恋及处在隔离状态下的攻击是如何完全掌控精神病人的人格的。另一些分析师则倾向于完全忽略摧毁式自恋，如科胡特（Kohut，1972）提出了自恋愤怒（narcissistic rage），但他所说的和我尝试用摧毁式自恋所描述的毫无相关。自恋愤怒是病人对于自恋受伤（narcissistic hurt）的反应，他们觉得被羞辱、轻视及误解。当病人在分析中被理解时，状况自然会改善。但具有摧毁式自恋的病人乐于伤害别人，当他感受到别人的关爱、理解及仁慈时，会觉得被侮辱，因而使尽全力持续强化其施虐特质，他们视自己内在的任何关爱为脆弱。这些病人会持续抗拒治疗，且常有治疗失败的纪录。

第二个和以上思路很接近并对我的临床工作有帮助的概念是投射性认同，它也跟治疗精神病人有关。在本章中，我已经大致谈了认同的投射及内摄历程与角色，及它如何借此来幻想跟分析师融合为一，并否认分离、关爱、攻击、需求、嫉羡与依赖。因此投射性认同是自恋全能客体关系的一部分。

自从1949年开始，对于投射性认同的理解渐渐成为许多分析师工作中的重要方向。克莱茵在1946年对分裂机制加以诠释的文章中描述了投射性认同的历程，并认为它是理解婴儿发展的主要概念。她认为有些病人分裂掉自我中好与坏的部分，再将之投射到客体身上，其投射方式是如此猛烈，以致客体认同了这些被病人投射出来的部分。这种防御机制的问题之一，是由于客体拥有病人所投射出来的部分自我，因而觉得被迫害乃至认为整个自我被威胁。有些分析师则觉得自己偷走了病人的部分自我或是跟病人挂钩，于是以攻击的方式企图夺走病人的自我。这类被害焦虑在我所见的精神病人中非常普遍，他们常抱怨别人（包括我／分析师）企图夺走他们的人格并掌控他们。这点很重要，但我也强调投射性认同也可以是一种沟通。病人不只借由投射其混淆的感觉及焦虑到分析师身上以排除这些感觉，也借此让分析师（父母）得以理解他们的感觉，就像在婴儿期以此让母亲理解他们的情绪。我的理论中很重要的一点，是精神病人投射他们的感觉是因为他们害怕处理或思考这些情绪。分析师（就像父母亲）拥有较正常的发展，因此较能面对及思考这些情绪，借由分析师的涵容及思考，渐渐帮助病人发展出这类能力。精神病式移情的特质是，它让分析师有机会得以呈现——一些看似无法承受的感觉是可以被涵容的，并可以创意地被思考。

在本书第三部分，我将讨论投射性认同一些细微的部分，并针对精神病式移情会带来的冲击建构我的观点。虽然在心理治疗或分析中会出现的许多负向治疗反应，可能与摧毁式自恋及自恋全能人格结构带来的困难有关，但若分析师无法正确辨识投射性认同，则可能使分析无法开始，甚至使病人病情恶化。我已指出发生在精神病式移情中的各种投射历程，它们可以说是投射性认同的历程，并且必须被一一辨别。许多分析师由于一直无法诊断并建构出现在移情中的投射性认同，致使自己被他们所无法理解及无法处理的感觉所淹没。在第四章中我会讨论几种诊断并分辨投射性认同的方法，以及未能诊断、分辨的后果。

注释

1. 或许有人会质疑我当时所治疗的对象是否为精神分裂症病人，我要再次强调，从精神医学的角度来看，我所报告的案例都是典型的精神分裂症患者。这些病人都有谵妄、幻想、妄想及典型精神分裂症的病态思考方式。

2. 除此之外，可以确定的是，病人身上比较正常及比较病态的部分分裂得如此彻底，以致精神病态被突显出来。这表示被分裂掉的精神病态部分有可能突然重现，这部分的再现无疑会使非病态的部分自我无力招架。

3. 在早期尝试治疗精神病人时，我觉得十分孤单无力，因为没有人能指导我应该怎么做，只能完全依赖手上仅有的资源。从 1950 年开始，汉娜·西格尔（Hanna Segal）与比昂（Wilfred Bion）才开始治疗精神病人，然而一开始，我们并没有分享彼此的经验，因为我们都想追求并建立自己对精神病人的发现，直到我们认为有了足够的资料可以澄清信念，而这些结果也值得发表之后，分享彼此的经验就带来了很大帮助。我也开始办讲座，并督导那些对治疗精神病人有兴趣的人。我认为，为那些试图治疗精神病人的分析师提供支持与建议是必要的，我们也希望能慢慢建立一套用精神分析来处理精神病人的治疗模式，希望英国精神医学界能认可此套模式。

　　20 世纪 80 年代以来，尽管英国精神科医生对于使用精神分析处理精神病人的抗拒已日渐式微，但总的来说仍未接受此种治疗方式。对于建立一套处理住院精神病人的有效心理治疗法，精神医学界的合作度仍然非常有限。到 1987 年为止，仅有莫斯里医院及伦敦市郊的 Shenley 医院为住院及门诊病人设置了心理治疗部门，病人可以在此接受心理分析。同时，越来越多的精神科医生申请接受精神分析的训练。希望未来情况会有一些改善。我用各种方式到处寻求治疗精神分裂症的研究奖助，但成果不佳，所以只好继续在私人诊所接待病人来从事研究。督导同事治疗精神病人也对我有很大的帮助。

在出版《关于超我冲突》（*Notes on the Superego Conflict*；Rosenfeld，1952a）后，一些美国的精神科医生和分析师对我的工作渐感兴趣。1953 年，在伦敦精神分析年会中，我有机会与几位美国分析师讨论我对精神病人所做的治疗，其中一位是拜考斯基（Bychowski，1953）。拜考斯基和我都同意，精神病人可以接受分析，他也同意我在这方面的许多看法。不过他很惊讶于我的一个论点，即我们在精神病人身上发现的某些问题，也会出现在接受精神分析的一般病人身上，而这些病人有时只是精神官能症或边缘型人格障碍。他不认为需要对受训中的分析师进行太深入的分析。最近，有些美国的分析师已改变看法。例如，1969 年，在参与 Topeka 的活动中，有些受训分析师告诉我，许多受训中的分析师有严重的自恋病态，他们怀疑接受分析是否能改变这些病态。这么看来，至少有人意识到精神科医生当中普遍存在着自恋问题，就像一般人一样——都需要被分析。已有证据指出，有些正在接受分析训练的候选者在被分析后，发现有边缘型人格的问题，有些甚至有精神疾病。其实在 1953 年与拜考斯基讨论时，我已深信人人都有精神病态的焦虑（psychotic anxieties），虽然焦虑的程度因人而异。这个想法不仅源自我个人的体验，也来自我分析的病人的体验。

1962 年后，美国精神医学学会（Rosenfeld，1963a；1963b，1964a）对我治疗精神病人的工作渐感兴趣。1962 年，我受邀参加在加拿大蒙特利尔（Montreal）举行的美国精神科医生研讨会，报告了一位抑郁症病人的治疗过程。1964 年，在波士顿的研讨会中，他们再次邀请我报告最近使用精神分析治疗法所治疗的一位精神分裂症病人（1964a；参见第 11 章）。在波士顿的会议中，对此主题有兴趣的听众给了我很大的鼓舞，这群人包括精神科医生、心理医生、社会工作者（简称"社工")及分析师。他们给了我一个多小时做报告，接着是一场热烈的讨论。Maclean 医院有 150 位住院及门诊精神分裂症病人，他们要我谈一谈如何处理精神分裂病人的性欲移情（erotic transference；参见第 11 章）。选择这个题目作为讲述的主题，显然表明在医院通过心理治疗处理精神病人的疾病已有相当的共识，不过这次访问并无法给正在治疗精神分裂病人的分析师们提供个别督导。因此我无法判断当时他们的治疗工作进行得如何，也无法判断分析师运用技巧的能力如何。

　　无论如何，美国要比英国对以心理治疗法处理精神病人问题更感兴趣。在英国，反对以心理治疗法处理精神病人问题的主要原因，是大多数人认为精神分裂症及躁郁症的原因是生理而非心理的。这种看法减少了大家对心理治疗的兴趣。在美国，情况则不太一样，可能是受了梅尔（Adolf Meyer）、苏利文（Harry Stack Sullivan）、奈德（Robert Knight）、弗洛姆·李奇曼（Frieda Fromm-Reichmann）、瑟尔斯（Harold Searles）与罗文（John Rowen）的影响。他们都认为精神病人的病态与心理有关，此种看法使许多精神科医生开始采用心理治疗法来治疗精神病人。

4. 我认为克恩伯格对自恋人格异常者的治疗方法，主要根基于克莱茵关于内在客体（internal object）的看法。在 1963 年的论述中，我提出根据我的观察，嫉羡和自恋有密切关联。费登（Federn）早期针对健康与病态自恋所做的研究虽然也有其影响力，但实际在临床工作上并不实用，因为他认为自恋处在无客体关系的状态。克恩伯格对正常及病态自恋所做的区分比我还要详细。我相信过去（1987）这二十年来，我们对自恋有了更多的理解，尽管如此，要把今日存在的各种关于自恋的理论整合在一起，我们还有很长的路要走。

5. 我指的是病人的人格被自恋自大的客体关系主导。

6. 格林（Andre Green, 1984）于法国马赛举办的一个以死本能为题的研究会中谈到了负向自恋（negative narcissim）。在报告中，他指出自恋人格中有一种反客体化功能（deobjectalizing function）。他们借由攻击客体化的历程而非攻击客体本身来破坏任何客体关系。他所描述的反客体化历程跟我所提出的破坏自恋运作（destructive narcissism works）过程极为相似。换句话说，这一运作功能是为了反抗自我对客体的原欲需求与依赖，包括对原始客体的依赖与需求。

7. 有一些分析师也讨论到一些具有破坏自恋特质的病人，这与我所观察到的很类似。但是，梅尔则（Meltzer）却有另外的发现，他提到有一种棘手和狡诈的部分自我，多年来以分裂的方式偷偷操控着整个分析过程，直到强而有力的变态结构（perverse structure）出现为止，此变态结构具有更强烈的破坏、上瘾及自大特质，多年来操控着病人的人格（Meltzer, 1968）。梅尔则尝试辨别自我中两种自恋结构，以及借由死客体演变出来的严重迫害焦虑（它使病人处在恐怖及惊吓中）。梅尔则所描述的棘手和狡诈的部分自我跟我所说的普遍的自恋组织中狡猾嫉羡的部分很相似；他所提到的破坏上瘾的自大自我则跟我所提的破坏自恋中强大的全能自我相似，它们以催眠和虐待的方式控制着自我的所有部分。

第二部分

成功和不成功的治疗

——分析师的因素

第二章

✳

分析治疗中具有治疗与反治疗效果的因素

　　分析师的治疗效能主要在于他能否借由诠释传达对病人的理解，以及选择做何种诠释的能力。因此，病人是否感受到分析师对他的接纳或照顾，全凭分析师做诠释的功力。像其他人一样，我发现不只是病人以分析师的诠释作为理解其意识及潜意识意涵的工具，诠释也反映了分析师本身的心智状态（Segal，1962a；Loewald，1970；Langs，1976；Sandler，1976），特别是分析师保持稳定及平静的能力，以及是否能注意到病人意识及潜意识中的主要问题及焦虑。病人也在观察分析师将其主要的内在及外在问题在适当时机整理出来的能力，借此判断分析师本身的心智状态和记忆。分析师的心智状态及他的运作能力是分析治疗过程中很关键的治疗因素；在内摄过程中，它扮演着极重要的角色，因为它帮助病人提高建立客体关系的能力，增加自我功能及整合能力，特别是增进其心理健康。

　　我在第一章中提过，我相信分析师的主要治疗功能，是帮助病人将其潜意识中的感觉、渴望及幻想在意识中用语言表达出来，通过这个方式，病人早期客体关系的重复以及婴儿期建立起来的自大全能的防御机制得以修通。渐渐地，病人能学会容忍更多的感觉（特别是它们所引发的焦虑），认识其冲突，并开始能够思考这些现象。当病人渐渐学会思考其感觉和冲突时，就可以减少在自恋自大客体关系中对内、外在功能的过度曲解。我之前提过，分析师达到这个目标的主要工具，是诠释病人呈现在移情关系中的幻想，特别是将重点放在病人在当时感受到的最紧迫的潜意识焦虑。

我认为疗效的里程碑是——我坚信即使最困扰最棘手的病人，他们的病症可能会让其一再地以扭曲及伤害分析历程的方式来防御其焦虑——病人会想办法寻找渠道向分析师表达他们的困境。若分析师够警觉，会发现病人其实是有相当的能力和分析师一起合作的。

有些病人具有相当活泼、生动的能力，借由言语或非言语沟通将相关数据带到诊疗室来。例如，在我的督导中，我注意到如果病人觉得他没有被分析师理解，他通常会一而再、再而三地用不同的方式，在不同的会谈中重复他所想表达的东西，这种企图沟通的现象是非常普遍的（甚至在非常糟糕的情况下，即分析师一直无法理解病人时，这个现象仍然存在）。这些病人常会试着用各种方式让自己想呈现的素材更容易被理解，他们对分析师的失误甚至没有太大的憎恨。他们也很容易告诉分析师自己的感觉及他们对分析的想法。就像其他分析师也注意到的，这些病人对于分析师问题的理解常常是很生动而正确的（Searles，1965，1975；Langs，1976）。据我的观察，不只是精神官能症病人有这一能力，精神病人也有这一能力。他们似乎对于分析师的弱点有很大的容忍度，并有很强的能力寻求并建立客体关系。其他病人，如精神分裂症患者，则比较容易受挫和退缩，特别是当他们感到被责备或被误解时。尽管如此，我还是注意到，这些病人在退化时，仍有很惊人的能力传达其需求及所观察到的内容，特别是借由非言语的方式。我指的非言语传达工具，并非指病人一直保持静默或无法使用任何字句，而是指他们的语言表达有时听起来像在做梦。这种言语表达在精神分裂病人中非常普遍，需要时间加以理解。这些例子证明了我的观点，即小心观察严重精神病人的行为，可以发现病人其实正在沟通一些非常有意义的内容。

许多病人的分析素材显示，婴儿从很早的时候，就不仅跟母亲的乳房及母亲哺乳的状况有联结，而且似乎能很快意识到母亲作为一个完整客体的一些心智状态以及她感知婴儿状况的能力。这些病人有时会公开地批判分析师无法理解他，若分析师误将此批判诠释为病人对分析师的施虐攻击，病人就会因他们比分析师还要理解整个状况而有强烈的罪恶感。若病人认为分析师无法容忍他们的正确观察，其罪疚感会增高。若分析师持续忽略病人的批判，而坚持将病人的所有观察诠释为对自己的攻击，病人会觉得他们被愚蠢化及婴儿化。有些病人有时会误用其能力，而变得自大全能、具有破坏性和优越感，没法分辨其批判能力及攻击的感觉（后者是一种因婴儿期的依赖所导致的钦羡），其无助感也会在分析情境中再次被激起。这种来自母婴关系创伤体验的混淆，可能使病人产生罪疚感，进而迫使自己原本具有的、异常敏感的能力不再运作，并且在分析情境中表现得好像心智功能严重受损。然而我仍发现，若能被分析师小心谨慎地处理，这些在临床上被诊断为精神病或边缘型人格的病人，往往会有很好的愈后效果。

分析师的反治疗因素

分析师是否小心谨慎，并且具有治疗能力，跟分析师本身的人格特质极其相关；换句话说，分析师的人格是很重要的治疗工具。因此，分析师的训练过程，除了理论和临床课程及督导之外，还包括个人分析。我在第一章提过，受训候选者的人格结构、人格问题、意识到及没意识到的所有问题，都必须在分析中呈现，被渐渐带到意识层，并整合到其人格中。如此才能承受令人耗竭的分析工作，并承受病人的各种问题，包括精神病及边缘型人格的问题。分析师防御结构的分析必须包括：用来对抗根深蒂固的早期婴儿式焦虑的防御，因为其中常隐藏着潜意识的病态焦虑或问题。虽然所接受的训练会使我们更正常，但也会暂时让我们更病态、更焦虑，以便让我们对自己有足够的认识与体验，使我们得以运作。我想我们都知道有些个人问题是无法被解决的，因此我们必须努力保持随时与自己有良好的接触的状态。当我们诚实地面对自己，才能有效地帮助病人，也才能开放地接纳他们。除非我们能帮助病人理解其真实的样貌，否则病人的人格不会有真正的改变。

我们必须承认每位分析师都有其独特的人格特质，因此也会跟病人建立不同的工作模式，但这不表示我们必须否认自己或同事的缺点或成就。辨别是一种批判能力，它是从事分析工作者最重要的自我功能之一。克劳勃（Klauber，1972）勇敢地详述分析师的病态如何干扰其治疗角色，其目的是为了指出分析工作的高难度，虽然他对分析工作仍有些质疑。我完全同意他的看法，即要真诚面对自己并持续面对这个问题是非常困难的。但是，我相信他所设想的问题，是可以通过阐明并意识到分析师的反治疗效果而被克服的。关于这方面，有三个引我注意的议题，第一，分析师对病人采取特别角色的倾向；第二，分析师在错误的时机做出含糊诠释的倾向；第三，分析师过于僵化，只遵循某种特定诠释的倾向。以上这些倾向可能跟学派之间，以及分析师该扮演什么角色的争议有关。但若分析师未能理解清楚自己，就会被移情关系中未被辨认出来的潜意识所逼迫，进而陷入与病人共舞的危机中。

分析师的态度与角色

在试图澄清分析师面对病人该有的态度与角色时，通常有两种看法：一方面，弗洛伊德（1916—1917）指出，应该将分析看作是一种探索，而不该对它持有任何期待或渴望。这一观点至少得到了比昂（1970）部分的支持，他指出，分析师面对病人时必须没有欲望。另一方面，也有许多分析师指出，分析师常常以母性的角色对待病人（Money-Kyrle，1956；Gitelson，1962；Langs，1976；Sandler，1976）。比昂（1962a）所建议的一种沉浸（reverie）的态度，以及温尼科特（1956）所提出的原初母性贯注（primary maternal preoccupation），都跟母亲面对婴儿时所采取的直觉角色有关。

我一直觉得，弗洛伊德手术的说法，以及分析师作为代替母亲的观点都不恰当。以上两种说法的危险，是面对病人时我们会陷入某种特定角色，而不能在分析过程中对自己该扮演的角色持完全开放的态度。在移情过程中分析师会被放在许多不同的角色，而不只是母亲或婴儿的角色，比如好的、不好的，或是不在乎的角色。因此，我同意波尔·金（Pearl King，1962：225）的说法，她在1961年的爱丁堡研讨会上谈及《分析中的痊愈因素》（*Curative Factors in Psychoanalysis*）时，说：

> 分析师在分析中引导病人走向病愈过程时所采取的态度，决定了他对病人的态度，以及对分析关系的处理……我认为分析师和病人的关系是独特唯一的，它不应该是一种父母与孩子的关系。

她继续说道：

> 我有时觉得分析关系就像一种心理发展阶段，在此过程中，身为分析师的我要随意让病人的潜意识指派我该扮演的角色。

她很清楚地说明，分析师不该事先决定好自己想扮演的角色，而是要让病人决定他想要分析师扮演什么角色。我完全同意她的看法，然而，反过来说，若病人成功地诱发分析师扮演某种特定的角色，例如让分析师在诊疗室中行动化，则会使分析工作陷入僵局。

我质疑，分析师固着于任何特定的角色，其实是一种隔离的态度。我认为分析师在摧毁自己的欲望和企图的同时，也会严重损害跟病人的关系。事实上，当我们分析一位病人或受训者时，会无可避免地开始

关心和他们的关系，并会努力试着理解、帮助他们。但是透彻地分析
我们的态度和意图是很重要的。会干扰分析历程的欲望或期待，或是
病人所感知到的干扰，其实是我们自己的自恋欲望（narcissistic desire）
在作祟，即分析师想把事情做好，或想借着病人带给自己工作上的满
足，并以此肯定自己的治疗能力。我们都知道，病人很容易觉察到分析
师因他的进步而感到满足，这往往也是造成负向治疗反应的重要原因。
虽然要分辨这究竟是病人的投射，还是病人对分析师自恋态度痕迹的
真实觉知是极困难的，但我们却知道这些自恋需求常常使得分析师在
诊疗室里行动化，并使自己过度的介入。这一体验会让病人感受到被
分析师诱惑，而非被接纳、被照顾，甚至会深深地感到孤单、被拒绝或
被误解。它会导致僵局，或比僵局更糟的局面。

分析师的意图会使分析陷入险境，特别当病人的心理病态特质容
易引发反移情中的紧张时。严重受创的病人常会在分析情境中重现其
受创体验，这类病人特别容易吸引分析师在潜意识中与他们共舞。他
们会逼分析师全然理解其过去在意识及潜意识中所面临的恐怖体验，
并且很激烈地将这些体验投射到分析师身上。当然这对分析师来说是
一种极惨痛的体验，若分析师无法忍受这种状况，他可能会迎合病人某
些理想化的幻想，如创造一个矫正性的治疗体验（corrective therapeutic
experience），并将此合理化为有助于病人寻找一个较好的环境，或是一
个比过去更能提供安慰的客体。分析师的这类努力会破坏分析过程，也
会失去将正在发生的事告诉病人并帮他面对其问题的机会。

根据我的经验，许多人误将病人在诊疗室中重复受创的体验解释
为病人的过度移情需求，然而我认为病人曾经独自面对其创伤体验、甚
至经历了很长一段时间的这一事实，才是最应考虑的重要因素之一。许
多时候，病人必须借由过度的防御，如否认、分裂，或人格解体，使自
己存活下来。因此，当病人鼓足勇气寻求分析师的帮忙时，会期待分析
师分担他已无法承受的骇人体验。在潜意识中，他常会借由强烈的投

射，让分析师也拥有这种体验。有时这些投射是如此凶猛，以至于感觉起来像是在攻击分析师和分析历程。这对任何分析师来说，都是很痛苦且难以承受的情境。这时，如果分析师没有错误地提供一个矫正式的体验，他会退居到一种反治疗的回应状态，即错误地将此投射现象诠释为对分析师好意帮助他的施虐攻击（sadistic attacks），这两者都会使病人因觉得被拒绝而退缩。他害怕分析师会想逃离他且无法容忍跟他有关系，其结果是，激烈的投射更加增强，使状况更加恶化。只有当分析师能突破此困境，正确诠释病人的焦虑，同时指出病人需要分析师亲自体验其经历来分担时，病人投射的暴烈程度才会慢慢减低[1]。

模糊或时机不对的诠释

第二种使治疗产生负向效果的情境是，当分析师的诠释未能正确指向病人即刻的焦虑，或其诠释的时机不对时。有时分析师会意识到，病人担心的是跟自己有关的一些东西，但却无法正确地诠释它。

许多病人对于分析师诠释的时机有非常强烈的反应，例如，静默太长或是诠释太快时，病人可能会觉得分析师让他一个人躺在那儿太久了，或因分析师的静默而觉得被批判或拒绝。若分析师未能很快地处理这些问题，病人可能会觉得分析师不想知道他的问题，因为这些问题无人能接受，病人因而认为应该把这些问题留在自己心里。分析师在正确时机做诠释并帮助病人面对他所无法接纳的自己的某些部分，是很重要的治疗功能。若我们在尚未正确理解病人所想沟通的内容前太快做诠释，病人会怀疑是不是我们太焦虑了。病人会感受到我们的不确定，并害怕我们没有能力理解他的问题。这不仅让病人觉得被拒绝，也会让病人认为是分析师的自大防御（omnipotent defence），即分析师不想体验焦虑或不确定感，这会使病人不确定他是否该分享自己的焦虑（Langs，1976）。许多病人都害怕碰触他们最深的焦虑，因此，与其去真实地感受或认识自己，他们宁愿假装对自己很理解。如果分析师也参与病人的这个举动，分析师的治疗功能则会走向穷途末路。

如前所述，有些病人会很努力地向分析师沟通、表达他们的焦虑，像是担心分析师被他们吓坏了，或是让分析师知道他们正在体验的感受。我做过的一次督导分析就很清楚地描绘了这个现象。

这是一个每周三见面的会谈，在会谈开始时，病人西尔维娅（Sylvia）好像在告诉分析师一种隔离、不确定、无法终结的心智状态，此种状态深深困扰着她。分析师将西尔维娅的状态跟见不到分析师的周末做联结，听了分析师的诠释之后，西尔维娅说"我在意跟谁在一起"，并解释道，她是凭感觉生活的人。分析师对我说，她不太懂西尔维娅的意思，但她对西尔维娅说，她可能在表达自己是如何被别人的感觉所影响的。西尔维娅表示同意，并说当别人变得紧张慌乱时，她必须要很小心。这时，分析师又提了一个看法，认为西尔维娅可能很怕落单。这时，西尔维娅转而提及自己在会谈开始时按了电铃，但必须等分析师按铃让她进来。西尔维娅的话把分析师搞迷糊了，她继续说自己觉得非常不真实，当在门口等分析师按铃帮她开门时，她试着去看门铃下挂着的分析师的名字。这时分析师诠释，病人在尝试告诉分析师，自己是多么需要证据来证明分析师的存在。分析师强调，在那个时候，她已经和病人在一起了。对于这个诠释，病人回以静默。后来她谈到有部车在她面前开过，之后她不再说什么。

我会在第三章中更详细地讨论西尔维娅与分析师的这段对话。在此，我要借这个例子说明病人如何努力尝试和分析师沟通，以及当分析师无法正确地理解病人的沟通时，是如何让病人越来越困惑，并导致治疗关系中的僵局的。我认为在这次会谈里，西尔维娅用各种不同的方式尝试让分析师知道有些事她弄错了。会谈所产生的问题也让西尔维娅越来越害怕，她觉得分析师不能理解她，也不能处理她的感受，因此分析师不仅周末不在，会谈过程中也不存在。

　　针对分析师对于周末的诠释，西尔维娅首先很温和地纠正分析师，说问题并不是周末，而是现在（和我在一起的人）。当分析师无法理解西尔维娅所要表达的意思时，她开始恐惧起来，害怕分析师对她感到张皇失措。当分析师再度误解她时，她变得更焦虑，开始用强烈而象征性的语言对分析师说，她觉得分析师已经远离她，她无法按醒分析师脑中的铃。然后她开始焦虑还要过多久，分析师脑袋中的铃才会被按醒，她重复提到她觉得非常不真实，指的是她越来越困惑，因为她开始不知道自己是谁，也不知道自己在向谁说话（指的是门铃下的名牌）。最后，她愤怒地用她的方式尝试告诉分析师到底发生了什么事，她谈到分析师（车子）如何危险地横驶过她的面前（把她的话给切断了）。这个互动表明病人如何不屈不挠地向分析师沟通其思想，以及她认为跟分析师之间所发生的事情。

　　在这个例子中，分析师未能帮助病人理解其焦虑并探讨焦虑的源头（当然这跟病人婴儿期的施虐与全能渴望有关），而错失了进行治疗式诠释的机会，而越来越深的焦虑让病人开始害怕分析师可能是危险的。当病人努力沟通自己的思想和感觉时，她急需一个能接纳自己沟通的分析师，否则就会有恶化的危险。精神病人尤其如是，因为病人所依靠的是分析师与他内在世界的接触和理解。

　　有关西尔维娅与其分析师之间的互动就此打住，我会在第三章详细讨论。

僵硬与无弹性

　　分析师未能有效地发挥其功能，致使其诠释变得僵化而无弹性，且没能意识到对病人所造成的伤害（如我前面所举过的例子），可能只是因为分析师内在或外在的冲突所造成的暂时阻碍。若此种损害分析的情况未持续太久，病人往往会再次想办法和分析师合作。但是若分析师本身像海曼（Heimann，1975）所描述的，有许多禁止进入的私人领域（private: no entry），分析师就可能会继续在潜意识层面和病人共舞，一起将此私人领域排除在治疗之外，最后导致治疗的僵局。病人可能会用各种方式暴力地批判分析师，但却逃避指出因分析师的行为而引发的被拒绝的创伤体验。此种对分析师的攻击，常被错误地诠释为跟病人过去的体验有关。这样的诠释会引发病人强大的焦虑，并增强病人对分析师的批判及攻击，也会引发病人的无望感，因为它让病人更加害怕地认为他永远无法被理解和接纳。如果分析师能清楚而正确地诊断出病人的行为，认识自己的错误以及导致失败的细节，病人通常会将所观察到的现象告知分析师。事实上，若分析师能慎重地聆听病人的观察，并成功地厘清出自他自己及出自病人的种种障碍，分析中的僵局就能得以解决。

病人和分析师之间最常出现的障碍，通常跟分析师潜意识中的婴儿式焦虑有关。分析师处理其自身焦虑的防御机制之一，是借由过度地向病人的某种人格特质妥协，将那些不受欢迎的问题排除在分析之外。若分析师态度开放并接纳病人早期的婴儿式焦虑，病人通常会有所感知；若病人的焦虑很紧急，他便会依据自己的需要，将焦虑投射到分析师身上，为的是让分析师可以理解并帮助他。通常只在分析师开始防御并深受病人暴力的反应干扰时，分析师和病人之间才会出现争执和冲突。这时，长期潜伏起来的精神病式移情便有固着的危险。

若分析师可以理解病人呈现出来的最显著、最即刻的焦虑，冲突和长期潜伏的精神病式移情反应便可缩短。在此状态下，病人的主要焦虑是害怕他会把分析师逼疯，或是分析师会把他搞疯（Searles，1959a）。我们可以清楚地理解到，在此状态下病人会变得过度恐慌或防御，分析师的心智若能成功地维持在宁静、能思考的状态，并保持其做诠释的角色，这会让病人放下心来。

我想，对分析师来说，不论碰上什么样的僵局或穷途末路，最重要的是必须很小心地检讨自己对病人的感觉及行为。另一要点是，小心谨慎地聆听病人所讲的话及他的梦，因为这二者都可能传递极重要的信息，即病人内摄进去的分析师模样，或分析师和病人已经挂钩的提示。只有当分析师认识到自己的错误，并改变他对病人的感觉及情绪，病人才会再次感觉自在，也才能从圈套中解脱。之后，二者便能很快解除僵局。

若一位分析师陷入反移情的圈套中，他可能需要跟未涉入的同事一起讨论，因为第三者通常比较容易客观地诊断问题所在。我以一位女分析师为例来加以说明，几年前，T医生找我咨询一位18岁的女病人露西（Lucy）的情况。她告诉我因露西对她不一致的期待而担心：露西一方面常强调她需要分析师许多的帮助，但同时又常呈现出没有反应、死气沉沉的样子，并且不太能接受分析师所做的诠释。似乎一做任何诠释，病人就会变得沉默，对所描述的梦也没有多少联想。T医生对分析的进展非常不满意，认为她们已经碰上僵局。

T医生报告了周末后的一次会谈。露西说她做了一个让她很心烦的梦，梦中她和男友在一辆车里，男友是驾驶者，她坐在他旁边。车后坐着两位朋友，是一对夫妻。梦中的时间是晚上，他们驶过一片田野，路边的樱桃树长满了成熟的樱桃，她随手摘了一些。他们抵达了一座农场——就是田野的主人的，那儿有个10岁的小女孩。他们把车子停了下来，小女孩说："你不应该摘树上的樱桃。"露西说："我只是想尝尝而已。"小女孩回应："尝尝也不行。"露西跑进车里，他们把车子开走了。小女孩大叫着喊大家来帮忙，好几个人开始追赶他们的车。最后，露西发现自己在一个乡间大房子里，她和男友被抓住了。一个身穿黑衣的女人在祷告，好像露西已经被判了死刑。她和男友被带到教堂，接着又进行了一个跟处罚有关的仪式，这次执行礼仪的是大祭司们及其女伴。

在第二个梦中，露西知道自己已死于车祸。她匆忙跑回家告诉妈妈她还活着，让妈妈不要担心。等到家时，她看见许多人在哭，而她的尸体也已盖上殓布。那些人建议要帮尸体穿上衣服，露西说她可以给尸体一些衣服。对于这个梦，露西联想到这个周末她和男友谈到要分开的事，因为他们的关系没有未来，她也谈到了见其他朋友的事。

她又叙述了第三个梦。在这个梦中，她和另一个男人在一起，跟这个男人的沟通比跟男友还多。她想跟这个男人谈恋爱，但不知道该怎么做，她说自己可能太少表现自己了。对于这个梦，她没有什么联想。T医生很仔细地诠释道，露西悄悄地偷走了分析里的东西，用所偷走的东西来跟别人建立关系，这导致了她的罪恶感和被害感，也使她无法跟T医生建立关系。

在听T医生报告此次会谈时，我觉得T医生的诠释有点像是在责备病人，并会引起病人的罪恶感。她并没有真正使用这三个梦，事实上，这三个梦非常生动活泼，极具启示性。分析师和病人之间似乎正进行着潜藏的共谋，把分析师变成穿着黑衣的女人，在葬礼中发表演说。露西与此共谋，就像她在梦中一样，把衣服捐给尸体。但最该责备T医生之处，是她没有仔细聆听露西借由去找她妈妈，说她还活着让妈妈不要担心这一点所传达的信息。

仔细聆听这个梦，偷东西及想吃樱桃的渴望跟性渴望有关。就像所描述的第三个梦，她被那个男性朋友所吸引，但却无法表达对他的性渴望，她在分析中也无法向分析师表达真正的感觉。从这个角度看，露西的梦证明了她很难向分析师表达在移情中的同性恋渴望，唯一的模糊线索是将分析师变成了男人。仔细理解露西的历史背景后，我们发现在露西还是婴儿时，因为妈妈无法亲自哺乳，爸爸很快为她找了奶妈，这位奶妈是个感觉丰富的女人，哺育露西至少有一年之久。露西13岁时，她父亲在车祸中丧生——露西也做过车祸的梦——露西这才知道父亲跟一个女人在过去3年里一直维持着秘密恋情（在露西的梦中，那个小女孩是10岁，也许是父亲开始婚外情时她的年纪），母亲发现父亲有外遇时变得非常抑郁。分析中的正向部分是，通过梦，她似乎很开放地呈现了整个状况。甚至其缺乏对梦的联想这一情况，也帮助我们对梦有更多的理解。但是分析师却不断跟露西共谋，就像露西认同了她母亲在发现丈夫外遇后，那种被抛弃且抑郁的情绪。露西偷偷地被 T 医生吸引，则是在重复她被奶妈的乳房所吸引的历程。通过在移情中认同了过世的父亲，露西和分析师共同创造出一个以死亡为惩罚的情境。

我选择这个例子来澄清分析过程中分析师与病人共谋而造成的僵局，也是想通过这个例子来说明，在分析中，分析师是否能够观察到自己所做的诠释像是在责备病人或是超我太强，这点是非常重要的。后来 T 医生告诉我，与我的讨论帮助她理解了自己的批判式反移情，也不再对露西的治疗进展感到悲观。当分析师能对病人的历史背景及心智结构有更多的理解时，分析工作会进行得比较顺利。碰上分析僵局时，仔细检视分析素材，找出分析师和病人之间彼此挂钩的可能证据非常重要，病人的历史在移情僵局中重演是很普遍的。有趣的是，T 医生选择报告一个 3 个梦的治疗，这 3 个梦把病人和分析师之间的主要问题清楚地呈现出来。

摘要

本章中，我试着接续第一章已经探索的移情与反移情。治疗的效能全靠分析师开放、敏锐的态度及其仔细观察的能力，这些能力帮助分析师谨慎地聆听病人的素材，以便理解病人当下的主要焦虑。分析师必须知道，每位病人都有健康的部分，若这些部分能被理解，病人就会持续努力地向分析师传达自己正在面对的困境。

以下将简要地重复本章重点：

1. 通过移情，分析师会被病人指派扮演不同的角色，而不只是扮演父亲、母亲、好人、坏人或是病人内在婴儿式的部分自我。分析师应该知觉到病人借由投射让他扮演的角色是随时转变的，而不将病人投射给他的角色行动化。

2. 分析师有时候会固着在某个特定的思路上，此种现象等同于没有思考。如，分析师可能会一直诠释病人对他的嫉羡，而忽略当时病人所要呈现的更重要议题；另一个例子是，分析师坚持诠释病人对周末或分离的焦虑，而忽略了病人的主要焦虑是担心分析师是否存在于此时此刻的治疗时段中。

3. 有时候分析师会太粗心而未注意到病人对他的批判，错失与病人的重要沟通。

4. 有时分析师会盲目地跟随病人的引领，与病人所设计的思考模式和表达模式共谋。

以上4点在接下来的章节中会进一步说明。

注释

1. 弗洛伊德说过，受创伤的病人对治疗的反应比那些拥有某种天生特质的病人还要好。我的临床经验支持弗洛伊德的说法，然而，严重受创的病人，其早年的婴儿式状态需先在移情中得到释放，因此分析师必须接触病人最严重的病态焦虑（psychotic anxieties），这个过程有时会很失控，并造成很难处理的短暂混淆。对于那些情绪受创匮乏的病人，病态焦虑常以原始的方式继续存在。早期的婴儿焦虑也常在创伤情境中被过分夸大，特别是当它与早期持续多年的分离体验、饥饿、生病及虐待有关时，其夸大的程度更严重。

第三章

✳

病人与分析师之间的沟通失败

我曾在第二章简要提到，有些情况若处理得不好，会破坏分析师为治疗所做的努力。本章，我要借着更仔细检视病人的资料，深入谈谈这些影响治疗效果的困境。第二章提到的西尔维娅是研讨小组中曾讨论过的案例，报告这个个案的分析师曾是精神医院的住院医生，不过之前从未尝试用精神分析来治疗精神病人。她在治疗西尔维娅时陷入困境，最后病人也中断了治疗。在研讨会中，我们渐渐发觉，造成治疗中断的部分原因，是分析师未能对病人进行足够充分地评估，以致未能为她自己及病人安排适当的支持，不过分析师也没能让治疗中的治愈因子发挥效果，尤其是她的思考渐渐被单一的思路占据，无法听见病人对她找错线索的警告。为进一步加以说明，我会讨论西尔维娅的分析师（M医生）所做的会谈报告，以及我自己的看法。

"1974年5月，西尔维娅27岁，5年前她和先生带着才6个月大的孩子来到英国。第一次见面时，她告诉我1973年圣诞节的前一个月，她整个人崩溃了，完全无法做任何事。她突然觉得，自己再也无法见到父母，也不再会搭飞机，因此觉得来英国就像是一场'生离死别'。她先把自己的崩溃归因于英国的石油危机，后来才想起有一回丈夫因工作出差一整天，这件事很是困扰她，导致她崩溃。显然，在这次危机发生前，丈夫未曾离开她一整天的时间。跟丈夫的短暂分离使她觉察到自己已经无法维持内在父母的健在，她的内在世界一片死寂和空虚，在生活中她什么事都无法做。"

"第一次分析会谈后，西尔维娅似乎感觉好多了。她躺在躺椅上说起话来有条不紊。第二周，在看了一出非洲戏剧后，她有些不舒服的体验。在看完戏后，她和先生到一家餐厅用餐。她说，餐厅四面墙壁挂的画上全是一些饥民，在餐厅的每个人也都饥肠辘辘，她觉得自己应该为这些饥民做更多的事。她提到她做了一个梦，梦里满是饥饿的人，然后她被人从背后刺穿。"

● 西尔维娅在餐厅的体验显然是一种幻觉，她的梦也传达了严重的精神病式焦虑。有时候，分析师需要一段时间才能知道该如何向病人诠释精神病式的梦境。餐厅里的体验和梦的内容显示西尔维娅借此向分析师传达她精神病式的体验。两者亦显示西尔维娅对此精神病态有罪疚感及被害感。完全无法处理与先生的短暂分离及对饥饿的强迫想法，显示出西尔维娅的功能处在一个非常早期的婴儿阶段。她将恐怖的空虚感和饥饿感投射到外在环境，外在环境因而被严重扭曲。严重的妄想焦虑显示她一直被弹回来的投射所威胁。

M医生讨论到自己在刚开始的几次会谈中的反移情，又提到她发现自己很难想起或记住会谈的内容。她觉得谈话素材太破碎，也提及觉得自己必须用目光将病人带进诊疗室，并目送她走出诊疗室，好像需要通过眼神来维持接触。西尔维娅躺在躺椅上，会谈结束时会看着M医生，向诊疗室的门走去时又会回过头来看M医生一眼。

● 听到M医生这样的描述，不得不令人觉得西尔维娅处在极度不安的状态。她让M医生感受到，她需要M医生知觉（例如眼神）她的存在，不只是知觉她的一举一动，还要引导这些举动，帮她知觉自己内在发生了何事，因为她已无法看见自己。

第一次研讨：会谈一

接下来我将详述分析师所报告的某次会谈内容，以及第一次研讨会的讨论。虽然在第二章曾提及过这次会谈的部分内容，但我想更为仔细地描述以呈现西尔维娅清晰的沟通内容。同时，也指出M医生在理解其语言及沟通模式上的困难。我们注意到另外的一个问题是，西尔维娅的功能落在早期婴儿阶段，因此无法以分析师所期望的方式处理时间问题。虽然她显然无法清楚思考，但她知道自己可以用情感来沟通。她所使用的语言非常个人化，沟通的则是她的非言语体验。

"分析开始后第二周，西尔维娅突然无法自己打开办公室的门。通常她按了电铃，我会用电按钮帮她开门，之后她推门进来即可。这次她在我按钮之后没进来，我得走到门口帮她开门，好让她进来。会谈中，我脑子里一直想着我的车子没有停在外面，我担心这会造成西尔维娅的焦虑。那天是星期三，我的车没停在屋外，我一直想着西尔维娅是否知道我的车长什么样，也忧心车子不在会不会引起她对被抛弃的过分恐惧。"

"这次会谈西尔维娅来早了5分钟。短暂沉默后，她说：'有件事还是一直困扰我，就是我先生离开我的事。我不知道会去哪里，也不知道会去多久，可能会是偏远的地方，没有什么是一定的……没有什么是一定的。'她停下来，沉默良久，然后说：'不管怎么样，这是我现在担心的。'我说：'你现在正处于一种不确定的状态，有种恐惧的感觉悬在心头。'"

● 这是 M 医生对病人情绪状态的直接共情，其中没有任何误解，西尔维娅也表示完全同意。

　　"西尔维娅回答了什么我不记得了，不过我记得我的诠释，我指出西尔维娅的焦虑似乎跟周末的到来有关。"

● 换句话说，分析师认为西尔维娅的焦虑好像在传达这样一个信息：今天是星期三了，我心里已经开始在想，周末快到了，星期六一到会发生什么事呢？ M 医生会在哪儿？ M 医生会去做什么？她什么时候才会回来呢？

　　"然后，西尔维娅说：'我很在意跟别人在一起，因为我一向习惯于去比较身边的人面对事情的方式。现在，重要的是整个事情给我的感受和我的感觉。'我诠释说那表示西尔维娅很容易被她认为别人是怎么感觉的所影响。西尔维娅说：'是啊，我必须非常小心，万一有人混乱起来，我就得保持冷静。'"

● 在我看来，从会谈一开始，西尔维娅就试图将她正在体验的失落感及对 M 医生的疏离感带进会谈里。首先是有关门铃的非言语沟通。然后，当 M 医生开始谈及她对分析师周末不在的恐惧时，西尔维娅立刻纠正她，好像她要说的是"不是的，我不是指实际上的分开，我指的是当此刻和你在一起的时候，我心里感受到的失落和疏离。"我认为她试着想表达清楚的是 M 医生在处理她时遇到了困难。她已经观察到 M 医生在理解那些干扰她的情绪时遇到了一些困难，并把这一观察指了出来。当

M医生只回应病人的个人问题，而未能回应病人对自己的理解时，西尔维娅试着把意思说得更明白些，她说："对，我深受你感觉的影响。万一有人搞不清楚状况（很混乱），比如M医生你自己，那我就必须很小心地保持冷静。"

　　M医生表示她不清楚西尔维娅的意思，所以她问西尔维娅："你现在感觉怎么样？"西尔维娅轻轻一笑，说："嗯，其实我现在感觉很混乱。"她又一笑，说："我不想毁掉你。"M医生回应说，好像她做的诠释（西尔维娅对于M医生周末不在的担心）让西尔维娅很沮丧。西尔维娅则回答："这让我想到星期一、今天，还有穿黑色衣服。"（M医生向研讨小组成员解释，西尔维娅在星期二的谈话里提到她对M医生星期一穿的黑上衣感到很困惑。事实上，M医生穿的是白衬衫。）M医生因此诠释说，好像她只要对西尔维娅提及她周末不在的事，西尔维娅就会立刻想起她担忧分析师会死掉。今天来赴约时，西尔维娅感到很困惑，她不确定M医生在不在。M医生又说："也许你不确定我的车子到底在不在。"西尔维娅回答："哦，不是的，我早已没在想车子的事了。"她加重语气说："是当我按门铃的时候，我有点担心；在我按门铃到你按下电钮开关让我进来之间，在那个时候，我有点担心。"

● 西尔维娅提到万一M医生搞不清楚、有点混乱时，她得保持冷静，而M医生没能理解这句话的意思。西尔维娅很坦率地承认她现在有点混乱，但是她仍试图对M医生保证，无论如何，她都不想以精准的观察来毁掉（消灭）M医生。此刻，M医生似乎感受到她让西尔维娅感到挫败了，不过她还是继续诠释西尔维娅无法忍受被提醒关于周末的分离。事实上，在这次会谈中，困扰西尔维娅的是分析师的心智状况。西尔维娅提到关于分析师穿黑色上衣的信息，是想传达她看见一个黑色的分析师——抑郁的心智状态，今天和星期一皆然。然而 M 医生却继续谈分离和车子不在的事。这时，西尔维娅似乎受够了："我已经放弃想那辆车子的事了。"接着她做了很感人的表达，谈到她在试着向 M 医生传达情感时所体验到的焦虑，以及她必须等候 M 医生以开放的态度来接收她的沟通。她用语言说出了会谈一开始的非言语沟通："我的话能按响 M 医生的心智之铃吗？"和之前一样，这次会谈分析师没能回应西尔维娅的沟通。

M 医生说，谈到这里，她觉得有点不解。她知道自己提及车子是个错误，因为西尔维娅很快地谈到另外一辆车子，一辆雪铁龙，那不是分析师的车。西尔维娅说，她很确定那辆雪铁龙当天停在外边（其实并没有）。

● 换句话说，分析师在谈一些病人认为不存在的问题，病人回应分析师时也就开始谈一些不存在的事。

此时，西尔维娅开始谈到她担心自己会把 M 医生消灭（毁掉）的焦虑。她说："长久以来，我经常抱怨自己的记忆力不好，而记忆力不好就好像真的会把东西给消灭掉。这种情况让我很担忧，所以我就不去想它。"她继续说："这和我妈妈有关，我不知道是她把我或我的问题消灭掉了，还是我把我妈和她的问题消灭掉了。"停了一下，她继续说："还是，那是我自己的问题？"M 医生诠释道："好像我在或不在是你最担心的问题，当你太担心时，就必须把它消灭掉。"西尔维娅接着说这大概跟年龄大了有关，她说她的年龄写在脸上，她很烦恼；又说她以为自己已经28岁了，但先生质疑她把自己的年龄搞错了。M 医生认为病人的这些想法和她害怕 M 医生衰老、死亡有关，她顺着这一想法加以诠释。

● 把自己想得老一岁可能跟害怕分析师死亡有关，不过，也可能跟分析师坚持诠释分离有关。分离是大一点的孩子（大概一岁）会感到的焦虑，不过，此时西尔维娅恐怕是在体验更小的孩子的感受。她迷失了，无法处理时间的问题。她很焦虑分析师无法理解她的意思，所以一再谈及把 M 医生消灭掉，虽然表面上在谈她的母亲："我不知道是我妈妈把我或我的问题消灭掉了，还是我把我妈妈和她的问题消灭掉了。"她好像很担心 M 医生会让她（西尔维娅）无法处理问题，即她通过自己的问题攻击了 M 医生的心智。她的态度终究是开放的："还是，那是我自己的问题？"在这整个沟通过程中，病人所展现的深思熟虑的能力令人赞叹，但 M 医生却一直没能跟上。我们知道，并非 M 医生的缺席，而是其心智状态的缺席，才是令病人担忧的事。也是因此，病人才会担心 M 医生是否年老体衰或失智；她因而害怕认同这位老而失智的分析师。但是，我认为关于她是否比实际年龄大一岁的问题有另一层意义：在这次会谈里，西尔维娅必须比 M 医生更理性、更懂事，她必须长大一点，我认为她用宣称自己 28 岁而非 27 岁来表达这层意义。她想传达的是："我不能再当婴儿，我必须想办法长大一点。"

　　M 医生很确定是自己即将不在（即将到来的周末及不见了的车子）的想法引发了西尔维娅的焦虑，这种确定致使西尔维娅害怕 M 医生会死掉。所以当 M 医生诠释这种焦虑时，西尔维娅拼命要把 M 医生拉回她想要传达的重点。就像她说的："我觉得很不真实，在门口等待时，我必须一直看着门铃下方挂着的（分析师）的名牌。"当时 M 医生诠释说，即使她现在正和西尔维娅在一起，西尔维娅也需要看到分析师真实存在的证据。这样的误解令西尔维娅不堪重负——她不再说话。M 医生的诠释引发了西尔维娅的静默，因为实在没有证据证明 M 医生的心智真的和她在一起，这才是西尔维娅担心的事。

M 医生打破静默，问西尔维娅在想什么。她回答说她在想车子的事。有一天，有辆车横过她面前，并停在对面的街道。"那部车的主人一定住在这里（分析师的房子），是一个有车库的人。"M 医生将此诠释为，西尔维娅很想要拥有 M 医生，好让自己可以毫无困难地自由进出 M 医生的心。

● 其实当西尔维娅谈到车子横过她时，她在传达的是 M 医生今天一直横过她面前，打断她的思考和感觉。当她说这部车停在"你的（分析师的）"车库里时，她要说的是问题出在 M 医生身上。M 医生再次误解西尔维娅的沟通，而做了一个象征性的诠释，说西尔维娅想入侵她，并拥有她。

这个会谈最显著的部分是西尔维娅持续努力沟通的能力，她一再传达阻碍病人和分析师之间关系的一些问题。西尔维娅论及母亲的事，这会让我们猜测，目前看到的沟通问题可能是在重复她跟母亲之间的困难。大多精神病人在进行言语或非言语沟通时，会将他们的感觉和焦虑强烈地投射到分析师身上，这通常能帮助分析师更加理解病人。不过，若分析师无法处理病人的投射，恐怕就会跟病人失去联系。即使 M 医生已经很细致地诠释了病人和分析师之间的互动，这种失去联系的情况还是有可能发生。在本次会谈里，她很明显失去了和病人的联系，而且没注意到西尔维娅在努力帮助她重建理解之路。

第一次研讨：会谈二

接下来是在同一次研讨会中讨论的第二次会谈，有人很好奇，不知道病人第二次来时会不会变得退缩；不知道她对 M 医生传达的信息是不是还能那么清晰。

　　第二次会谈一开始，西尔维娅就抱怨她妈妈有事要告诉她，却不直接跟她说，而是通过来家里帮忙的女孩代为转达。M 医生回答说，西尔维娅似乎觉得她们两人（分析师和病人）之间没有很好的沟通，她在埋怨分析师没能收到她要表达的信息。M 医生就像她妈妈一样，不直接和她对话。M 医生似乎不理解她，所以她不确定 M 医生是否在意她。M 医生也诠释说，西尔维娅想说的是 M 应该完全开放自己，以便理解并真实体会她的感觉。

● 病人提到母亲的这段话，突然使 M 医生完全理解了西尔维娅的意思，而她的诠释做得非常细致而到位。这次诠释非常有意思，因为 M 医生在没有督导的情况下，完全看见并诠释了前一天漏掉的意义。不过，她没将西尔维娅的抱怨与前一次会谈做联结，而西尔维娅实在有很好的理由抱怨上一次的会谈。我认为联结是必要的。

　　西尔维娅继续埋怨她的妈妈，说妈妈没告诉她要离开的事。西尔维娅也说："我花很多时间和我的宝宝在一起，而和小姐妹相处的时间就少多了，嫉妒的感觉好像就是从婴儿那里来的。"M 医生对这段话感到困惑。

● 西尔维娅这段话要表达的是她整个周末的感觉就像婴儿一样。嫉妒来自她内在的婴儿，这也是为何她无法使用其成人心智，而在周末感到被遗弃及失落的原因。以一个婴儿的姿态，她无法理解 M 医生说的她周末会不在。她谈到像婴儿突然被遗弃后所感受到的恐怖体验。最困扰她的，是被遗弃完全是意料之外的事，她的妈妈和分析师都没有告诉她，她们要离开了。西尔维娅想借埋怨妈妈告诉 M 医生她的这些感受，我认为她清楚地传达了自己早期对母亲（及分析师）在或不在的婴儿期体验。有趣的是，这些体验主要是借由语言来传达，不过这些话语传达的更多是感觉而非想法。在此联结下，我认为分析师的诠释必须清楚地传达病人想要沟通的感觉，以及病人自我的状态。对于这样的病人，分析师需要让她（病人）知道，她正在沟通的是她不知道关于时间的事，因此也无法思考时间的问题。分析师辨识出并理解病人的这种沟通内容，可减少病人孤立无援、失落的感觉。而后，某些人格重建的工作才能慢慢展开。

第三次研讨：会谈三

现在要讨论的是在第三次研讨中关于这个病人的一些素材，这次研讨是在暑假之后。暑假期间，西尔维娅的精神状态恶化，假期的最后一周，她几乎退化到成天躺在床上。她发现自己根本没办法照顾孩子，也无法处理家务事。就在暑假过后的第二次研讨中，M 医生发觉没有精神科医生的帮忙，她无法处理整个状况。幸运的是研讨会中的某位成员正好是伦敦精神医院的顾问，他愿意提供协助：接受西尔维娅为门诊病人，并安排她住院。这样的处置并不能完全解决问题，但至少能让病人继续接受分析。一开始，西尔维娅不肯住院，不过很快她先生坚持认为既然她在家里不起床、无法打理家务，也不能照顾家人，那么她就应该去住院。所以，研讨小组的成员第三次见面讨论这个个案时（暑假后），我们从医院顾问那儿得到了详细的安置情形，也从分析师那里得到了详细的会谈素材。

我之前提过，放假前西尔维娅出现非常早期的婴儿式移情（infantile transference），起因于她渴望 M 医生碰触她的内心，使她免于崩解。在放假这段时间，她的自我好像解体了，解体后的各个部分便投射到环境中的不同客体上。因此，放假前她无法处理的内在状态的困难，在放假后变成了生活功能完全无法运作，并伴随对问题的毫不关心。在自我解体后，她无法感知自己怎么了，也失去了思考能力。因此，她几乎完全仰赖 M 医生将她碎裂的自我拾在一起。放假前，她常抱怨自己无法做一些成人该做的事。现在，她最主要的焦虑是没有一个功能正常的自我。她对这个现象的焦虑完全投射到环境中，因此当她从现实中退化、退缩到躺在床上时，她的先生根本无法处理。她没办法出门接受分析，只好安排她住院。住在医院时，她可以自己走到分析师的办公室，只有偶尔几次错过分析。

医院的督导也参加了我们这次讨论，他表示病人在医院表现得十分快乐、活跃，令人不可思议，好像她根本没有问题似的。他的观察证实了病人完全否认或投射了她对病情的觉察。事实上，医护人员觉得她只是个被宠坏的孩子，需要有人好好地打她一巴掌，并对她感到愤恨。医院督导说，他对西尔维娅如此缺乏自觉且无法建立任何分析关系印象深刻。他感觉西尔维娅表现出来的行为蕴含着极大的毁灭力量，因为她的愉悦有着躁动和毁灭的特质，而且她似乎毫不关心别人，只在意自己。他也和西尔维娅的父亲谈过，并对于这位父亲表现出来的全能态度印象深刻。他（父亲）认为西尔维娅的问题全是她丈夫造成的。接下来，我要讨论 M 医生这期间分析工作的报告。

　　M 医生首先提到，上周会谈一开始，西尔维娅就发表了一些控诉她先生及其婚姻的言论。这次会谈西尔维娅从医院过来，提早了15分钟。她说，她已经计划好了，会谈后要回家一趟。她接着说："我对它并没有正向的感觉。其实我对每件事都没有正向的感觉。我爸爸和彼得（她先生）昨天到医院里来，我爸告诉彼得，他是整件事的始作俑者。他就是不愿意承认在这之前我已经有问题了。"M医生回应说："看来，你父亲和你丈夫之间的对立白热化了。"

● 换句话说，M医生把西尔维娅的沟通当作现实中的具体事件来响应。她忽视了西尔维娅话中更深的含意。

　　西尔维娅说："对啊，我爸爸坚决表示，彼得必须改变对我的态度。他说，如果他和我妈不在这里（英格兰），我就无法生存，那么他们就会搬来住在这里。听到这话，简直令我想尖声大叫。"M医生回应说："好像你觉得这么做对你并没有帮助。你内在所发生的事，以及被周边人所控制，都让你感到无力招架。"M医生不记得西尔维娅回应了什么。

● 我认为此时西尔维娅的话已清楚地显示，她的否认及全能的毁灭力量已经投射到她父亲身上。她表现得好像父亲是她内在的毁灭性全能自我（destructive omnipotent self），攻击并指责她丈夫得为整个失败的婚姻负责。事实上，正是她丈夫安排了全部治疗环境，并全力配合；不过，在此时，西尔维娅和她父亲并不领情，反倒加以抗拒。在我看来，M医生此时需要诠释西尔维娅将内在的毁灭式全能感分裂并投射出去；她使父亲成了全能的毁灭者，这又强化了她自己的全能状态，进一步加害于她内在健康的依赖自我（dependent self）以及对治疗的需要。病人在提醒M医生，如此暴烈的攻击不仅威胁到她的婚姻（她和丈夫之间的关系），同时也可能毁坏她的感知能力。她的感知能力能帮助她从内在的挣扎（在毁灭性的疯狂及清醒的神志之间摆荡）中找到出路。这可以解释为什么如果西尔维娅的父母真要搬到英格兰来，会让她想要尖叫。若她的先生（代表她内在的觉察力）被她父母（代表着她内在的毁灭的自我）攻击毁灭了，那么病人将陷入全然的孤立无援中，她会变成一个完全无助的婴儿，只能恐惧而愤怒地尖叫。如果我对这个过程的知觉是正确的，那么当时就必须在病人的谈话内容中寻找婴儿式关系的明证，并理解西尔维娅身在其中的主观体验。

西尔维娅停顿了一会儿，接着说："前几个星期，我住进医院的时候，Erica（之前的女佣）从德国来我们家待了几个星期，来帮忙照顾孩子们。她走了，现在另外有人在那儿帮忙。我爸爸说他恨 Erica，我想可能是因为 Erica 是德国人，可是他们（父母亲）常常往返德国。他这么说是什么意思呢？他应该好好控制自己。他这样让我非常生气。"

● 这时候，帮西尔维娅照顾孩子的 Erica（孩子在此代表着西尔维娅的内在婴儿自我）代表的是 M 医生，刚结束休假回来。西尔维娅意识到攻击 Erica（即 M 医生）是很没道理的，而且她对攻击她丈夫和 M 医生的全能父亲感到很气恼，因为当时他们都是看顾其婴儿自我（她的孩子）的人。M 医生若能循着这条线索做诠释，便可能强化病人在反抗 M 医生及分析情境时尚属清醒的部分自我，以抵挡她内在全能的攻击。不过，M 医生没把这部分诠释清楚。

西尔维娅接着说："我很担心我和彼得的关系太糟了，我好像在重复我父母的关系，这样对孩子不好。"

● 我认为西尔维娅的这段话确认了其父母之间的争吵代表着对分析的抨击，这不利于她内在的婴儿自我或清醒的神志。

　　谈了一些其他的内容后，西尔维娅进一步解释："我认识彼得的时候，他和家人的关系很亲近，家庭成员之间相处得很好，我想要成为他们当中的一员，去感受隶属于一个家的安全。我是一条链条中一个脆弱的联结。孩子们都跑去找其他妈妈。我离开了自己的母亲，成为她心中的痛。"

● 这部分沟通比较难以理解。西尔维娅好像借由想起自己的原生家庭来表达她对失去完整自我的感受。她嫉妒那完整的自我，又想要成为完整自我的一分子。可是，在尝试达到完整时，她反而回过头去抨击她的丈夫。在这个时候，丈夫代表着她自己的母亲。现在，她想要离开 M 医生，也承认这个决定会成为她丈夫和 M 医生心中的痛。换句话说，她知道其正向自我（positive self）很不幸地是其自我中最微弱的一环。我觉得西尔维娅的表达十分触动人心，也清楚地展现出如果有人能仔细倾听她的言语，这样一位毁灭式躁动的病人也能自觉其根本问题是什么。

　　接下来西尔维娅说："伤害了身边每一个人，我深感罪疚，我就好像无法接受任何好的东西。好像所有的好东西一下子全变成坏的了。"

● 换句话说，西尔维娅承认她对内在毁灭式自我的焦虑，也承认 M 医生的离去带给她的担忧并不大，她更感苦恼的是自己变得如此具有破坏性又这么邪恶。她伤害了每一个人，所以别人给她的好东西全变成坏的了。她开始理解到这才是她深感罪疚的原因。接下来，西尔维娅抱怨自己无法思考，换句话说，她渐渐明了她对客体及其健康自我的抨击不仅会削弱她接收事物的能力，也会阻碍她的思考能力。

M医生认可了西尔维娅对自己无法思考的焦虑，可是西尔维娅却突然大叫："我必须找到某种逻辑。"

● 此刻，在意识到自己的攻击力及微弱的正向联结（positive link）后，她强调自己已失去表达一般常识及逻辑思考的能力。她转向M医生，希望她能提供或是修复其内在能清楚地思考并具有一般常识的部分自我。

在研讨中，我们讨论到，在接下来的几次会谈中，尽管西尔维娅情况恶化、自我分裂的情况非常严重（通过将心理的焦虑投射到她丈夫身上），但她还是持续清楚地沟通着。然而，经过数月的分析，她还是没有进步，她先生离开了她。这是最不幸的结局，因为他一直是她生活中最稳定的影响力量。环境恶化到这一地步，病人终究终止了分析治疗。[1]

讨论

尽管能呈现的会谈内容有限，我展示了如果分析师能小心观察并倾听病人的素材，就能看见精神病人内在的自我结构以及客体关系，在诠释中将其自我的不同方面整合在一起，这是病人必须理解的部分。

我深信在与西尔维娅这样的病人进行分析时，分析师的功能在于通过沟通使病人理解其焦虑和冲突的脉络。针对精神病人的治疗工作十分困难，不过对病人和分析师来说，这通常也是回报最多的。我试着描绘病人的沟通方式，同时也想让读者看见，在分析过程中分析师理解精神病人沟通内容的困难。然而，我一再强调，即使是精神病人也能在分析中清楚地呈现其问题。因此，我希望这个例子能帮助我们理解并学习：尽管病得很严重，精神病人还是能清楚地表达自己。

起初，分析师的主要错误在于她对病人的原始焦虑（primitive anxiety；感到自己将全然失落且无法处理身边的事）不够敏感。病人一再地传递这些感觉，而分析师却一直紧抓病人正为分离焦虑所苦的想法不放，完全无视病人强烈的抗议和批评。虽然病人使用象征性的语言表达其抗议，却十分有力。西尔维娅深受彷徨无助的原始焦虑所苦，特别需要分析师的帮助与理解；她的情况恶化至此，并不令人讶异。

在漫长的暑假中，西尔维娅的自我解体了，她将内在的焦虑及无力投射到她丈夫身上，致使丈夫被无力招架的焦虑所淹没。在我节选的最后一次会谈里，西尔维娅呈现出解体自我的不同方面，并指出它们此刻所在的位置。例如，全能而毁灭式的自我被投射到她父亲身上，他怪罪病人的丈夫是她发病的罪魁祸首。病人所失去的良善分析师／母亲以刚从德国回来的保姆艾瑞卡的面貌出现，她显然受病人欢迎，但却被全能毁灭式的父亲所排斥。西尔维娅十分枯竭，只剩下微弱的联结，无法整合任何东西。而她丈夫代表着团结的家族，她很想成为其中的一分子，却又嫉妒地抨击着他。她在会谈中强烈恳求分析师将她崩解的自我重新串联起来，以重建她的心智，并获得一个能处理生活、婚姻、照顾孩子、解决问题的自我。分析师没能理解病人这个重要的恳求：希望她成为包容她的涵容者，帮助她整合分裂掉的自我。

因此，西尔维娅停止接受治疗是早晚的事，这个结果让M医生非常难过。有很多精神病人需要接受分析或分析导向的心理治疗，可是训练充足、有能力治疗他们的分析师却少之又少。虽然对治疗精神病人M医生缺乏经验，她却能在研讨会中清楚地呈现会谈的过程，并知觉到自己在理解病人上的困难，她显然很想尽己所能帮助这个病人。她与西尔维娅在一起一段时间了，也觉得太快把她转介给别人不太好。无论如何，这个病人需要很特别的支持环境（holding environment），唯有分析师清楚且有脉络地将病人的素材存于心中，才能营造这样的支持环境。分析师还需要将其理解传达给病人，让对方知道自己是如何依循着病人思考和感觉的脉络，来理解其焦虑是如何阻碍病人拥有合理的心智状态。想要治疗精神病人，分析师需要额外的训练，有时候这些训练需要花上好几年的时间。只有少许分析师能很快学会如何理解精神病人。

M 医生的报告十分有趣，对于想学习理解精神病人的人来说也非常有用，很感谢她允许我们在本书中使用这些素材。她所遭遇的困难显示，想要治疗精神病人，分析师需要相当多的帮助，才能理解精神病人奇特的移情内容以及特殊的表达方式。精神病人有时确实会以非常晦涩难懂的方式表达隐藏其内心的想法和感觉，不过本章所呈现的素材却不是这样。就我的理解，西尔维娅的沟通描绘出了精神病人如何试图让别人理解他们独特的沟通方式。敏感于自身的反移情，通常能帮助分析师很快碰触到这类病人的内心，后者通常会很高兴分析师可以理解他们的意思，使分析的主题得以进一步展开。当分析师犯了错误、误解病人的要求时，病人通常会很快或再三示意分析师方向错了，不过他们可能会变得混乱起来，其混乱的程度要比本章个案严重得多。当严重的混乱被唤起，督导也会变得很困难，直到督导能够找到出错的原点。没有经验的分析师通常看不见自己的错误，混乱的状态可能持续好几个月，只有偶尔出现的只言片语透露了混乱发生于何时。即使分析工作已经毫无进展地过了3～6个月之久，为了补救先前犯的错误，分析师还是必须回到混乱的开始或犯错的当下。若错误被修补，大部分精神病人便能放下对分析师的怨恨。

能清楚地使用象征语言来沟通的病人，和在分析中失去方向而语无伦次的病人有很大的差异，这个差异需要仔细地研究与观察。此外，还要辨别病人的混乱是紧跟着进步而来的负向治疗反应，抑或是分析师误解病人所带来的反应。M 医生很努力地处理西尔维娅的问题，不过这个任务对她而言太难了些。一般而言，分析师需要花很长的时间提升自己治疗精神病人的效能；当然也有分析师特别具有治疗精神病人的天赋；同时，我们也得承认，有些人确实是教不来的。因此，有时候我们从分析师巨细无遗的个案记录中学到的犯错的部分，更甚于分析师暗示自己有多么理解病人的漂亮的分析报告。

注释

1. 根据我过往的经验，若怀疑病人可能是边缘型精神病时，很重要且必要的是在展开治疗之前，先安排他们住院。这样可省去许多不必要的焦虑和困难，也可省去在家照顾此类病人的困难（尤其是当精神病态显现时）。至少要尽快做一些安排，或是联络病人的主治医生。这么做不仅是为了病人的福祉，也为了维护分析师心灵的平静。如果分析师过度操心病人离开诊疗室后会发生什么事，那么他就无法全心地进行治疗。

   根据我的经验，在治疗精神病人时，还有一件很重要而且必要的事，即在展开分析之前尽可能巨细无遗地搜集病人过往的历史。这是因为严重的精神病人通常不会谈及往事，而且他们的过去和现在往往很容易搞混。

   我还会在一开始时试着诊断病人是如何面对外在环境、如何感知外在环境的，以及他如何反应、是否扭曲或是否认外在刺激。在发病后的某些时期，即使有家人照顾，病人还是常常无法处理日常生活，而身边的亲人则会因此引发严重的焦虑。如同在西尔维娅这个例子中所看到的：焦虑出现转移，先是病人焦虑自己无法处理日常生活问题，然后焦虑转移到病人的亲属身上，他们变得越来越焦虑，后来甚至觉得他们再也无法将病人留在家中照顾，最后只好走向住院一途。不过，通常会因为太仓促而难以获得满意的住院安排。

第三部分

自恋对分析工作的影响

第四章

✳

自恋全能人格结构：以慢性焦虑病症为例

在第一章中，我曾提到我如何辨识出所谓的自恋式全能客体关系（narcissistic omnipotent object relations）的关系模式。为了让读者更容易理解这一概念，我将在本章详细描述多年前治疗过的一位病人——亚当。他的生活史与人格结构深受其自恋式全能客体关系影响，此关系模式源自早年婴儿时期母亲与他之间的哺乳关系。因此，亚当可以说是具有自恋式全能人格结构的病人。我将引用亚当接受分析的过程来呈现自恋式全能客体关系于分析中的运作、嫉羡的影响、用来对抗它的防御方式以及它与负向治疗反应的形成、疑病焦虑、性认同妄想之间的关系，以上议题在这位病人身上非常显著[1]。

亚当的故事

亚当在接受我的治疗之前，已经在他的国家接受过好几位分析师多年的精神分析导向心理治疗。他深受疑病焦虑之苦，非常担心自己患上喉癌、胃癌、直肠癌、阴茎癌和心脏癌。在开始接受我治疗的前两年，他因急性肠闭塞而住院两个星期。当时他已经在接受心理治疗，但仍担心自己需要开刀，并为此惊惧不已，后来他的大肠恢复正常。亚当说在那次肠闭塞前，他和自己在性关系上非常依赖的女友分手了。在接受我分析的第3年，有很长一段时间，他满脑子忧虑着自己会得胃癌，并不断猜测什么食物适合他的体质。之后有一天，他的下腹突然出现剧痛，以至于家庭医生要求他去照 X 光。经过一番全面的检查（在治疗疑病患者时，全面检查特别重要），内科医生发现他患有十二指肠溃疡，接着便对此展开治疗。这位内科医生没有任何困难地为亚当做了些处理，并要他少量多餐，经过医生的治疗后，亚当的疼痛很快就缓和下来。然而，他担心溃疡、害怕得胃癌的疑病想法偶尔还是会出现。

亚当生在欧洲大陆，他身上一个很重要的特质是在婴儿时跟母亲似乎有很深的依恋。他母亲似乎是一位好母亲，但有些焦虑。婴儿期的亚当一被放进摇篮就会哭个不停。最后，他妈妈找到的唯一可以安抚他的方法就是让他睡在她床上，让他快乐地贴着她的肌肤，安稳地入睡。他父亲因工作所需时常出差，所以经常不在家，即使在家时也很少帮忙妻子照顾这个固执且有些焦虑的婴儿。亚当的母亲在母乳喂养一年后想让他断奶，但没有成功，一直到 2 岁时才断奶。

在 8 ~ 12 岁之间，亚当似乎患有严重的精神疾病，深受视觉幻觉和妄想之苦。他记得有一段很长的时间，他深信自己是一辆火车。在接受治疗期间，他偶尔也会出现视幻觉。18 岁那年，他发展出严重的疑病焦虑，生怕自己会得喉癌。而在此之后，他父亲（有着好听的嗓音）得了喉癌，在接受手术几个月后过世。导致父亲死亡的疾病跟亚当的疑病恐惧一模一样，这使得亚当更相信是他把自己对癌症的害怕投射到父亲的喉咙里去的。

亚当有个大他 2 岁的哥哥，他对这个哥哥非常依恋。在他的梦里，有很多跟哥哥建立同性恋关系的情节，然而没有证据显示他们之间有真实的性关系。

借由分析移情修通口腔嫉羡

　　亚当有过很多女朋友，但他只跟其中少数几位谈过恋爱。整体看来，他的性关系表征的是他内在焦虑、疯狂和性欲的投射，也是他早期对于母亲身体的情欲关系的重复。在接受分析期间，亚当交了很多女友，也频繁换女友。接受分析两年后，他放弃了一段热烈的恋情，对方是个跟他有相似精神疾病的女孩。然后他看上一位比以前他所遇到过的更漂亮、单纯且可爱的女孩。他想要慢慢接近她，让爱情火苗慢慢滋长。但情况却失控了，他转而想要快速勾引她，这让对方害怕起来并退却了。他知道是自己在肉体和心理上的勾引及过分强势的企图把她吓跑了。他一想到自己可能因此失去她，便有很深的罪恶感，也觉得很沮丧。之后，在写了好几封言辞恳切的信后（虽然她都没回信），他还是想办法联络上了她，这让他松了一口气。他说，有时候他会很担心她不像其他女孩那样，给他很多回应。他害怕她总是那么冷淡，说她像个死人似的。在这期间，原本就时好时坏的肠病、疼痛、严重便秘等症状更加恶化。

　　有一次会谈时，亚当说他坚信自己已经得了肠癌。他渐渐陷入一种完全恐惧、恐慌及无助的状态。他几乎尖叫着说他一定得逃离一切，逃开他的住所及分析。他深信他的心智和肉体就要崩溃了，他就要发疯了。他躺在沙发上，紧张不安。他恐慌的程度非常严重，我的反移情让我觉得某种强而有力的事情正在发生。我知道我必须以最快的速度理解这其中的本质内涵，因为整个情况几乎失控，而他渐渐变得迷惑起来。因此，我诠释道，亚当认为自己的贪婪、性方面的过分主动强势已经把女友吞入腹中并杀死，这造成他内在的女友真实地死亡了。我将这部分联结到他对癌症的恐惧，说他害怕他内在的那个死尸此刻已变得面目狰狞、虎视眈眈，而他无法将它除掉。他觉得同样的事也发生在我身上，他觉得我已经被他吞吃掉、无法动弹、不能正常运作了。听我说完，他陷入沉默，但他的焦躁不安完全消失了，我强烈感觉到这个诠释触动了他的心，这显示我在他心里又活过来了，而且能正常运作。

在此次充满狂暴情绪的会谈之后，他在下一次会谈中表示自己好一些了，他理解到自己一直被恐慌压得无力招架。然后他告诉我一个梦：他和一个女孩搭火车旅行，火车突然驶离轨道，剧烈地左右摇晃起来，他知道火车随时都可能翻覆，但他努力保持平衡。最后，除了火车出轨之外，并没有发生什么恐怖的事。接着他提到过去这几天，他在家里的楼梯上上下下地跑来跑去，停下来一会儿，又再度开始。隔壁的邻居担心他是否神志不清，而这件事又增加了他的焦虑。

亚当告诉我，火车以及相关的问题必然与他的肠病有关，因为他仍然感觉得到它们还在那里，继续在他体内扰动他，正如梦里的火车一般，他必须让肠子陷入停顿的状态。他解释说，在肠子还没有完全阻塞的前几年，曾经有一次他的病况危险到需要开刀。亚当相信在他8 ~ 12岁时，一定曾患过精神疾病。他记得常常感觉到自己是辆火车，在屋子里跑来跑去，忽停忽开，还发出火车开动的声音。然后他联想到他可以控制吃下去的食物，让这些食物以恰当的速度通过胃和肠，而不让胃和肠子蠕动，于是食物就不会得到适当的消化。

我试着让他看见他以为自己能完全控制身体里面的状况所带来的结果。此种全能感不只阻碍了他的肠胃功能，也毁坏了他的心智。他因此无法思考和运作，并且感觉自己就要发疯了。此外，他觉得他也以同样的方式对待他内在的女友和我。他觉得他控制了女友，也控制了我，这表示我们也已经死在他里面了。同时，在梦中，他宣称靠自己就可以重新取得平衡（不再疯癫），虽然有些小差错（脱轨），但情况并不危险。其实，从昨天发生的事就可以清楚地知道是我所做的诠释挽救了他的神志，他用一种极危险的方式吞并我及他的女友。他显然很惊讶我在他那令人无力招架的行为之下还能保持平衡，但如同先前多次发生的一样，他否认有这样的事，转而将我的理解与平衡功能夺去，坚信是自己完美地做到了平衡与自救的工作。我解释道，当他发现自己在恐慌的状态下完全失去思考能力与内心的平静时，他感到前所未有的羞愧与惊骇，因为他得完全仰赖我来带他远离毁灭，如此快速地被我拯救并得以脱离精神病态的情境，再次激起他的嫉羡，而非感激。

亚当因嫉羡而夺走我的思考能力，这对他意义重大，也是理解他及整个分析工作的核心议题。首先，我们得记得，我们面对的是进食相关的基本问题。亚当从未像正常婴儿一样好好地消化他吃下去的食物，即使在成年后，也总是担任食物供给者，而不承认是食物接受者。无法消化食物的背后是恼人的嫉羡。

隔天，亚当埋怨他无法工作，且仍饱受无法消化之苦。他根本不听我所说的，坚持认为他可以把每件事都处理得好好的。这种无法倾听且渴望主导一切的情况常发生在他和女友之间，她也对他指出过这个状况。慢慢地，他理解到自己很难停下来去倾听她说话，也很难听进我的诠释，更难对我的付出表达任何感激。在分析过程中，有时他会语带感激地快速响应我所说的内容，但立刻就会强调我的诠释中有他的贡献，或是他可用之来写东西。他会强调在我诠释之前，他早已有了类似的想法。我诠释说，只要我一开口，他就立刻表示他早就知道了，就像他认为在婴儿期当母亲喂他奶前，他相信他早就拥有了她的乳房，能够自己喂养自己一样。既然他内在已拥有了食物，那就没必要进食，更无须消化肚子里的东西。他曾经说过，他从来无法为自己煮一顿饭，即使别人为他煮了好东西，他还是无法消化。我指出他似乎需要回归真实的喂食情境，再将之行动化。他从来不曾拥有可以喂养自己的乳房，当他意识到这点并允许别人喂他时，他就会立刻偷走食物并抢走喂食者的位置，且立刻觉得内在都是坏的、难以消化的。回应时他提到，他的便秘曾经严重到让他无法继续写作。我解释道，这时写作表征他对我这个母亲所提供的食物表示感激，并加以消化。我也说道，他想要生产一些能满足我的东西，然而这个渴望非常有限。他的便秘显然表示，对他来说，粪便作为礼物是很重要的（和以爱和感激进食的能力有关），然而我也明白他很难善加利用，也听不进去我针对他害怕自己死于癌症的巨大焦虑所做的诠释。这是他将婴儿期问题（一直想要拥有乳房）一再行动化的原因。我的诠释因此也无法被消化。

又谈了几次后，他告诉我有个朋友邀请他到家里吃饭。他们夫妻俩为他准备了一些炸的食物，这让他没法消化，感到不舒服。然后他说了一个梦，在梦里有一群人要搭火箭前往月球，他加入了他们，可是火箭没有降落在月球，而是降落在一个跟月球结构很像的海岛上。他觉得火箭走错航道这件事有点蹊跷。而我觉得亚当不太确定要如何叙说这个梦及自由联想。他不知道什么是有关的，什么是无关的，也不知道怎么把食物吃进去。我说，自从上回他说他好多了，并且越来越好之后，他又再度迷失了。他不满足于我的诠释，因此又开始漫无边际地谈论一些不相关的事。我再次提醒他，在那次他觉得我把他从癌症焦虑中拯救出来之后，他立刻又迷失了自己。他回应道自己完全记不得任何重要的会谈。然后他联想到，月亮跟他将女友理想化有关，他总是渴望着去爱一个人。我诠释道，向着月亮航行的火箭跟他渴望迷失在理想化的客体中有关，而和一大群人一起去，代表着其他坠入爱河的人也在做同样的事。但是，在梦里这个渴望并没有实现；他降落在地球，并且降在一个很像月球的海岛上。我认为这个岛（island）就是他自己（I-land），是他回归的地方，这表示他知道他其实只爱他自己。在梦里，他想要长大并能爱人的期待落了空，重点是，梦里的他将降落地点错误归咎于别人玩了什么把戏，然而他却无法和我一起探究这一失败或把戏的原委。

同样的把戏在下一次会谈又出现了。亚当说他很嫉妒某位同事，这位同事勾引了亚当的前任分析师。显然他现在想要引诱我远离事实真相，我说他现在正在偏离他先前在这里所理解的东西，因为要承认这些，实在太痛苦也太困难。每当我能帮助他时，他的嫉羡就会破坏我们的关系，逼他回到原来的样子，而这又毁掉了他想要能够更爱别人的渴望。他说他很嫉妒同事成功地以勾引了分析师并毁掉了分析，这其中也有点蹊跷。我也有可能受他引诱，就像他母亲被他引诱了一样。然而他唯一能够成功被分析的希望，是有一个能保持坚定并躲过他不停的诱惑的分析师。他似乎很生气并嫉妒我的坚定，因为我的坚定可以帮助他放弃自恋全能，而把他锁在如此严重的自恋精神病态的正是他的自恋全能。

亚当不接受我的诠释。不过第二天他患着重感冒来会谈，他说他一定得来，因为不想错过这次会谈。接着他谈到梦到一个接受我分析的同事，这个同事的骨头被钻了6个洞，因为我是个外科医生，想在里面找出囊肿，但结果我一个囊肿也没找到，而这个病人虽然几近崩溃，却非常勇敢。他对这个梦没任何联想，这个梦再次表明了亚当当时玩的把戏。这个梦似乎有着亚当企图转换事实的渴望，它表明我很精准地碰触到亚当某些严重的问题，而这是他想要否认的。在梦里，他很骄傲、勇敢，因为他成功地忍受了这个烂分析给他带来的痛苦。事实上，他正在逃离因为得知我正确找到问题核心所带给他的痛苦。

嫉羡地贬低所崇拜的客体——修通之道

有一段时间，亚当对治疗的任何进展一再出现嫉羡反应，并因此有了负向治疗反应。经过积极处理后，终于有段时期，他表示在分析和生活中都有显著的好转。之后，他决定在暑假时拜访自己的故乡（意大利）。但这个返乡计划再次引发了他极大的不确定感和焦虑感，他的疑病焦虑也因此又被点燃。我告诉他，在这个时刻，要接受自己已经好多了对他来说很困难，因为接受自己的进步等于认可了他在分析中有所获得。事实上，亚当很快就克服了这次危机，而他原本担心会需要住院医治的生理症状也几乎不药而愈。他一向特别害怕在自己的国家遇见同事。放假回来后，他告诉我这次返乡之旅非常顺利。就在放假之前，他意识到自己很渴望以衣锦还乡的姿态回来，以显示其重要性，不过就在这个感觉之后，他接纳了自己经过治疗有了进展的事实，更能真实地感受到对家人及家乡同事的情感，这些同事对他的工作是什么样的很有兴趣，对他也很友善。

回国后的第一周，他整个人感觉非常怪异，觉得孤单、悲惨、全英国每个人都拒绝他，还做了许多乱伦的梦。他开始赞美故乡的人，并猜想他家乡的分析治疗可能比这里要好。整个假期如此顺利成功，感觉如此美好，让他再次陷入强烈的嫉羡中，并开始贬低我。这样的想法使他再次失去了我，并害怕我不再理会他。这种种忧虑使他再次落回幼年与母亲同睡一张床时产生的乱伦幻想。之前，当我们之间关系进展得不错时，我们得以发展出一个较为正常的关系，让我同时表征他父亲和母亲。

幸好这样的退化并未持续太久。放假前，他经常觉得家乡的同事很嫉妒、排斥他。现在，他突然觉得他们很好相处，也很重视他。不过，最近他开始梦见有男人抢劫他，而原本他和这些男人关系极为友善。他知道这些梦跟他自己的同性恋倾向有关，先前我们已提到，他很容易将自己的女性特质投射到那些极易引起他兴奋的女孩身上。他渐渐理解到，自己利用这些女孩来削弱他自己的同性恋性兴奋。后来，他梦见他早期交往过并十分认同的一个女孩和他的房东睡在一起，他也梦见和自己的父亲睡在同一张床上。他的父亲很关心他，对他很友善。但是第二天，亚当又开始变得疑神疑鬼。我说，当他认为我是友善的、对他有帮助的，他就开始担心他对我会有贪婪、嫉羡的同性恋情感，因为他觉得其内在的女性部分非常性感、擅于剥削他人。我提醒他，他经常指控女人在性方面剥削他。

就在此时，他第一次有机会从某个女人那儿学习如何照顾孩子，他之前很缺乏这方面的知识，之后，他立刻做了一个梦，梦中有位意大利教授邀请他针对这个主题发表演说。如此看来，当他一有机会学习，就立刻幻想自己接替了教导者的角色——即那位妇人照顾孩子的知识和能力。这时期，他也做了另一个梦，他梦见他妈妈讲故事给他听。一开始，他没认真听，他认为妈妈不可能讲得出任何有结局的故事，不过到最后他渐渐开始注意听，觉得她的故事讲得真棒并开始崇拜她。有趣的是，亚当对这个梦的联想都与男诗人有关。我告诉他，他似乎很难重视他母亲、任何女性或散发女性创意的分析师，这是亚当首次在梦中将这个主题呈现出来。有几次，他试着要赞赏某个女人，却总显得困难重重。他总是无法好好地欣赏女人，于是他转向身边那些在性方面剥削他的女人。

　　然而，这个梦没能协助他发展出欣赏女性的能力，相反他顿感非常无趣，对食物尤其提不起兴趣。他现在真的是食不知味了，完全不知道要吃什么才好。他也承认当他开始贪婪地阅读，渴望读得越多越好时，却毫无阅读的乐趣。借由诠释，我仅仅指出他在告诉我，把东西吃进来（最初是吃进母亲给他的食物）的愉悦是如何受到干扰。我说，阻碍他享乐的力量似乎来自他对女性创造力的嫉羡。贪婪取代了真正令人愉悦的关系，因此他得借由幻想与母亲的性关系来克服无趣感。

　　到目前为止，我们可以清楚地看见，在他感到无聊时，对性关系的渴望就变得非常明显。由此可见，亚当惯有的性兴奋感是为了对抗他的无聊感，他的无聊感则跟他贬低早期与其母亲的口腔关系有关。他不断试着吸收东西，却无法对我的诠释有强烈的情绪反应。这个时期的移情关系主要是正向的，负向的感觉被转移了。他的贪婪显示在他渴望拥有许多不同的关系，尤其是和女人的关系，以及活跃在其他生活领域中的关系。这时，他做了一个梦，梦见自己从家乡搭乘一艘邮轮旅行，这艘邮轮停靠许多港口，花很长时间航行，最后会再回到意大利。在另外一个梦里，他梦见有位知名画家从欧洲大陆到英国来，参观了许多画展，对这些画深感厌烦，认为这些画毫无价值，他带着幻灭的期望回到了自己的国家。他显然认同了第二个梦里那位到英国看画展的知名的、有才华的画家，对所见所闻感到无趣而厌倦，他贬低一切，包括自己所接受的分析。因此，他也预知在接受完分析后，他会带着彻底幻灭的期望回到自己的国家。这个梦道出了亚当的夸大与优越感，这跟他一直强调自己拥有所有的创意有关。他对梦中邮轮的联想，是可能有位流浪汉乘着一艘极有名的船——诸如伊丽莎白女王号。这时，他似乎承认自己就像个流浪汉一样。然而因为他人在英国，或因他在接受分析的缘故，他把我从一艘豪华邮轮变成一艘货船。他说搭乘这艘船来回，意指这趟行程速度很慢；沿途停靠许多地点，表示他抵达目的地的时间将会延迟。我说他坐在船上绕啊绕，借此逃避面对分析的价值与重要性，他这么做是为了避免和我建立有意义的互动。借着投射其流浪汉般的部分自我到我身上，他贬低我的价值；然而在把我视为无用、无价值的同时，他也丧失了发挥其才华的可能。在这种情况下，他陷入一种觉得自己在原地踏步的感觉，好像哪儿也去不了。事实上，在这个时期，他一直在抱怨没有人能帮助他发挥才华。

然后，他又做了一个梦，梦里他非常欣赏的那位女友在罗马自杀了，这个女孩在现实生活里是个敏感、理性、适应良好的人。他还梦见英国一位极有名的精神分析师陷入极度抑郁的状态，甚至企图自杀。现实生活里，这位分析师很晚才结婚，并且在经过分析后，现在是一位成功的分析师。亚当担心自己年纪太大，要改善病症恐怕已不太可能，而当他渐渐明白是什么阻碍其病情好转时，他变得非常抑郁。在梦中，他把自己的抑郁投射到这位企图自杀的分析师身上，并再次想要贬低我，因为他无法认同成功的我。他以同样的态度对待那位他十分欣赏的女友，并将他的抑郁投射到他的女友身上，然后把她送到罗马。他常幻想若是无法痊愈，他就可以定居在罗马。在此再次显明了他的问题，即他必须贬低他所欣赏的女人，因为他惯有的嫉羡攻击（envy attack）使他很不舒服，无法接受她的爱与赞赏。最后，他发现自己不相信他有能力跟女性建立情感关系，而不立刻进入性关系。这也损坏了他发展出任何能建立幸福婚姻的爱情关系的能力。在亚当接受分析的期间，尽管梦清楚地传达了他潜意识的想法，他却没能好好使用分析中借由分析师对梦的诠释所获得的领悟。

接下来那周的会谈显示，亚当很难接受我是一个可以满足他且对他来说很重要的人，对于是否要认同我也充满冲突。亚当一直想在肯辛顿（Kensington）的一家苏格兰店里买件外套，但后来他改变心意，换到哈洛德（Harrods）这家更知名的百货公司去买。他在这家店的青少年部找到了一件非常合适的外套，这件外套一点也不贵，因为是在青少年部而不是成人部售卖的。但是，在回家的路上，他非常失望地发现这件外套上面没有哈洛德的商标。他觉得自己被骗了，而这件他原本很欣赏的外套立刻就变得一文不值，他深信这件外套不能保暖。然后他告诉我他做的一个梦，这个梦和他幼年时一位家里很有钱的朋友有关。这个朋友的父亲专门制造名牌外套，还销售到其他公司。在梦中，亚当觉得朋友把他排除在外，因为对方办了一个晚宴却没有邀请他。他问朋友晚上打算做什么，并决定即使没被邀请，也要去参加那天的晚宴。亚当联想到昨晚他受邀到一个偶尔会去听演讲的伦敦学术机构参加晚会，他很惊讶他们竟邀请他，因为他只是曾去那儿演讲过几次罢了。他觉得这些人对他很好，也很风趣。他很享受跟他们同处的时光，并自问怎么以前没想到要邀请这些人到他家里坐坐。

我认为这个梦说明了亚当想在哈洛德青少年部门找一件合适的外套，却在事后大失所望一事的意义。他被他的朋友，漂亮的外套制造商之子，排除在外（门外和宴会之外），这让他非常愤恨。知名百货公司哈洛德也包含了我名字中的缩写（H. A.）和我的姓氏里的"Ro"。所以，知名百货公司可能代表着我——那个制造漂亮、合身又保暖的外套的父亲。亚当知道，若是他能承认自己不过是个正在成长中的青少年，那便能从我这里得到保暖的外套。而当亚当发现手上的外套并未绣上我的名字时（H. A. R. O. D. S.），他大失所望。他对外套的期望完全幻灭，显示他真心希望将我的名字戴在他身上，并全然地认同我。要达到这个目的的最快方法是成为我的儿子，然而，梦中那个外套制造商之子并不接纳他成为兄弟。此时，他感受到被我这个家族彻底地排斥。在梦中，亚当意志坚定地要做我的儿子，而且指出他会用尽全力获得这个位置。对受邀至学术学会一事的联想，是他对自己先前的优越感及轻蔑的态度感到抱歉，他承认他多么渴望成为这个家族的一员，受到这家人的赞赏与欢迎。这表示他开始坦承我确实很善待他，但是因为他那么渴望要占有我、拥有我，把我那深具名望的名字（H. A. R. O. D. S.）别在他身上，使得他对于被我排除在外仍深感愤怒。此时，亚当的同性恋倾向及强烈的女性认同并未在分析中清楚地呈现[2]。

自恋全能客体关系与负向治疗反应

以下我将描述亚当分析晚期的数据，以帮助读者更清楚亚当的自恋与其精神病态、疑病症之间的关系。当时，亚当的疑病焦虑以担心自己会得癌症及阴茎坏疽为主，这一焦虑因其龟头长了疱疹而升高。此外，他也很担心自己会得糖尿病，这个焦虑是因指甲受细菌感染而产生的。亚当的焦虑持续好几个月后达到了最高点，我会在接下来的篇章里描述在此焦虑下降之前的高潮期。他在圣诞假期的第一天做了一个梦，而这个梦激起了他对自己将得癌症的恐惧。在梦中，他的射精管得了癌症，梦中有个女孩令他欲火焚身，并可能和他发生了性关系，他认不出这个女孩是谁。根据亚当过去接受分析的资料及他在这次会谈中的态度，我猜想这个女孩应该代表着他内在的女性自我，这一女性自我刺激了他的男性自我。我诠释说，梦企图表达的是他的自恋式双性特质（narcissistic bisexuality），在自恋式双性特质中，他排除了分析师作为母亲的角色。

第二天，他做了另一个梦，梦里的他生病了，蓄着长发，正要到医院开刀。在梦里，他与一个抑郁的男人上床，这个男人离开了妻子和女儿，有一个也得了癌症的儿子。这个梦似乎清楚地表明同性恋的含义，我们可以猜想开刀指的是阉割阴茎，好让他能变成女人。亚当认为梦里的那个抑郁的男人代表着我——为了他抛家弃子的父亲。亚当的同性恋移情，以及渴望引诱我离开家人的欲望已经浮上台面。我认为这个梦还有一个潜在的意义：亚当在移情中的自恋抗拒（narcissistic resistance）。因此，我诠释他的负向态度是想借着引诱我当他的父亲使我沮丧。借此可忘掉我身为分析师的身份，必须同时扮演父亲和母亲的角色。

隔周，亚当与其双性特质有关的感觉和焦虑更加浮上台面。在会谈中，他一直埋怨女友忽略了他，不过抱怨的重点主要放在他觉得同事不够看重他。他至少花了25分钟，十分偏执地表达对同事的不满。他强调他在学术领域的贡献，但却不被重视，他特别在意没有人邀请他去教书。他越埋怨，就越觉得愤愤不平。他威胁说，如果情况未改善，他就要终止分析，离开英国。听到这里，我感觉到他期待我改变这个状况，同时埋怨我忽略了他，因为我只视他为病人，而不是我的妻子。他认为我拒绝他生孩子，或者换句话说，我拒绝他拥有学生。在我这样诠释后，他的偏执程度降低了。他说了一个梦，在梦中，他注视着一个女孩的眼睛，觉得那双眼睛好像有什么不对劲，应该是受到了感染。他把手压在眼睛上，突然间，眼睛里蹦出许多脓液来。这个梦让他很兴奋，有许多联想。他谈到手淫和射精，又谈到他把手压在疱疹上，看着里面的脓液流出来时的满足感。看来，他不只要我注意他的梦，也要我聆听他要告诉我的这些联想（他从里面挤压出来的东西）。我诠释，梦里的那个女孩代表着他自己。第二天，会谈一开始，他就说他渐渐觉察到从女孩眼睛里挤压出来的东西是幻觉，因为整个晚上他都很害怕自己会发疯，并开始产生幻觉。他害怕自己无法入睡，也无法再做梦。但最终，他还是做了梦。我注意到他在谈这个梦时，并没有那天晚上应该会有的焦虑，这个现象让我很好奇。

梦中，亚当坐在一个房间里，他的兄弟则躺在沙发上哭。他的兄弟可能患精神病了，亚当则成了分析师。他看见一艘小船在空中飞，而海面下暗潮汹涌。他认为他的状况可能跟女友不想见他有关，他联想到他觉察自己使用强迫的性关系来排除精神病态焦虑。他很详细地描述幼年的一个幻觉，但却没有谈及昨晚的焦虑。在谈话的时候，他手上握着一张纸，纸上记录着他的梦。我很清楚地感受到他要告诉我，他的梦可以教导我什么叫作精神病式的困扰。换句话说，他将昨天想要当老师的态度直接带到今天的移情状态里。简单起见，我把重点放在分析他的行为。我诠释道，他现在像那个发疯的女孩，要我看见他的幻觉有多么重要，希望我表示赞叹、佩服。他还要我知道，他的幻觉对精神分析这门科学有极大的贡献。我也谈了一些其他的事情。他对于我利用他的会谈内容来扮演更有效的分析师一事感到愤愤不平，这表示他就是那个躺在沙发上患有精神病态抑郁的病人。我诠释说，他对我的观察及帮助他的能力感到钦羡及憎恨，这就是他在梦中将角色倒置的原因：他变成分析师，而我是个精神病人。我认为这个梦隐含着我即将开始激起他越来越多的嫉羡，就像在与母亲的移情中，我代表的是那位有创意的母亲，能够理解他的疾病并照顾他。换句话说，他希望能够排除掉依赖的客体关系。

听到我这样诠释，亚当非常愤怒。他立刻抱怨说我不满意他所呈现的重要的素材，他说他花了很多心血向我做这个分析报告。这个抱怨正好印证了我先前的猜测，即他确实是在梦中把他和我的角色置换了。然而，同时他也好像在要求我做他父亲，并认可他那富有创造力的女性角色。我认为在这次的会谈中，他那强势主导且被理想化的女性病态自我已渐渐浮出台面。这表示婴儿期的女性部分自我蛊惑自己，说他不再是个婴儿，而是个拥有乳房和婴儿的成年女人。每一个人，包括分析师在内，都应该把这个妄想当作现实。不管他一再地抗议，我继续重复我的诠释，我解释说他那迷惑自己的自我在不断否认对我的需求。我是那喂养他的母亲，然而因为嫉羡的缘故，他不断否认这个事实，因此在他最需要我的时候，却无法从我这里得到帮助。我也提到，蛊惑他的女性自我在此时几乎完全控制了那个需要我的婴儿自我，这个婴儿自我原本具有洞察力，能思考发生了什么事，现在却被完全掌控了。对于我的这个诠释，他完全没有反应。

第二天，亚当先告诉我一个梦，他梦见自己正在翻阅电话簿，在找一个可以和他发生性关系的女孩。在第二个梦中，他梦见有一本重要的英文书或论文被翻译成意大利文，但当他阅读意大利译文时，发现许多在英文原著中很有价值的内容都在翻译的过程中流失了。意大利译文和原著有很大的出入，他对此感到非常愤怒。梦里的另一个情节是他带着行李到意大利旅行，可是行李箱好像不太对劲，似乎太轻了，他怀疑是不是有人将行李箱里的东西偷走了。不过后来他想，搞不好他在英国就没有带足够多的东西。梦的最后一幕是他觉得他的阴茎缩小了。

在联想时，亚当说他很害怕自己的阴茎变得越来越小，因此他试着找另外一个可以和他性交的女孩来重新肯定自己。他说他写了一篇有关象征式转化的论文，但他觉得这篇论文太理性、不够科学。亚当经常会将意大利文学、哲学思想家及其专业领域的学者理想化，他也坚称意大利女孩比英国女孩更性感。令人惊讶的是，他并没有意识到他的梦境一直在批判他对意大利的理想化以及他老是想出国的渴望。我认为英文原著翻成意大利文，意指将移情性欲化了（eroticization of the transference），在此移情中，亚当把和分析师／母亲的良好喂养关系变成了性关系，并以意大利文表征。我诠释道，他觉得昨天的会谈很重要，在梦中，他以那本有价值的英文书来代表这个部分。但是，将英文原著翻译成意大利文，代表他把这个有价值的作品性化。其隐含的意义是亚当因为嫉羡的缘故，将这次会谈贬低至性的层面，以抹杀其价值及意义。如此一来，那次会谈就变得模糊不清，也不再那么重要了（重量太轻）。在第一个梦中寻找一个可以性交的女人，可被理解为对于昨天的会谈的一种代替。提着过轻的行李旅行代表着亚当想借由去意大利，或是借由将分析关系转换成含有性意味的关系（诊疗室外的行动化），来削弱分析师的价值。但是，他也觉得那个导致失落的嫉羡部分自我（envious part）欺骗、迫害了他。在梦中，他事后回想可能他没有从分析中吸收足够多的东西，这部分的梦使他更贴近现实。

梦中想要改变或削弱分析情境的重要的焦虑，和害怕自己的阴茎变得越来越小有关。很难汲取分析中所提供的帮助（代表喂食中的好乳房），使得他长大成人的过程受到阻碍，最后使他无法成为一个成人并发展出雄性特质。从临床角度看，病人强迫地需要不断进入性交关系，与他未能发展出雄壮的男性特质有关，这一现象在梦中以倒空历程（emptying-out process）来显示，最后导致疑病焦虑的临床现象——阴茎缩小了。我认为这个梦显示了病人人格中比较健康的部分在对抗病人人格中具有毁灭性及行动化的病态自恋部分自我。然而，在做这些梦时，病人在意识中并没有想要改变或领悟他需要保护其内在较健康的部分，以免它受到人格中病态部分的破坏。

接下来的几周，与阴茎变小有关的疑病焦虑强烈地呈现出来。在他做了意大利译文之梦的第二周，他埋怨阴茎周围的疱疹越来越恶化，很害怕阴茎终有一天会溃烂并脱落。他担心没有阴茎要怎么活下去，也抱怨英国政府没有对病菌做妥善的处理。他想回意大利去请教那儿的医生，因为在英国没有人真心关注他的健康状况。然而，在强烈埋怨同事不够重视他，不认为他有能力担任教职之后，他承认在前一晚他又有了幻觉，觉得自己快被逼成精神病了。之后，他又说了一个梦，梦中他的朋友在几年前决定放弃飞行，因为这位朋友发现飞行并不适合他，会让他不舒服。另外一个朋友也是个飞行员，他劝告这个朋友，要不就继续飞行，要不就去做别的事，至于是什么事梦里并没有具体指出。在说完这个梦后，亚当又立刻开始担心他的病。他确信他有糖尿病，且没有得到适当的治疗。他也埋怨无法自己进食，不知道女友是否会喂他。

我诠释道，梦很清楚地表明，他的部分自我知道自己在数年前想要逃离英国，到别的国家去，意指他想离开我去寻找别的客体，但是这个想法让他很不舒服。同时，似乎有某部分的他一直在说服他离开我去寻找别的客体，或是单单无视分析的存在，也不去管他是否真的有不舒服的病症。我表示，这个给他不好的建议的部分人格已经存在许多年了，而他一直屈服于其下。这个部分阻止他接受我的帮助和诠释，因而使他无法体验到情况正在好转。我也把这个诠释和他抱怨需要有人喂他一事联结起来。然而，就在我做了诠释之后，亚当立刻幻想着他要向另一个国家的医生咨询。当我再次做了一个类似的诠释时，他说他正想要带个女友出去吃饭。看来他很快改变了角色，变成了那个喂养别人的母亲－分析师。做完这个诠释，他说他正忙着思考去一些学会报告论文的事。每次在我做了一个诠释后，他就转到另外一个方向去，因此，我将他在诊疗室里的行动化，和他想要逃开我转向其他国家寻找别的客体的情况做了联结。我诠释说，是这个不断想要逃跑的行为令他生病。我也将这个现象跟他两周前做的梦联结，我说，他将自己的行动化当作使他阴茎变小的攻击。

亚当回答说，他一直在阅读关于精神分裂症方面的文献，知道精神分裂病人会有这种行为，并以精神分裂病人的行为为题给我上了一课。我再次诠释，他不愿承认我提供给他的协助是重要的。他告诉我，他幻想自己是詹姆斯·邦德（James Bond），我说他把自己理想化成无所不能的詹姆斯·邦德，这个男人可以上天入地，还能成功勾引所有他看上的女人。他对我这个分析师／母亲没有任何需求，本来我这个母亲可以提供他所需的诠释／食物，使他好起来。这次会谈就此打住。

我很仔细地描述上面几个会谈片段，是为了说明虽然病人谈了几个很有反省力的梦，但他那全能的精神病态仍以极端的方式在诊疗室里行动化，而病人的负向治疗反应也持续不断。病人反抗分析师的原因，似乎源自他那自大的精神病式自我，企图借由阻止分析师的诠释，来避免碰触他人格中婴儿般的依赖需求，以维持自己的全能感。亚当那些疑病抱怨源自其人格中精神病态自恋部分（psychotic narcissistic aspect）的压力，这部分的病态自我尝试说服或催眠亚当内在的婴儿部分自我，要使婴儿部分自我相信，逃往意大利是使他痊愈而非致病的原因。

第二天，亚当继续抱怨他担心自己得了阴茎癌。通常，他会在晚上出现幻觉和扭曲的视觉，并且每次来会谈都巨细无遗地向我报告他做的梦，有一些我已在前面的章节里详述。然而，此时他所报告的梦有些不同。他认为他内在精神病态的部分像纳粹，正在谋杀婴儿部分的他，而这部分的他是我的孩子。他觉得这一毁灭性的攻击是针对我（代表他的父亲及母亲）而来的。

亚当的情况有许多进展，但在诊疗室里仍持续有负向治疗反应，他这个时候的疑病想法较为抑郁。就在这个时期，亚当做了一个梦。梦中，他在分析师的屋子里，而分析师在厨房里说话。亚当的父亲则在卧房的衣柜上表演特技，动作很漂亮。在梦中，亚当知道他父亲已经死了（在现实世界里，他已经去世好几年了）。他还记得去参加父亲葬礼并问母亲，她是否也能看见父亲。父亲的表情看起来很难过，亚当醒来时觉得胸口闷痛，担心自己就要死了。亚当补充说，在梦中，分析师也认识他父亲。他联想到他曾经那么艳羡父亲的孔武有力。

这个梦的重点，是梦境里的分析师表征喂养他的母亲，帮助他接近自己内在的婴儿部分自我，这样的接触再次点燃了他对父亲的俄狄浦斯嫉妒。然而，在梦中，是父亲而非病人本身变得很渺小且被人排斥。这一胜过父亲的梦使他醒来后胸口闷痛，并恐惧自己就要死了。梦清楚地显示亚当已经从自恋状态走向依赖、俄狄浦斯情境以及抑郁位置。

两天后，亚当极度困扰于严重的胸痛，并告诉我一个噩梦。在这个噩梦里，他和母亲住在一层公寓里。梦里有一位非常偏执、自大的印度人，坚称那层公寓是他的并强行进入屋内，夺走公寓，还拿起弓箭威胁着要把箭射进亚当的胸口。一开始，因为处境非常危险，亚当很想先下手为强，用箭射杀这个印度人；但是他接着就害怕起来，因为这个印度人比他年轻多了，所以他就放弃了。他醒来时，又感觉胸口痛极了，他很害怕自己就要死掉。梦中的印度人让他联想到他最后一任女友，他解释说，虽然他崇拜了女友很长一段时间，但近来他发现她其实非常自恋，便开始怕她。亚当对梦中的印度人没有其他联想，并强调他真是太偏执、太病态了。我先前解释过，亚当梦中的女友代表的是他内在女性的全能自我，这个自我近来在其梦中越来越清晰地以疯狂、妄想的样子呈现。这个女性自我现在被亚当描述成充满妄想与偏执的黑暗的、肛门期的男子，指代他自身全能自大的自恋自我，这表示他承认其妄想的女性自我已经减弱。在梦中，那个精神病态的、疯狂的部分自我（也就是他以前梦中出现过的纳粹）采取主动抢夺之势，意图占有公寓，代表的是他的自我及他和母亲-分析师的关系，不过父亲在这个梦里是缺席的。然而，梦中的攻击并非指向母亲，而是指向病人内在较健康且依赖的部分自我，当病人感受到死亡威胁时，他向全能自恋的部分自我弃械投降，让它再次掌控他的自我和分析。这个梦之后，病人的退步情况持续了好几周，这一段时期，病人再次在负向治疗反应中挣扎着。他那自恋全能妄想的部分自我深受之前的进步和领悟所威胁。当分析帮助病人与内在婴儿部分自我接触时，激起了早期婴儿时期的嫉羡，特别是对能喂养他的乳房的嫉羡。这个过程使病人害怕面对其正在瓦解的自恋结构带有的空虚感及妄想本质，因此，病人越来越常呈现出抑郁焦虑，特别是与分析师有关的抑郁焦虑。

在另外一个梦中，亚当的父母精神崩溃了，他们都在接受精神分析。同一个晚上，亚当做了另外一个梦，在这个梦里，亚当的父亲是个罹患癌症的分析师。亚当为父亲找了许多医生，结果却毫无希望，他父亲的病情越来越严重。从这些梦中醒来时，亚当感到胸口有着被咬噬的疼痛。我认为这些梦表示他的态度正在开始转变。在这些梦中，亚当清楚地承认，他在攻击我的心智健康，这些梦也呈现出亚当有强烈的抑郁焦虑，包括对父母是配偶的抑郁焦虑，以及对分析师的抑郁焦虑；分析师／父亲不仅是俄狄浦斯情结中母亲的配偶，也是作为分析师／母亲在依赖-哺育关系中的主要支持者。亚当从梦中醒来，胸口有着疑病式的被咬噬的疼痛，很清楚地展现了他的抑郁焦虑。许多年前，克莱茵（1935）提及治疗疑病症病人时遇到的一些有趣且重要的现象。她说，治疗的进展首先会显现在疑病症状焦虑内容的改变上。病人焦虑中的迫害特质会逐渐减少，其内涵会变得比较抑郁。

在接下来的数周里，亚当的婴儿部分自我常会出现在梦中以婴儿或孩子的形象呈现，显示那个依赖的婴儿部分自我，即和人格中较健康的部分联结的自我，已经变得越来越强壮了。有趣的是，在这个阶段，亚当的阴茎疑病渐渐不见了，几个月后，取而代之的是对心脏病的忧虑，而这个忧虑在他胸痛的梦中已经有所预示。

摘要

亚当是一个具有自恋全能人格结构的病人。在治疗中，他屡次借由在客体关系中得到更多的爱与赞赏来改善他的状况。但是，他又屡次被其自恋全能的部分自我推回原处，这部分的人格会压垮其较健康的部分自我。这时，他的疑病焦虑被点燃。有趣的是，他的症状和问题常常交替出现，这一历程很清楚地在移情体验中呈现出来。为了处理因渴望依赖分析师以及和分析师保持良好关系而来的嫉羡，他很快会借由寻求不同的客体关系，或是搬到别的国家去，来贬低他对分析师的需求。这类病人很难忍受关系中正常的爱恨交织痛苦，因此也很难学习同时接纳他们在一份支持关系中的爱和嫉羡，原本这种支持性的关系可以帮助他们容忍抑郁焦虑，并渐渐降低其自恋人格结构与疑病症的影响。如同本章的案例，即使是成功地治疗了这类病人，其进步也是逐步推进、非常缓慢的，而且常会被负向的治疗反应干扰，分析师必须小心地诠释这些负向治疗反应。

注释

1. 在处理严重疑病病人时，必须先判断此疑病是不是心智疾病的病因之一，如老年抑郁症；或它完全掌控了整个病症，而必须视之为疾病本体来处理。当确定面对的是疑病本体时，我们必须再区分两种不同的疾病形式：第一种形式的疑病，其特质是与身体状态、功能及身体器官有关的奇特妄想，这类疑病属于精神分裂症轴群，精神分析很难治好这类病人。相较之下，第二种形式的疑病很少出现奇特的妄想，但是这类病人几乎满脑子装着恐惧，害怕自己会患上某些生理疾病，像是癌症、肺结核或心脏病。这类病人中的大部分一次只会担忧自己得了一种特定的疾病。然而，当对某种疾病的担心开始淡去时，他很快又会忧虑自己得了与另一个器官有关的疾病。大部分的精神科医生认为此种慢性疑病焦虑是一种未决型的精神疾病（psychosis of non-determining type）。有时，它会结合一种生理疾病，但因疑病症状过于凸显，以至于其生理疾病极易被忽略。

　　我在《精神病态》（*Psychotic States*；Rosenfeld，1965）中，仔细描述过疑病的精神病理状况。我认为，严重的疑病通常是患者用来对抗精神分裂或妄想状态的防御方式。文中描述的病人，其埋伏在严重慢性疑病焦虑下的精神病是显而易见的。这位病人的疑病焦虑不只是将其精神病态转化为生理症状，因为正如同我想要传达的，每当分析或外在体验撼动其自恋病态，并威胁到它僵化的控制时，病人的疑病焦虑就会升高。因此，其疑病焦虑应该被正确地描述为两种力量的冲突，其一为人格中比较正常、非病态的部分；其二为企图掌控整个人格的自恋病态组织。而后者正是造成病人持续出现负向反应的主因，它也导致了疑病焦虑的升高。

2. 哈洛德外套一事，以及他极欲成为外套制造商家庭一员的梦，显示他想要成为我家的一分子，而冠上我的名字（H.A.R.O.D.S.）。这在表面上和 D 医生的精神分裂病人玛丽亚（Maria）的幻想一样，玛丽亚长期幻想自己是分析师的女儿，并冠着他的名字（参见第十二章）。但是，他们两个人的精神病理状况完全不同。玛丽亚冠着分析师的名字的幻想来自对于分析师的理想化，以及借与他的亲近否认她内在混乱的攻击，因为她害怕她和分析师都无法处理这个部分。然而，在亚当的例子里，因意识到他并不是我，且无法得到我的名字，外套的温暖和亲密全都被毁了。对他来说，这不仅是本质上的失落，还包括他想要的名声与重要性。所以，其自恋认同、想夺走我一切的渴望，仍强过他对亲密的需求。当他被邀请到学术学会时，他开始意识到他如何拒绝那些看重他并想靠近他的人，因为他觉得自己比他们更优秀。他开始后悔当初看不起他们，贬低他们。

第五章

✳

自恋病人与负向治疗反应

弗洛伊德在1916年的文章里第一次提到分析治疗中的负向反应，他在文中提到一个为了反对父母而离家出走的年轻果敢的女性。经历许多困难之后，她终于和家人和好，并遇见一位想娶她为妻的年轻艺术家。从此以后，她开始忽略家庭，想象自己被其爱人的家人迫害，阻碍男友的创作与社交生活，最后罹患精神疾病，一蹶不振。弗洛伊德认为这位女士的矛盾行为来自她的罪疚感，这一罪疚感与她那危险且受禁制的欲望有关。换句话说，弗洛伊德认为这位女士的反应来自其良心的谴责。两年后，弗洛伊德（1918: 69）在《狼人》（*The wolfman*）一书中提到，每当分析稍有起色，狼人便会出现短暂的负向反应（negative reactions）。弗洛伊德认为这种反应跟儿童被禁止去做某件事的反应有关。换句话说，孩子会不断重复被禁止的行为，直到不得不放弃为止。弗洛伊德认为，孩子会这样做，是为了让自己感觉到事情仍在其掌控之中，以此保有其全能感。1923年，弗洛伊德首度使用负向治疗反应（negative therapeutic reaction）一词[1]，并于日后的著作中将它跟超我的病态发展及死本能相联结（Freud，1923，1924）。

自从弗洛伊德提出这一概念后，许多分析师开始描述在分析中的慢性抗拒（chronic resistance），并根据此现象提出自己的理论。他们发展出来的理论与弗洛伊德类似，即将此现象联结到罪疚感、超我的形成以及自大全能。其中，亚伯拉罕（Abraham，1919）提出病人优越态度的重要性及嫉羡与自恋[2]的影响力，这个概念得到霍妮（Honey，1936）[3]与克莱茵（Klein，1957）的回应。亚伯拉罕同时也强调负向治疗反应会以一种极隐蔽的方式呈现。

有关处理出现负向治疗反应的病人的技巧问题，Riviere（1936）[4]与克莱茵（1975）[5]皆强调要注意病人内在世界所幻想的客体关系，特别是攻击欲望。克莱茵强调，分析师要很谨慎，不要过分鼓励病人自恋中的正向部分，也不要过多诠释其攻击冲动。她认为这两种现象都有可能刺激甚至制造负向治疗反应。

有关负向治疗反应这一主题，最近一位作者，Olinick（1964，1970）强调，对于某些病人而言，让负向治疗反应继续发展是分析成功的因素之一。他强调有些病人需要重复倒转过去的体验，以便获得对这些事件的控制感。处在负向治疗反应中的危险之一，是分析师无法承受被病人放在一个失败者的角色，而和病人玩起自虐-施虐的游戏[6]。Asch（1976）同意 Olinick 的说法，强调病人假性超我发展起来的潜在原因，和分析师无法忍受病人的负向治疗反应有关[7]。

我一直都对负向治疗反应很感兴趣，如同前述的几位作者，我也很看重嫉羡、优越态度和毁灭特质所扮演的角色。本章，我想提出几个观点来说明负向治疗反应与自恋全能客体关系之间的关联。

当第一次提出自恋客体关系时，我认为它是一种防御，为了不让自己感受到由于依赖、挫折及嫉羡所导致攻击；特别是嫉羡使自恋病人必须借由贬低分析师来保留自己的优越感，或是当他能从分析中得到益处时，会认为是自己的功劳（Rosenfeld，1946b）。借由全能投射性认同（omnipotent projective identification），病人取走了分析师的能力，并能切实地感受到自己在分析师内部，能控制分析师。因此，分析师所有的创意与理解都变成了病人自我的功劳。

稍后，我会提出破坏式自恋（destructive narcissism）的概念，诚如第一章谈到的，这个概念与弗洛伊德理论中的死本能有关，也是负向治疗反应之一（Rosenfeld，1971）。我先前强调过，具有破坏性的全能部分自我会被理想化，它们会以伪装、缄默和分裂的方式呈现，因而不易被发现。我们可从以下案例得知，这类病人显然无法跟外在世界建立任何关系。事实上，我们知道这种关系模式是拒绝依赖客体关系及让客体持续被贬低最有力的方法，它对分析治疗的影响也是可想而知的。

从1971年开始，我渐渐知道自恋全能的自我结构有许多种。全能幻想在婴儿期到成年的任何阶段，都可能被激起。虽然如此，我们应记得，全能幻想在婴儿期就开始了，因为那时的婴儿感到非常无助与弱小，对于被生出来及之后所遇到的困难感到很无力。因此，从出生后，他不仅建造了一个全能自我的幻想，而且造出一个总能在他需要时满足他的全能客体（一开始是部分客体）。这个阶段的分离体验，或是父母亲的过度介入，特别是缺乏支持与涵容的环境，都会强化自恋结构的发展与持续性。

如同在第四章所描述的亚当接受分析的过程，我们知道在过了婴儿期后，一旦自恋的生活方式确立了，为了维持狂妄自大的信念，个体与自我及客体的关系都会被控制。任何与现实的接触或是自我观察，皆会不可避免地威胁到这个信念，并被认为是危险的。根据我的经验，仔细观察便可发现一个事实，即病人将此全能的存在方式当作好朋友（人格化）或是精神导师，这位大师以强有力的劝诫，说服病人留在原有的状态，这个过程通常以静默的方式进行着，并会造成许多混淆。任何客体，特别是分析师，若想帮助病人面对现实，使其看见其需求及对客体的依赖，都会被这位好朋友视为危险人物，因它害怕病人会发现它其实只是个幻影。任何时刻，只要分析师尝试让病人觉察到自己被其全能所掌控或禁锢，病人便会用各样的方式在缄默中批判、嘲笑、贬低、侮辱及曲解分析师。当病人的自我观察能力增强，意识到自己所做的事，并想从受控的状态抽身而出时，那具有说服性、诱惑性的全能结构便会改变；它会以虐待的面貌出现，并以死威胁病人。这时，病人才会渐渐意识到在其全能结构里隐藏着非常原始的超我，这个超我不断嘲笑并攻击病人的能力及自我观察力，尤其会嘲笑病人企图接纳自己对真实客体的需求。在此过程中，最令人困惑的是他的全能人格结构会成功地隐藏在跟人建立关系的面具下，而那充满嫉羡及破坏性的超我则被当作好人；病人因这样的伪装而有罪疚感，当他想要改善自己的状况时，会觉得对不起这个假像超我。在此种情况下产生的罪疚感，是造成负向治疗反应最主要的因素。

我在临床实务中所观察到的案例，与弗洛伊德在1923年对负向治疗反应所做的解释相似。当时他强调负向治疗反应与潜意识中的罪疚感有关，而此现象又与潜藏起来（缄默）的死本能有关。它是一股使病人远离生命、远离客体关系及抗拒复原的动力。事实上，我在1971年曾写道："弗洛伊德必然已经觉察到自恋、自恋式退缩与死本能有明显的关联，然而他没有从理论或实务的角度将此概念详细地说明（Rosenfeld，1971: 170）"。弗洛伊德相信抗拒分析与死本能的沉默抗议有关，"它们无法被分析，除非它们以开放的负向移情呈现出来，而诠释也无助于将它们引发出来（1971: 170）"。[8]

从自恋全能客体关系来看，当病人公开承认他觉得病情已有改善，也承认分析师对他有帮助时，我们几乎可以预期负向治疗反应大概就要出现了。当此现象发生时，病人可能会迟到，或完全忘掉上次会谈的内容，甚至完全无法被触及，仿佛有个意外使他完全忘掉前一天所发生的事。在此情况下，消失的不只是他与分析师之间曾有的美好体验，甚至那个曾经接受帮助的部分自我也不见踪迹。如果病人在这一状态下还能沟通，便会埋怨自己好像被隔离、被囚禁起来似的；有时病人会说自己好像完全被击到，或是提到好像什么东西遗失了或被谋害了。一般来说，病人无法解释到底发生了什么事，一切都如此出乎意料。只有在分析后，病人才能渐渐理解或仔细觉察其自身的反应，以下我将用两个案例来描述此现象。

彼得

　　第一个案例是彼得。我的病人彼得在数年前出现精神病症状，在分析过程中，他呈现了许多负向治疗反应，而这些反应常使他无法思考、无法观察自己内在发生的事。有时他会持续好几天都感到状如瘫痪、昏昏欲睡。过了好一阵子，他才有办法告诉我，那时候他觉得自己人格中有一个非常优越全能的部分，这个部分的人格经常对他发表分析无用论，并质疑分析师的诠释。当他对分析建立了信任，开始和我合作并允许我来帮助他时，那个全能的人格就对他展开批判，说他是个软脚虾、贱货，这些嘲笑太激烈，以致他在下次会谈里会觉得非常震惊，感觉被炮轰、被压成碎片。他怕自己会完全崩溃，因为他觉得无法抵抗这些打击，他埋怨说："如果最后会被撕成碎片，那么进步又有什么用？"他特别清楚地意识到在这种时刻，自己的思考能力会受到攻击，而他从分析中得到的任何好处都会让他陷入危险。

　　过去几年来，彼得每天都得召妓一两次。接受分析后，他渐渐理解此种强迫性性行为的意义，他借由召妓除去担心和焦虑，并阻止自己陷入任何爱情的依赖关系里。他开始抗拒召妓几周后，他的内在攻击越来越暴烈，同时，有个声音诱惑他说继续召妓是好的，而且如果他接受建议，一切都会恢复原来的平静。彼得和妓女的关系与彼得渴望控制女人、对她们做任何他想做的事有关。他知道其内在部分自我不断向他送出黑函，要他相信若放弃分析中的任何进展，特别是放弃跟分析师之间有意义的关系，他就可以重新拥有全能自恋的自我，并继续沉浸在放纵的自慰享乐里，并且无须在意他的客体，就能恢复原来的平静。尽管在负向治疗反应下，分析仍持续有所进展。然而，这时彼得开始对现实世界的人们感到极度愤怒，甚至想要杀人，他开始出现强迫焦虑，觉得自己已经误杀了什么人。当我们渐渐找到谋杀焦虑的源头时，他承认这些焦虑总是在他开始跟别人进行比较时出现。特别是在他感到别人比他优越时，这股谋杀焦虑就会出现，换句话说，隐藏在他自恋自大及渴望控制别人的特质下的自大嫉羡终于得以呈现出来。

就像弗洛伊德所描述的，彼得的例子清楚地展现出，一开始负向治疗反应会以沉默或静默的方式出现。只有在彼得重获自我观察能力时，他才能描述自己内在的全能自我会对接受分析师帮助、想跟分析师合作的部分自我进行暴力攻击和处罚。他也可以描述，那个伪装起来诱惑他的全能自我不断借由虚假的保证或恐吓，企图让他回到不断召妓寻欢的习惯中。

根据我的经验，若想要克服负向治疗反应的缄默抗拒，有几个重要的技巧。首先要理解病人的无助感以及完全不知道发生了什么事的状态，因此分析师不能坚称病人在抗拒或故意隐瞒事实，反而应该借由诠释，让病人意识到他内在有一股力量，强力阻碍了他的思考及自我观察能力。此种诠释能让病人感到被支持并得到帮助，并能逐渐激起病人自我观察的能力。然而大部分病人需要极大的协助，以理解并克服此种悄悄伤害着分析的历程，而这一历程令人困惑、害怕。最令人困惑的是，病人内部有个分裂的自我及客体，这个分裂的自我及客体不断给病人建议，想说服并影响病人，并且扮演着督导的角色。在其他情况下，这个角色会变得极具威胁和批判性。它也可能会激起病人的罪疚感，仿佛它就是病人的良心。值得注意的是，这位指导者或良心以似是而非的论点吸引病人继续自己的自恋妄想，让他觉得自己拥有权力。当病人渐渐发展出依赖关系，特别是对分析师的依赖时，这部分自我就开始攻击并嘲笑病人。仔细探究病人的这种关系模式，可以发现此种模式严重伤害了病人及其重要的客体关系。在这类情况下，我认为以超我（super ego）来解释此种关系模式的内在结构，会令人产生混淆。当然，若将此种人格结构诊断为原始超我（primitive super-ego），则必须注意这个结构的暴力及自大的全能特质，但是此种特质与一般常谈的超我其实并无太多关联。因此我认为称它为自恋全能人格结构（narcissistic omnipotent structure）比较适当，此种人格结构有时会导致假性的罪疚感，但这种罪疚感又与自我保存（self-preservation）的情绪有所不同。

麦克

麦克将近40岁，已婚并育有两个孩子，从南欧来到英国接受分析。他在社会领域的专业工作上还算成功，但几乎每天都必须躲开妻子和孩子，独自阅读诗集、听音乐。他如此沉浸于自己的世界，以致几乎完全失去与家人的接触。对于退缩到自己的世界，他感到自豪、优越，瞧不起在社交能力上比他更好、更正常的妻子。他在自己的国家接受心理治疗时，意识到自己其实生活在一个被高度理想化的、孤立的、不真实的世界里。意识到这个状态，他开始感到抑郁。他觉得自己很糟、很没有价值，并知道自己需要更多的分析，因而前来找我。

麦克对自己有个夸大的幻想，他幻想自己的知识及富裕可以满足自己所有的渴望。来到伦敦的第一周让他变得更抑郁，因为他得降低自己的生活水平，之后他开始恨起我这个分析师。因为这个病他不得不放弃舒适的生活和专业的工作，他为此感到羞辱，在英国他没有办法获得原有的利润。经过短暂的怨恨和困难之后，他慢慢好了起来，开始享受分析及对自己的新理解。不过，他自我沉浸（self-absorption）和自我理想化（self-idealization）的状况并没有改变，因为他开始如饥似渴地阅读，以致妻子和孩子开始埋怨他。他知道自己必须克服这一问题，因为他现在更能意识到妻子和孩子有多么需要他，以及他的所作所为是多么亏待他们。不过，他也注意到自己强烈抗拒改变自己的行为。

当麦克的病情有一点起色，更能与家人维持好的接触，更能阻止自己的退缩倾向时，一开始他很高兴、满足，但之后他却突然被巨大的焦虑所侵袭，担忧自己没有留居英国的能力。他做投资，希望实现富裕的梦想，但也害怕这样一来会毁掉他想继续待在英国的必要性和愿望。对于错误和全能的投资的焦虑被合理化了，他认为自己真的需要修正其行动，然而，他也绝不会这么做。当他有所进展，并明白自己有多么需要治疗时，他的焦虑也会出现。

当陷在抑郁或焦虑的状态时，他就会迟到或缺席。即使前来会谈，也很难在分析中说任何事。当开口说话时，他会坚持自己真的没什么要说的，也不知道继续来接受分析有什么用。唯一在他心里盘旋不去的想法，是他必须回到自己的国家。这个想法伴随着一个持续进行的内在争论，使他无法进步，也不可能克服任何犯过的错误。渐渐地，分析师帮助他意识到这些想法和感觉都来自内在一个坚称分析无用的声音。这些声音告诉他，分析最终一定会失败，因为他的问题不可能得到解决。若持续分析会是件很愚蠢的事，他应该尽快回到自己的国家。当麦克跟我谈及这一体验时，我渐渐理解到，他所描述的现况不只是跟一个内在人物的对话，而是他自己几乎完全被这些内在的攻击所催眠并击倒了，这些内在攻击不仅对抗分析本身，也对抗着他及他的思考能力。这是负向治疗反应会出现的特征，这时，病人无法思考最困扰的、致使他们来求助的问题，只能完全依赖分析师。

当我成功协助麦克表达了一些他心里的想法，或当我猜测他内在所发生的事时，他通常会同意我的说法并感到安心。在会谈最后，他会比较愿意相信这种重复且骇人的情境是有可能被理解的。

为了更详细地说明这个分析的困难，我想先讨论分析头3个月一直困扰着麦克和我的一个问题。这段时间，麦克听说父亲病危，非常急着要见自己。但是他一点也不在乎自己想见父亲的渴望以及父亲可能去世的威胁，相反，他对父亲充满怨恨、蔑视和凌虐。他很自在地表达他的感受，他恨父亲，觉得父亲根本就是个废物，早就该被丢弃。尽管情况紧急，但病人对父亲的怨恨及粗野的态度持续了好几周。

他父亲曾是个成功的专业人士，在麦克小时候对他很好，支持他上最好的学校。但父亲一直最疼爱麦克的姐姐，麦克觉得她是因为长得漂亮又善良才会被父亲疼爱。他父母要求他在学校有好的表现、要活泼主动，而他姐姐在学校表现平庸，甚至谈不上聪明。不过父亲似乎并不在意，他还是一样爱她。19岁那年她突然意外死亡，父亲心都碎了，变得非常抑郁，最后甚至辞掉工作。麦克记得姐姐死后，他短暂地关心过他父亲，但是当父亲没有立即回应他时，他就开始对父亲非常冷淡，也不再理他。麦克心里其实很不是滋味，他非常嫉妒姐姐得到的父爱，用冷酷来报复父亲。他显然从未原谅他父亲，在姐姐过世后，他也拒绝给父亲任何爱。

听到麦克描述自己是怎样在情绪上虐待他父亲后，我试着协助他理解，这种报复背后隐藏的是对父亲的深情和爱：这些感觉是他想要毁掉的，因为他不想感受当知道父亲正在死去时会有的痛苦，他也对自己长久以来对父亲的忽略感到内疚。我也让他看见，他总是否认自己对父亲的爱，以及希望成为父亲最珍爱的女儿的渴求。他渐渐变得冷漠，并且越来越阳刚、充满竞争性，借此来否认对父亲的爱，也否认他女性特质的愿望和感觉，但其实他多么希望自己像姐姐一样温暖可爱。慢慢地，他的冷酷渐渐冰释，对父亲的爱浮现了。他后来去探望父亲，陪了他两个星期。当陪在父亲身边时，他多年来第一次带着感情对待父亲，还因此帮助父亲度过了严重的抑郁。

麦克探望父亲回来后非常快乐，他也意识到生命中一些很重要的事已经开启。他后来做了一个梦，梦里他不只拥有阴茎，也有阴道。接下来那次会谈，他意识到自己也有女性特质的部分，这部分使他开始对其子女和妻子表达情感。他也找到了工作，情况似乎渐渐改善。不过，紧接而来的却是典型的负向治疗反应。

经过周四特别有意义的会谈后——在此次会谈中，他比较能表达自己，也能表现出对我的激赏——他在周五迟到了40分钟，并对此感到震惊及厌恶。他承认周四晚上他喝了很多酒，晚上睡得很沉，完全想不起周四的事，早上也爬不起来。他觉得脑子一片空白，无法思考，他很内疚自己把每件事都搞砸了。他不能理解自己怎么会出现这样的行为，怎么会对他所爱的人和自己做出这样的事？他想不出所以然，也无法想起在喝酒前他究竟是怎么了。他只觉得很难过，酒精影响并损坏了他的心智能力，而这原本是他引以为傲的。

接下来的周一，他一开始还是无法想起周四发生了什么事。然而在会谈进行到一半时，他突然想起周日晚上做的梦。梦中，他在接受某位女士的治疗，那是他认识的一个社工。梦中他非常欣赏她的态度以及弥漫在她周围的氛围。他觉得她是个温暖且理解他的人，她说话的方式直接而清晰。在梦中她对他说："你是我这辈子遇到的最自我中心、最自恋的人。"梦里，麦克觉得对方说得完全正确，他感到心里有一阵无法忍受的痛。但他并不想为自己辩解或防御，因为他觉得这位女士所营造的氛围是那么的充满理解，他也觉得她完全忠诚于事实真相，并把它传递给了他。他觉得她关心他，只因为他是她的病人，为了使他能好起来，她必须立场坚定。他强调好几次，他之前从未有过这种体验。他有时候也会同意他的前任分析师，同意我和他妻子的看法，即使他是个极度自私、只关心自己的人，但他从未对任何诠释或真相有如此强烈的反应。他对梦里的女人非常感激，因为她借由独特的说话方式碰触了他的内心。梦里的女人让麦克想起共事过的一位他很欣赏的女士。

我认为，梦中的女人是被他高度理想化的我，但为何我在他梦中是个女人？这是他对身为男人的我潜藏的攻击吗？这个梦和负向治疗反应之间是什么关系？它如何创造了这个意外及麦克的饮酒行为？梦本身以及麦克对这个梦的联想很清楚地显示，触动他的并不是我的诠释（诠释不过是面质罢了），而是治疗的氛围。这跟麦克需要意识到其人格中的女性特质有关，他知道这部分会帮助他减少自恋的程度。我认为梦中的分析师不自以为高人一等，也不自恋，成功地让麦克知道自己的问题，这正是麦克需要的。但是他也强烈嫉妒分析师的能力，希望自己拥有这样的能力。在梦中，麦克更能允许自己体会真相的痛苦，虽然真相让他很难受，他也渐渐觉察到他自私与自恋的程度。在负向治疗反应中，他总是一再攻击其自我意识及对分析的欣赏和感激。我猜想他在治疗中有所进展、在强烈情感方面有所突破，以及开始感激别人的同时，也被强烈的嫉妒反应淹没，这些嫉妒一直以沉默的方式呈现。我并未对他的梦做很多诠释，但我让麦克知道，他觉得他响应了与我的治疗并有深刻的触动。他可以在梦里表达这些情感，我也注意到，在这同时还有其他的感觉跑出来攻击这个美好的体验。

下次会谈，麦克告诉我上次会谈之后，他突然被这种对我的强烈嫉羡以及在分析中我对他很有帮助的态度所打动，他被这些感觉吓坏了。他想要和我一样，希望能像我待他一样对待他的客户。想到自己还需要更多治疗、还要等很久才能像我一样，就觉得难以忍受。他很害怕自己永远无法像我或像梦中的女人一样好。现在，我很清楚这严重的负向反应必然成因于上周四超乎想象的正向反应。它激起他内在几乎无法忍受的嫉羡，而他无法处理。他以饮酒逃避这种痛苦的体验，借此抹杀整个体验。但几天后，他做了个与那次（精彩会谈）有关的梦，这个梦促使他记起并表达了自己无法承受的感觉。

麦克一例说明负向治疗反应可以被视为将他的正向及负向情感行动化的一种方式，因为这些正负向的情感带给他的痛苦是他无法承受的。有趣的是，导致饮酒事件的压倒式负向治疗反应并未维持很久。尽管麦克感到绝望，害怕自己毁了一切，但他的梦强调的并不是负向的反应，而是他觉得自己做到的正向进步。这是负向治疗反应需要被专注的非常重要的方面[9]。

这个梦后，麦克想要"立刻变成和我一样好"成了分析主要的议题，这当然是一种自恋认同（narcissistic identification）的渴望。我们可以想象，麦克现在的许多问题都会和他觉得自己已经进步，且已经达到理想状态有关，当这一情况发生时，负向治疗反应就只会偶尔出现。

讨论

我所举的例子清楚地说明，在自恋全能客体关系的脉络下，理解并分析嫉羡是理解负向治疗反应的重要因素之一。理解罪疚感及隐藏的毁灭特质也一样重要。我在本章一开始曾提到 Olinick 和 Ashe 两人都注意到抑郁病人跟那些常有负向治疗反应的病人之间的相似性，他们也强调了这一现象对超我形成的重要性。我同意超我是负向治疗反应中的主要因素。然而，要区分超我对自我的攻击和源自自恋全能组织对婴儿部分自我的暴烈攻击是很困难的事。负向治疗反应中的超我是一个非常原始的结构，它跟病人的自恋全能密切相关。如同弗洛伊德所指出的(1923: 50)，要直接诠释这部分并不容易。它主要含有迫害性格，包含许多嫉羡的部分，它有嫉恨、妄想、毁灭的特质，会试图摧毁治疗中的任何疗效和进展。这个原始的超我常以极具诱惑、说服力的理想形象出现，理解这部分也是分析师很重要的任务。只有通过仔细分析在移情关系中的毁灭及嫉羡内容，以及投射到分析师身上的被害焦虑，才有可能在分析中慢慢找到接近原始超我和负向治疗反应的门路。

注释

1. 弗洛伊德（1923: SE 19:49）如此解释病人在治疗过程中越来越糟的现象：

   "最后，我们看见我们正在处理的，其实可以说是一种'道德'因素。那是一种罪疚感，病人在生病的过程中满足了他的罪疚感，并且拒绝放弃被处罚、继续受苦。将这个令人丧气的解释当成最后的结论应该是正确的，然而，病人的罪疚感却是静默的：它并未告诉他，他有了罪疚感；他不觉得自己有罪疚感，而是觉得自己生病了。这种罪疚感仅仅以抗拒复原的方式呈现，是极难克服的部分。"

在《受虐特质的经济问题》（*The Economic Problem of Masochism*）（1924）一文中，弗洛伊德再次回到负向治疗反应。他谈到让病人意识到其潜意识罪疚感的困难，他在想，难道倾诉不会比需要被惩罚更好吗？他也指出，超我的施虐特质及自我的受虐倾向正好互补，造成严重的罪疚感或良知；两者（施虐与受虐特质）均源自毁灭或死本能。弗洛伊德（1937）在其《可终止与不可终止的分析》（*Analysis Terminable and Interminable*）一文中，确认负向治疗反应与死本能有关。

在说明负向治疗反应时，弗洛伊德显然想要证明超我这个概念的用处（Spillius，1980）。然而，根据他的描述，缄默的潜意识结构（dumb-unconscious structure）抗拒分析，并无法被带到意识层面，我们便可以理解弗洛伊德为何会将此种现象联结到他在临床经验中所观察到的缄默反应，他相信这种静默无法被激活，也认为此种现象与死本能潜移默化的影响有关（Freud，1937）。

我认为更重要的是试着更仔细地理解弗洛伊德所描述的隐藏因素，因为要如何处理负向治疗反应才能达到治疗效果，依赖于我们是否能成功催化变化多端的毁灭因素，若能做到这一步，超我才能更易于被探究。

2. 1919年，亚伯拉罕提到病人在分析中暗藏的慢性阻抗。他发现这些病人对分析师的诠释所带动的任何分析进展充满嫉恨；弗洛伊德在1923年讨论发展出负向治疗反应的病人会有的行为时，提到了同样的观察结果。亚伯拉罕也强调他发现这类病人需要感觉到自己高人一等，弗洛伊德也曾简短地提到这个现象，但认为这样的说法太肤浅。亚伯拉罕说，这类病人不想要自由联想，也不想让分析师比他更聪明。事实上，他们想要自己分析，而且要做得比分析师好。亚伯拉罕并未具体描述病人的负向治疗反应，因为一旦有了进展，他们就能够以语言表达对于分析师的怨恨和嫉羡。亚伯拉罕也没有提到这些病人是否复发。他认为此种态度与嫉羡、肛门情欲（anal eroticism）有关，并指出病人觉得分析是对其自恋的攻击，在此种本能力量（instinctual force）作用下，我们所下的功夫很容易被摧毁（1919: 310）。亚伯拉罕在这篇论文中列举了几个临床案例，我认为这篇论文对于负向治疗反应的议题有重要的贡献，他当年的观察至今仍具效力。例如，他清楚将自恋与嫉羡联结，以此解释病人的负向治疗反应。他观察到病人表面上对分析极度渴望，这意味着大部分的嫉羡暗藏在台面下，被持续防御阻抗着，亚伯拉罕的分析工作将此暗藏的嫉羡带到台面上。亚伯拉罕在此篇论文中主张，嫉羡主要是一种肛门性格特质，不过在日后另一篇论文《口腔情欲对人格形成的影响》（*The Influence of Oral Erotism on Character Formation*），他强调嫉羡源自口腔虐待阶段（oral sadistic phase）。

3. 霍妮在《负向治疗反应的问题》（*The problem of the Negative Therapeutic Reaction*, 1936）一文中，提出了几个重要的临床观察，并提供了处理此种困难问题的技巧。她观察到，负向治疗反应大多发生在分析师做了特别棒的诠释之后。病人感觉到分析师比他优秀又聪明，因而感到愤恨、被藐视、被贬低，这使病人设法夺回自己的优越感。其次，她强调病人的自恋：想要完美、无瑕疵、无可指责。好的诠释显露了病人某些弱点，他视之为对其自恋的严重打击，并感到被羞辱。霍妮认为，分析师的有效性威胁到病人对自己绝对优越的自信，他努力羞辱分析师，贬低他，使他感到微不足道和毫无用处，以此来报复分析师。最后，她强调病人害怕通过分析师来帮助他进步，因为这样的进步总让他想起压垮他人并恶意战胜对手的敌人（1936: 37），这种态度必然导致对被报复和失败的害怕。害怕分析成功进行可能以这样的方式呈现："如果我成功了，就会招来愤怒和嫉妒，就像我对别人的成功也会觉得愤怒和嫉妒一样。"霍妮发现她的看法和弗洛伊德很像。不过，弗洛伊德强调这类病人的罪疚感，而霍妮强调的是病人对嫉羡报复的害怕，这是一种被害焦虑（persecutory anxiety），这个观点可联结到克莱茵所观察到的嫉羡超我（envious super-ego）。霍妮很谨慎地不要将与负向治疗反应有关的问题联结到婴儿期，她强调："我仅选择病人所提供的素材中能够将它跟分析师做联结的部分，并只诠释这部分（1936: 43）。"

4. Riviere（1936）关心的问题是，为何负向治疗反应被认为比其他阻碍更难以分析。弗洛伊德认为精神病人与自恋病人都无法接受治疗，她对此有不同的意见。她暗示，负向治疗反应有可能不是针对好的诠释的反应，而是对不正确诠释的反应，分析师应深入探讨造成此现象的原因。

Riviere 认为面对特别难对付的自恋病人时，我们应该把分析的焦点放在病人内在世界的客体关系上，因为那是自恋的核心。以及我们不要被自恋的正向面所欺骗，应更注意自恋之下深层的抑郁。她仔细描绘病人以躁动防御抑郁、以全能自大否认心理现实（psychic reality），以及否认情感，特别是自我的客体关系（ego's object relations）及对客体关系的依赖。她也强调狂躁地轻视并诋毁客体，想要控制、征服客体的特质，说明了为何自恋病人会否认分析师所说的话有任何价值。Riviere 强调，自恋病人需要保住其全能控制的状态，因为若狂躁的全能防御减弱，将逼他面对和抑郁焦虑有关的无助绝望，而他害怕这些感觉会变成真实。她相信促使这种负向治疗反应如此僵固的原因，是病人对被摧毁或即将死去的内在客体在潜意识中的爱和焦虑，这造成他无法承受的罪疚感与痛苦。病人需要为那些代表这些内在客体的人牺牲他的生命，因此会面对死亡或自杀。她指出这种情况跟弗洛伊德所谓的潜意识罪疚感并不完全一样。她认为负向治疗反应与病人觉得自己不值得被分析师帮助有关，除非他已经修复或治愈了其内在客体。她也主张，全能控制与负向治疗反应特别有关；若病人的状态开始改变，失去主控感，他便必须立刻回到先前已经证实可以忍受的情境。她的文章有许多技巧性和临床上的细节，说明如何处理此类困难的临床问题。

Riviere 特别警告分析师不要过分分析攻击冲动，因为她觉得再也没有什么比分析师只看到攻击更能引发负向治疗反应了。她举例说明，并非所有对治疗的负向反应都应被视为病人击败分析的企图。病人在觉得修复受损的内在客体是自己的责任之前，恐怕没有办法自在地接受别人对他的帮助。

5. 克莱茵（1957: 13, 11）在《嫉羡与感恩》（*Envy and Gratitude*）一书中论及，除了弗洛伊德所发现的因素，以及后来 Riviere 进一步发展的因素之外，嫉羡和对抗嫉羡的防御，也在负向治疗反应中扮演着重要的角色。她提到"对某些病人……这种有帮助的诠释可能会很快变成他要毁坏批判的对象，于是他不再感觉那是他曾经接受和体验过的一种丰富的好东西。"她解释道，充满嫉羡的病人怨恨分析师工作上的成功，便以充满嫉妒的批判破坏并贬低分析师的诠释，这阻碍了病人对于诠释的接受。这种充满嫉羡的病人由于贬低分析师的帮助而感到罪疚，也因此可能觉得自己不值得从精神分析中获益（这种罪疚感显然与弗洛伊德所强调的负向治疗反应中的罪疚感有关）。克莱茵观察到好诠释所引发的嫉羡，几乎与霍妮（1936）描述的喜好竞争的病人贬低分析师及其诠释是一样的。霍妮将这种现象与负向治疗反应联结时，只谈病人害怕别人对他的嫉妒阻碍他获取成功。

克莱茵强调当嫉羡感被激起时，成功是很危险的。病人狂妄地宣称自己战胜了分析师（表征好客体）并贬低他，这导致严重的罪疚感及抑郁。在此情境下，负向治疗反应显然并不像 Riviere（1936）所认为的是躁动防御崩解后的结果，而是狂躁中的毁灭因素造成的，它以嫉羡呈现。嫉羡攻击后，随之而来的抑郁不只包含内疚的感觉，也含有严重的被害焦虑。被害恐惧跟害怕内、外在客体因嫉妒而攻击他有关，这些内、外在客体借由嫉妒的超我呈现出来，这个超我轻视、毁谤、怨恨自我拥有的任何优点和成功。当嫉羡落脚于超我，它就变成负向治疗反应的重要部分。由于充满嫉羡的超我令人难以忍受时，会导致否认与分裂（这就连接到弗洛伊德提出的"虐待超我很难被意识到"）。霍妮的文章让人觉得，病人在分析中出现的竞争、对抗或嫉妒等负向治疗反应，是以一种赤裸的方式呈现的。不过，研究克莱茵的临床工作可明显得知，最具能量的负向治疗反应发生在嫉羡仍暗藏未显之时，源于病人为了对抗嫉羡而创造的强烈防御。对抗嫉羡的防御包括分裂、理想化、混淆、逃离原始客体导致的情感分散、贬低客体和自我、暴力的占有欲，并借由成功和占有以激发他人对自己的嫉羡。有些防御，特别是理想化和分裂，就是克莱茵先前提过的处于偏执-分裂位置（paranoid-schizoid position）中的早期自我防御机制，主要是用来对抗毁灭或死本能。

　　这一观点跟她的其他思路相似，她认为早期口腔嫉羡（oral envy）是死本能衍生出来的或死本能的表现，并强调它自出生就存在。克莱茵仔细描述了分裂嫉羡（split-off envy）的重要，她经常在临床上观察到这一现象，病人无法心存感激地接受诠释，但其实在其内心某一部分知道诠释对他是有益的。将嫉羡分裂掉再投射到分析师内部是分析情境的主要障碍，因为病人潜意识里一再将分析师想象成危险、会报复的人物，而一直无法信任分析师。借由分析那被分裂掉的嫉羡，自我得以强化，当责任感增加且罪疚感和抑郁被完整地体验到时，将其投射给分析师的情况就会减轻，分析师会觉得比较能帮助病人走向整合，即负向治疗反应渐渐式微（Klein, 1957: 75-6）。这样的说明让我们清楚地知道，嫉羡及用来对抗嫉羡的防御，阻碍了自我的整合，而自我的整合又是到达抑郁位置（Depressive Position）的必经之路。因此，我们经常看到，长期呈现负向治疗反应的病人多半处于分裂状态，而非抑郁状态，病人唯有意识到自己的嫉羡，并在分析中修通，才能全然体验到他的抑郁焦虑，并加以修通。Riviere 描述的负向治疗反应（即对抗抑郁的狂躁防御）通常是比较不那么严重、棘手的。不过也有例外，举例来说，当过分的嫉羡变成病人狂躁系统的一部分时。

6. Olinick（1964，1970）认为负向治疗反应是一种很特别的否定论（negativism），他强调此种症候本身即是病人防御系统的核心。这些防御是高度贯注的自恋策略，也是婴儿期或童年时期必要的策略，当退化至童年期时，这些防御会再度被唤起。这意味着有些病人在成功的分析中，无可避免地会体验到负向治疗反应。他也认为这类呈现出负向治疗反应的人，出生时就比一般人更具口腔及肛门攻击特质。这些特质会使母婴关系更紧张，母亲必须面对傲慢的孩子，在分析里也会重复这样的情境。从他的说明中，可以清楚地看见他大致认为对某些病人来说，负向治疗反应是移情阻抗的正常现象。他视否定论为负向治疗反应的一部分，是一种防御。当在面对抑郁的前俄狄浦斯母爱客体时（病人常和这个爱的客体交融不分），病人身处爱恨交织的关系，以此来对抗自我的失落。

Olinick 视负向治疗反应为移情阻抗，它发生在某类特定病人身上，这类病人带有肛门虐待倾向（anal sadistic tendencies），这种移情阻抗其实是病人与其母亲关系的重现。他强调此种持续不断的负向反应只发生在分析师与病人共谋之后，跟病人陷入持续的施虐受虐关系里，这意味着分析师也有反移情的问题。我同意 Olinick 的看法，即要避开与病人的施虐受虐共谋，也同意这会造成分析的僵局。不过，我认为僵局更多的是分析师自身困境造成的，而非病人。

7. Stuart Asch（1976）认为，弗洛伊德将负向治疗反应的病因学限定在罪疚感或病人对处罚的需要，他自己则发现若用以下病因学解释负向治疗反应理论，会对临床有帮助：（1）一种受虐式的自我（masochistic ego）对某种病态理想自我（ego-ideal）的反应；（2）对抗退化至与抑郁的俄狄浦斯客体共生状态的一种防御；（3）扩充弗洛伊德对潜意识罪疚感的定义，纳入早期前俄狄浦斯焦虑及幻想，如已阉割掉母亲的焦虑与幻想。以精神分析的术语来说，这三种负向治疗反应的根源，指的是自我和超我结构上的残缺不全，源自跟母性客体早期体验的病态内摄（pathological introjection）。Asch 同意 Olinick 的看法：理解并分析负向治疗反应中的移情投射是必要的；移情的核心是病人将施虐的超我投射到分析师身上，并企图引发分析师用残酷的惩罚来反应。反移情问题是分析师响应了病人受虐特质中隐藏起来的施虐成分，这一施虐成分一直贬低着分析工作。病人施虐的特质也通过伪装的全能及夸大自恋透露出来。

　　有趣的是，Olinick（1964）和 Asch（1976）原来只是随意谈及负向治疗反应中的自恋问题，Olinick（1970: 671-72）却在纽约负向治疗反应研讨会的结语时间抛出了一个问题："倘若大家都同意负向治疗反应只发生在自恋官能症或自恋失常病人身上，那么这和超我发展及将负向治疗反应视为超我抗拒（superego resistance）又有什么关联？"这场研讨会大致达成一个共识，即所有与会者，包括前人所谈的超我皆指代古典或原始的、其结构上并非是一般人所谓的成熟超我（mature super-ego）。我认为 Asch 观察到的现象很重要，他说负向治疗反应可能是一种防御，用来对抗退化至与抑郁俄狄浦斯客体共生的状态。不过我也发现这一现象极少发生，而自恋病人的负向治疗反应却非常普遍。

8. 这个时候来引述 Loewald（1970，1972）对负向治疗反应的理论的重要贡献是一个很恰当的时机。他根据弗洛伊德 1923 年的文章所下的定义（弗洛伊德于 1937 年更详细地探讨此概念），提出了对负向治疗反应的病理观点：弗洛伊德最后认为负向治疗反应的出现是因为死本能在精神生活中的普遍性。罪疚感表征死本能的某部分在运作时于心理上与超我挂钩。根据弗洛伊德的论点，具有难以处理的潜意识罪疚感的人会抗拒进步，因为进步对他来说，是弱化他所需要的自我惩罚的征兆。以我前面所举的个案为例，根据弗洛伊德的说法，进步表示病人得放弃内在的生死挣扎（life-death struggle），在这一挣扎中，死本能必须一直占优势。通常重点在于自我惩罚，它是自恋全能重要性的指标，包括双性全能（omnipotence of bisexuality），以及和死本能的关系。婴儿期的俄狄浦斯困扰是影响负向治疗反应的重要因素之一，蕴含在其中的毁灭力量会如脱缰的野马，影响个人性格中的所有部分。在讨论早期母婴关系时，Loewald 说，毁灭倾向的强度及负向治疗反应中自恋侵害的程度，主要取决于早年母婴之间的互动，它促使病人偏好被毁灭和欲力驱力主导的、以及毁灭和创造驱力所主导的扭曲组织。在此原始情境中，诠释罪疚感、良知以及需要被惩罚是没有什么效果的。Loewald 觉得，论及早年心理交流（psychic exchanges），弗洛伊德轻视个人心理发展的重要性，按弗洛伊德的看法，他不强调那常常令人尴尬、以原始结构呈现的反移情问题在某些失败的治疗中所扮演的角色。Loewald 是少数试图采用弗洛伊德死本能理论的分析师之一，并承认弗洛伊德强调的论点——死本能的运作是负向治疗反应的重要因素——在临床上的重要性。遗憾的是，Loewald 在他的论文中并未提供详细的临床数据，因此对于那些想应用其经验的同侪们，他的贡献无法更鲜活有用。Asch 和 Olinick 稍微说明了负向治疗反应机制的细节，强调它在临床上的重要性，不过他们并没有提供个案实例。对那些讨论其临床经验的人来说，有案例说明会比较有帮助。从 Asch 和 Olinick 的论述中，读者会感觉到他们的讨论并未聚焦在负向治疗反应发生时的临床情境；他们似乎更专注于思考治疗中的僵局，而不是短暂发生的负向治疗反应。他们的讨论聚焦于在负向治疗反应当下可能发生的移情／反移情问题，并以某些个案为例显示修通工作的困难重重。我同意 Asch 和 Olinick 的看法，即若病人和分析师之间产生移情／反移情混淆和共谋，那么负向治疗反应便会导致僵局。我也同意 Robert Langs（1976）的说法，即因移情阻抗（Transference resistance）导致的病人与分析师共谋，不能称为负向治疗反应。如果我们将负向治疗反应的病态跟移情／反移情反应弄混了，将会造成极大的混淆，后者显然更多的是分析师的问题，而不是病人的问题。

9. Limentani（1981）论及他的案例时也得到相似的结论。但是，就我的经验，这类负向治疗反应（像是一种震惊，能帮助病人有正向的进步）很少见。

第六章

*

毁灭式自恋与死本能

　　根据分析主要病态被自恋自大客体关系所主导的病人及其呈现出的负向治疗反应（如同我在前两章讨论过的案例）中移情关系的经验，我注意到，认识并分析人格中攻击和毁灭性的特质，以及它们如何以一种特殊的方式被纳入自恋病人的生活中，这一点十分重要。在仔细研究自恋病人后，我认为辨别自恋的原欲面向和毁灭面向很重要。

　　被原欲所主导的自恋病人会呈现对自我的过度看重，它在这类病人身上扮演着很重要的角色，这种提高自我价值的现象主要来自对自我的理想化。病人借由全能地内摄和投射 – 认同理想化客体及其特质，维持自我理想化。借此，自恋患者认为外在客体或外在世界中任何有价值的东西都是他的一部分，且都在他的掌握中。这种思路的负向结果是显而易见的，自恋常常被弗洛伊德（1914）与原欲分配到自我中及它所带来的病态结果相提并论。在弗洛伊德的信念中，自恋状态是一种失去所有客体贯注（object cathexis）的现象，也是一种缺乏移情的状态（对客体不在乎）。然而弗洛伊德同时也提到自恋跟自恋式地爱自己和自我关注（self-regard）的关系。他举例强调，"任何一件个人所拥有的东西或成就，或任何自大全能所遗留的感觉，都会被个体视为有助于强化自我关注的肯定"（1914: SE 14:98）。根据我的看法，这种形式的自恋常被视为自我的主要保护者，有些病人在遇到挫折及被侮辱时自恋保护系统受损。此时，病人会变得非常脆弱、容易受伤，因此辨别正面的自我理想化及负面的自我理想化是很重要的。在此我要强调，当我在描述自恋历程的负向后果时，我也会很小心地探讨其正向影响。若用同一种方式分析所有的自恋现象，治疗效果会很凄惨。

当我们从毁灭性角度来看自恋时，会发现自我理想化扮演了很重要的角色，因为此时被理想化的是全能及毁灭性的部分自我（omnipotent destructive parts of the self）。它们努力反对着正向的原欲客体关系，以及需要客体、渴望有人可以依赖的原欲部分自我（libidinal part of the self）[1]。毁灭式的全能部分自我常以伪装或是静默及分裂的方式呈现，使实际状况变得模糊，让人以为它们与外在世界无关。事实上，它们拥有强大的影响力，阻止个体建立依赖客体关系，并持续贬低外在客体，这就是为何自恋个体给人的印象是他们毫不在乎外在客体或外在世界。

从治疗自恋病人中得到的经验是，当原欲主导自恋状态时，其毁灭式的特质会在分析关系中变得更为显著，特别是当病人意识到自己所接触的客体有别于自己，使其全能自我理想化受到威胁时（如第四章讨论过的亚当一例）。这些病人因发现事实上是外在客体拥有的好特质使自己有创造力而感到被羞辱、被击败。自恋状态的主要功能之一，是阻挡个体意识到他们内在有嫉羡及毁灭的念头，甚至要除去这些感觉。然而，在分析中，当分析师帮助病人意识到自己内在的这些渴望时，病人因感觉自身的全能自恋被分析师盗取而产生的愤怒、怨恨会降低。此时病人才能在意识里体验到自己的嫉羡，分析师才能逐渐被视为是能帮助他的、有价值的外在客体。

相反，若病人的自恋被毁灭式特质所主导，分析师就较难将此毁灭式特质带到病人的意识层。嫉羡通常较具暴力性，也较难面对。病人会有一股想要消灭分析师的渴望。因为在分析中，分析师通过移情成了病人欲望所在的客体、唯一的生命来源及善的来源，病人也会被在分析中所揭露的毁灭特质吓到。因此在治疗发展过程中，常伴随着暴烈的自我毁灭冲动。就婴儿期的状态而言，此类自恋病人坚决相信他们的生命是自己给予的，他们可以自我喂养，不需要别人帮助。因此当他们发现自己必须依赖分析师（代表父母，特别是母亲）时，他们宁愿以死和不存在来否认分析师／父母创造了他们的事实，并销毁分析中任何的个人进展与洞察。此时，这类病人常会放弃分析，甚至会出现自我摧毁的行为，例如毁掉自己在专业上的成功及个人的人际关系。有些病人则会变得非常抑郁、想要自杀，他们会公开表达想死的念头，或想借由遗忘让自己消失，死被理想化且被视为所有问题的解决之道。本章的主要目的在于进一步理解此类毁灭式自恋是如何运作的，以及如何防止或处理其导致的负向治疗反应。

死本能

在过去十年中，我仔细观察并改变了原来的看法，我相信病人的内在确实存在着死寂的力量（deadly force），这跟弗洛伊德所描述的死本能很类似，也能从临床上观察到。对某些病人来说，这种毁灭式的力量以慢性、病态的阻抗呈现出来，能使分析持续好几年都没有进展。另一些病人则会以隐藏的、毫无生气的形式呈现，活得像是行尸走肉，有时还会担心自己过不了关或被杀害，产生严重的焦虑。这种死的力量跟弗洛伊德所描述的隐藏在缄默中的死本能很相似，它与病人求生或改善的欲望对立。弗洛伊德认为要开启隐藏在缄默的死之驱力下的毁灭冲动是不可能的，但是当代的分析技巧却可以帮助病人意识到他内在非常死寂的部分，他的梦及幻想可以呈现其内在谋杀式的动力。当病人开始有了生的欲望，并依赖分析给予他的帮助时，这种死的力量便会变得更具威胁性。有时，死的力量威胁着要杀害病人或病人的外在客体，特别是病人被此死寂的毁灭力量压倒时，此种威胁便更加鲜明。

弗洛伊德在1920年介绍他的生与死本能理论时，为精神分析对心智生命中毁灭现象的理解开启了一扇门。他强调有一种死的本能，静静地促使个体走向死亡，只有借着生本能，这种如死一般的力量才能够以毁灭冲动的方式投射到外在世界中他所对抗的客体身上。在1920年，弗洛伊德写道："性或生本能及死本能常会以融合的方式存在于个体身上，但是分离（defusions）的状况也会发生。（SE 18:258）"

1933（SE 22:105）年，弗洛伊德重新讨论生本能及死本能的融合状态。他补述："融合状态可能会分离，而且我们可以预期当这两种本能分离时，会影响其运作功能。然而这些观念尚未成熟，尚未有人将此观念应用到工作中。"他主张生与死的本能以不同的程度混合及融合，并且不管是哪一种本能，皆不可能以纯粹的形式被观察到。许多分析师很反对死本能的理论，视之为纯然空洞的理论，想要抛弃它。弗洛伊德本人及后来一些分析师，包括克莱茵[2]，很快提出在临床工作中死本能是很重要的概念，认为它可以用来理解受虐现象、潜意识中的罪恶感、负向移情反应及对治疗的阻抗[3]。

在讨论对于自恋精神官能症的分析方式时，弗洛伊德（1916）提及他体验到的是一种无法穿透的石墙现象。然而，当他在1937年谈到对分析治疗的深层阻抗时，并未清楚地将自恋状态的阻抗跟静止状态的阻抗以及负向治疗反应之间联结，他认为后两者跟死本能有关。尽管如此，在他的工作中，却清楚地将自恋、自恋式退缩以及死本能联结[4]。婴儿必须发展出自体或自我，以处理源自生、死本能的冲动和焦虑，并找到与客体建立关系以及表达爱与恨的方法。从这一脉络来看，弗洛伊德概念中有关生、死本能的融合及分离状态是非常关键的。弗洛伊德强调，内在精神结构（inner psychic structure）的发展应包括生与死本能同时存在于个体内的能力，如此个体才不会被它们击倒。在正常的发展状况下，个体会渐渐认识在客体关系中体验到的本能冲动，并将之导向适当的外在客体（例如攻击、爱、恨、毁灭等）；但在病态的发展下，即当生与死的本能严重分开（分散）时，可能会发展出毁灭式的自恋结构。此种通常以全能形式存在的组织结构常以隐藏（偶尔会以公开）的方式发挥强大的破坏力，它们想对抗的是生命力，并借由攻击或杀害部分自我来摧毁客体与自我之间的联结，它们也会借由贬低或去除客体的重要性，来伤害任何好的客体。

我认为那些任由自恋自大客体关系持续发展直到成年期的病人，通常也是非常阻抗分析治疗的病人。他们在接受分析时常会有严重且持续的自我伤害行为。对这类病人来说，那些毁灭性的冲动已经和生本能分隔开来，所以它完全主导了病人的人格及其人际关系。在分析过程中，这些病人很少会伪装其感觉，他们会持续表现出不在乎的态度、棘手的重复行为，或以直接的嘲弄来贬低分析师所做的事。他们借由破坏分析师的工作、理解及满足感，来显示他们比分析师（代表着生命及创造力）更优越。他们因得以控制自己对于分析师的依赖，并成功封锁分析师有助于自己的部分自我而觉得优秀。好像失去任何爱的客体（包括分析师）会使他们变得冷酷，甚至激起一种胜利感。这些病人偶尔会有羞耻或被害焦虑，但只会有些许罪恶感，因为其内在只有极少的原欲自我，使他们无法关心他人。

似乎在处理其内在毁灭冲动与原欲冲动之间的冲突时，这类病人会使用下面所述方式：排除对客体的爱及关怀；谋杀内在关爱并依赖别人的自我；完全认同毁灭性自恋的部分自我，因为这一部分自我让病人拥有优越感，让其自我赞赏。在分析临床症状，如想死或退缩到空洞、死寂的状态等时，乍看会让人误以为是死本能的呈现，即弗洛伊德所描述的走向死亡的主要驱力。但经过仔细研究，我发现有些病人主动引发的摧毁行为，要反抗的对象不只是客体，还包括部分的自我。1971年，我称此现象为毁灭式自恋（destructive narcissism），亦指那些毁灭式的部分自我被理想化，并被委派去设计并捕捉自我中正向且依赖客体的部分（Rosenfeld，1971）。它们会反对病人和分析师之间的任何原欲关系。

我所治疗的病人——西蒙——可以用来描述这个现象。很长的一段时间里，他借由持续消灭任何想要客体关系的部分自我，让所有跟外在世界的关系及分析师变得不存在。有一次，他通过梦描述了这一现象。梦中，有个小男生昏迷不醒，快要中毒身亡。他躺在中庭里的一张床上，正午的烈阳就要直射身上，处境岌岌可危。西蒙站在男孩旁边，却不想移动或保护他，只在心里充满对医生的批评与不屑，觉得自己应该看到男孩被移到了阴凉处。西蒙早先的行为及联想使我们清楚地看见，梦中的小男孩代表的是依赖的原欲自我，他借由避免让小男孩得到我／分析师的帮助，而使他处在濒死的边缘。我告诉他，他理解自己心智状态的严重性正处在濒死的边缘，他却不肯动一根手指头帮自己或帮我把他移到安全的地方来救他，这是因为他正借由谋杀婴儿式的依赖自我（infantile dependent self）来战胜我，让我知道我是个失败者。这个梦显示病人借由将原欲婴儿自我维持在死亡或濒死的边缘，让自己的毁灭式自恋状态掌控全局。虽然如此，经过许多分析努力之后，西蒙渐渐能看见他觉得自己不足及死寂的部分，并在一种沟通方式下慢慢有了活力。之后他承认，其实他也很想改善自己的状况，但会立即觉得自己的心思离开了诊疗室。他会变得非常疏离，昏昏欲睡，无法保持神志清醒。如此强烈的阻抗几乎就像一道石墙，使分析师无法观察或探究当时的状况。经过一段时间的分析，西蒙才慢慢发现，他会把自己从分析师身边拉开，因为一旦他感受到我帮助了他，他不只害怕自己会对我有更多的需求，也担心自己会用嘲笑及贬低的方式攻击我[5]。

西蒙的故事证实了我先前的论述，即对病人来说，接受帮助会削弱其自恋自大的优越感，并意识到自己无力招架的嫉羡。而在之前，病人严密地以隔离的方式不让自己感到嫉羡。这个例子也说明了我这几年发展出来的观点：分析师必须清楚地认识并辨别两种运作模式：一是具有高度结构的、慢性的自恋防御组织；二是一种较狡诈的、潜藏的死亡力量。后者是一种类似慢性瘫痪的阻抗，会使分析拖延许多年而毫无起色，运作方式比较像弗洛伊德所述的死本能的功能，它以缄默、潜藏的方式，对抗所有的分析进展，而且就像死本能一样被死亡及毁灭深深盘踞着。它们常隐藏在自恋防御组织之下，并支持其组织。这种现象的特质是充满着谋杀的意念，并感到自己处在死寂及死亡的状态中，潜藏起来的则是其对后果的担忧。病人觉得他已经死了，或分析师已经死了，或是如果他承认这股死寂的力量，事情就会如预期般地发生。这个想法吓坏了病人，因此必须继续把它隐藏起来，就如西蒙的例子一样。病人常常偷偷相信他已经永远摧毁了那个会关心别人的自我及对别人的爱，再也无人可以改变这一状况。当代精神分析技巧会借由小心观察病人的梦及他在移情中的行为，帮助病人意识到这一信念和信念下的动力，以及它如何支持稳坐其内在的毁灭自大全能。令我惊讶的是，借由不断的诠释并果决的面质西蒙毁灭式的自恋想法和行为，竟改变了他的人格及其待人的态度。他似乎经由我的理解及诠释得到了帮助，即认识到其部分自我，特别是婴儿式的部分自我，是如何受虐式地接受并认同了那瘫痪的死寂状态，这个部分自我宁愿受折磨也不愿承认自己需要并渴望生命。当停止治疗时，他的状况好多了。虽然在症状消失好一阵子后，他才能承认他的进步。后来，他的事业很成功，会需要面对许多人，也被众人大力赞赏。

　　那些像西蒙一样具有毁灭式全能生活方式的病人，通常外在看起来很有组织，如同面对一个强大的帮派，被一个领导者所掌控。他控制着所有成员，确保他们彼此支持，使犯罪的毁灭工作能够更有效、更有力。然而，自恋组织不仅提高毁灭式自恋的强度以及跟它有关的死亡动力，它还有一个防御性目的，即维护权威，确保其地位不动摇。其主要目的在防止组织被弱化，并控制帮派中的所有成员，使他们不放弃这个毁灭性组织，也不会加入正向的部分自我，或把帮派的秘密出卖给警方（即有保护作用的超我）——也就是对他有帮助、可能拯救他的分析师。通常当这类病人在分析中有进展并想要改变时，他就会梦见被黑手党或不良青少年攻击，也会再次出现负向治疗反应。根据我的体验，自恋组织的主要目标不在于对抗罪疚感或焦虑,而是为维持对毁灭式自恋的理想化及优越感。任何改变或接受帮助就意味着软弱,并会被使病人拥有优越感的毁灭式自恋组织视为错误行径或是失败举动。这类病人在接受分析时,常会出现难以动摇的长期阻抗,只有通过细微地揭露此系统的运作,分析才能有进展[6]。

有些自恋病人身上的毁灭式部分自我与精神病结构或组织挂钩,此结构或组织与人格中的其他部分相分裂。此精神病结构如同一个妄想的世界或客体,部分自我会退缩到它里面(Meltzer,1963,私下谈话)。这个结构似乎被全能或全知的、极残忍的部分自我所掌控,此部分自我告诉自己,在妄想的客体内完全没有疼痛,而且可以任意从事各种虐待活动。整个结构旨在维持自恋式的自我满足,严格反对任何与客体的联结。在妄想世界里,毁灭冲动(destructive impulses)有时会直接呈现在病人的潜意识素材中,以压倒式的残酷形式出现,并且以死威胁其他部分自我来固守其权势。但是更多时候,它们会间接以伪装的方式呈现,如以极度慈爱的、拯救者的形象,答应给病人所有的问题提供快速且完善的解决之道。这种虚假的承诺会使病人的正常自我依赖全能自我或对此上瘾,并诱惑病人正常清醒的部分自我进入妄想的结构,再加以囚禁。当此类型的自恋病人开始有进展,并与分析师建立起依赖关系时,就会出现严重的负向治疗反应。因为自恋精神病式的部分自我运用其权势和优越感,掌控生命及分析师表征的现实,并企图借由诱惑依赖自我进入病态的全能梦幻状态,使病人丧失现实感与思考能力。事实上,当病人自我中的依赖部分(即人格中比较正常的自我)被说服,脱离外在世界并任由自己被精神病态的妄想所掌控时,病人会有落入急性精神病状态的危险[7]。

从临床角度看,当此现象发生时,分析师必须帮助病人找到或救回被卡在病态自恋结构里的依赖自我,因为它是人格中正常清醒的部分。这一部分自我是病人跟分析师及外在世界建立正向客体关系的核心。

此外，也需逐渐帮助病人意识到那个控制病态组织且被分裂掉的毁灭式全能部分自我。因为此部分自我只有在跟依赖部分隔离时，才有巨大的影响力。当这一运作过程得到清晰剖析，病人会渐渐看清自我里面被隔离的毁灭式嫉羡冲动。然后，对整个自我产生催眠般影响的全能特质则会开始萎缩，接着，自大全能的婴儿本质就会显露出来。换句话说，病人会渐渐意识到他被全能的婴儿部分自我掌控，这部分自我将他引向死亡，并使他退化至婴儿期状态拒绝成长，也将他拉离任何能帮助他长大并继续发展的客体。

罗伯特

我要报告的第一个案例，是一直对分析有阻抗的罗伯特。借着这个例子，我要说明如何在分析中清楚地观察到分裂掉的全能毁灭部分自我，以及如何借由分析改善其状况。罗伯特曾在其他国家接受多年的分析，最后分析师认为他那种受虐式的人格结构无法被分析。

罗伯特已婚，育有3个孩子。他是一位科学家，非常渴望借由更多的分析来克服他的问题。他的母亲告诉他，在他还是婴儿时，刚开始长牙就会咬她的乳房，咬得太厉害以致每次哺乳后母亲的乳房都会流血，并留下疤痕。然而，他母亲并没有因此而中止哺乳，她好像很能忍受这种痛，他想他大概吃了一年半的母乳。他记得从很小的时候开始，自己就饱受灌肠之苦。母亲是一家之主，瞧不起他父亲，让父亲一个人住在像地窖一样的地下室。分析刚开始时，罗伯特非常合作，并且有很不错的进展。但分析到第4年，进步的情形缓慢下来。他变得捉摸不定，常常破坏治疗努力得来的成果。罗伯特为了事业偶尔必须离开伦敦，等星期一回来时常常已经太晚，以致经常迟到或直接错过会谈。在出差时，他常常会跟一些女人会面，并将跟这些女人相处时遇到的问题带到分析室来。显然，从一开始这些现象就有一些行动化的成分，但一直到他告诉我每回周末结束后，他必定会梦见一些谋杀事件后，我才清楚地看见那种隐藏在行动化背后、对抗分析及分析师暴烈性的毁灭式攻击。一开始，罗伯特不愿意接受将周末的行动化与想抹杀并阻碍分析的进展相关联。然而渐渐地，他的行为改变了，分析也渐有起色，他开始提到自己在人际关系和专业工作上的进步。同时，他开始埋怨睡得不安稳，在半夜醒来时发现心脏狂跳、肛门奇痒，这让他好几个小时都睡不着。当突发焦虑症状时，他会觉得手好像不是他自己的——它们猛烈地要破坏、摧毁什么东西似的。他会用力抓肛门，直到肛门大量流血。双手变得太过强大让他无法控制，因此不得不放纵它们随心所欲。

后来，他梦见一个强壮有力、身高九尺的男人，罗伯特必须服从他。他对这个梦的联想很清楚地呈现这个男人代表着部分的他，跟那个他无法控制、具有强大毁灭力量的双手所代表的部分有关。我诠释说，他把这位全能毁灭式的部分自我当成超人，身高九尺且拥有巨大的力量，他不得不服从。而他把部分自我排除掉并与肛门自慰相联结。这就可以解释当晚上被焦虑袭击时，他是如何隔离掉他的手，好像那不是他自己的似的。我进一步解释，这个被分裂掉的自我是婴儿期的全能部分自我，它宣称自己并不是婴儿，而是一个比所有大人都强大且有力的巨人，尤其是比自己的父母及分析师更强而有力。他的成人自我被完全降伏，被全能的部分自我所弱化，因而他晚上被袭击时完全无力抵抗那种毁灭冲动。

罗伯特对于我的诠释感到很惊讶，也松了一口气。几天后，他说现在他已经比较能控制他的手了。他渐渐意识到这个晚上出现的毁灭冲动和他正在接受的分析有关，每当他感觉到分析有所进展，当天晚上的焦虑袭击就会增加。他将这个现象视为他渴望毁掉那个依赖、看重分析师的部分自我。就在这时，那个分裂掉的攻击式自恋冲动（aggressive narcissistic impulses）在分析过程中渐渐浮现到意识层。他会嘲笑说："你需要整天坐在这里浪费时间。"他认为他是个重要人物，能随心所欲地做任何事，无论对别人或他自己来说这些事有多么残忍、多么伤人。他对分析过程中得到的领悟与洞察尤其感到愤怒。他暗示我，他的愤怒是在责备我对他的帮助干扰了他全能的行动化行为（omnipotent acting-out behavior）。

　　然后他告诉了我一个梦，在梦中，他要参加一场长跑比赛，并很努力地为此准备。然而，有个年轻女子不相信他所做的任何努力。这个女人不安好心，她不择手段地阻碍、误导他。他也谈到这个女人有个兄弟叫穆迪（Mundy），比他妹妹更暴力，在梦里他像个野兽般咆哮着，甚至冲着自己的妹妹咆哮。他说在梦里去年穆迪的主要工作是误导所有人，罗伯特认为这个人跟他一年前常常没来会谈的星期一（Monday）有关。他知道这个暴烈的、无法控制的攻击跟他自身有关，但他觉得梦中的女人也是他自己。去年他在分析中常强调，觉得自己像个女人，他非常瞧不起分析师，觉得自己比分析师更厉害。然而最近，他偶尔会梦见一个小女孩，她非常顺从且感激自己的老师，当时我对这个梦的诠释是这个小女孩是他的部分自我，想对分析师表达他的感激，但却因为他的自大全能而无法表达。在梦中病人承认，直到一年前，以男人表征的攻击式全能部分自我一直控制着他的行动化，而现在这点比较能浮现在意识中了。梦中的他对分析师的认同，表现在他坚决努力地接受分析上。但这个梦也发出警告，表示他有可能继续在分析中出现行动化的攻击，即他可以一直误导自己，像那个全能的女人一样，不让较正向的婴儿部分以谦卑的态度响应分析的工作。事实上，罗伯特开始能利用分析来强化他的正向依赖，使他能开放地反抗人格中攻击式自恋全能的部分自我。换句话说，病人已经渐渐从生、死本能严重隔离的状态走向正常的融合状态。

吉尔

第二个案例是吉尔，我要用她来说明如果先前提到的死寂力量支持毁灭自恋并跟它结合，会造成什么样的困难。

当病人的毁灭式自恋与其全能的精神病态结构融合，他就无法相信有任何人能阻止他那强而有力的毁灭攻击。因为这会提高他的激奋程度，并分裂任何正向的感觉。在分析过程中仔细澄清这些毁灭式结构，可以减少全能感的强度，进而渐渐减轻毁灭冲动与正向冲动之间的分裂程度。先前被毁灭力量完全控制与掌握的正向冲动才能开始恢复其生命力，使病人在接受分析时的自我观察力与合作度得以改善。

仔细探讨病人的个人史，找出过去特定的、造成其自恋结构的人际关系与创伤体验，是绝对必要的。即使完全认同自恋结构的病人偶尔也会感觉到自己好像身陷泥沼，然而，他们也不知道怎么逃出这个牢笼。我要用吉尔的案例来说明评估在背后反对生命、反对进步的神秘力量是多么困难。渐渐地，毁灭式自恋结构会在分析中慢慢浮现出来。分析师可以帮助吉尔辨认出那股将她拉离生命的力量是如何压倒了她，因为她把这股力量跟她渴望回到婴儿期与母亲融为一体的状态混淆了。当吉尔渐渐开始恢复生命力，她的梦很快就出现以谋杀来威胁的内容。这些梦让我们觉察到，与令人困惑的死亡力量融合在一起的、长期以来被称为"它们"的毁灭式自恋组织出现了。

吉尔曾在其他国家接受过好几年的精神分析治疗。治疗一开始，她就有强烈的割腕冲动，后来她因此被送进医院住了3年。在医院里，医护人员试图理解她病态的行为和思考，而她很高兴自己住了院，因为这是生平第一次有人认真地看待她的病（她这么称呼它）。她认为父母无法忍受她生病，也不相信她病得很严重。她呈现出来的精神病态是为了想对自己的感觉更加开放。之前，她觉得自己被精神病态的僵局困住，她让自己流血不是想死，而是想让自己感到活着。此外，住在私人医院、隶属于一群常常打破玻璃、毁坏家具、破坏医院规矩的病人，让她觉得真是太棒了。她嘲笑所有的温柔或需求，视这些为伪善。

即使接受我的分析已超过10年，她还是常常怀念住院的日子。在那里，她可以做任何想做的事并感到自己还活着。而现实生活中，只要她有一点进步，便立刻被一股不知名的力量（她称之为它们）攻击，而她对此无能为力，只能退缩到床上去休息。她把所有的暖器都放进房间里，营造一种炎热难受的气氛，她喝着酒，读侦探小说，让自己掏空心思意念，不做任何有意义的思考。她觉得这是对它们（指毁灭力量）表示让步的必要举动，它们常在她试着要恢复生命力时威胁她。

就在开始对自己的问题有所洞察时，她做了一个梦。梦里她被自己绑架了，但是绑匪给她假释，让她在一定范围内自由行走，不过她得承诺绝对不会逃走。一开始，她真的仿佛被疾病永远缠住。后来，她慢慢理解到，是理想化的毁灭力量不放她自由，这个具有催眠能力的毁灭式自我摆出拯救者与好友的姿态，假意要照顾她，给她所需要的温暖和食物，让她不再孤单，借此使病人落入它设计好的陷阱。在退缩状态时，这个情况就会行动化。事实上，这个自称为好友的部分自我，企图破坏病人与工作及人群建立关系的任何努力。在分析过程中她渐渐觉察到，这一非常暴虐且有强烈占有欲的朋友，就是她内在全能的毁灭部分自我，一旦她想要继续与分析师合作或改善生活，这个部分自我就会跳出来威胁她。有很长的一段时间，她太害怕了，根本无法挑战这个攻击力量，只要她站起来对抗这一阻碍，就会认同那具有攻击性的自恋自我，然后开始想要攻击、虐待分析师。有时候我表征了她投射到我身上的母亲，有时候则表征她的婴儿自我。她猛烈攻击我，是因为我挑战了主导控制她的攻击式自恋状态，我傲慢地想要帮助她甚至治愈她，她则宣誓决定不计一切代价地打倒我。不过，当攻击结束几天之后，我感觉到有一个隐秘的希望，就是我（包括她内在那个想追求生命的部分自我）

终究会取得最后的胜利。我也开始理解到，她选择对我猛烈攻击，是因为她承认自己真的想要好起来，而这个愿望使她置身于被其全能毁灭式部分自我杀害的危险中。我们花了好几个月处理这个情况，之后，病人做了一个梦，这个梦证实了上述情况。

梦中，病人发现自己身处地铁大厅或走道中。她决定要离开，不过得先通过一个旋转门才能出去。有两个人站在那儿挡住了门，不过仔细探究之后，病人发现这两个人都已经死了，她认为他们是刚刚被谋杀的。她知道谋杀者仍然在附近，所以她得快点离开，免得受害。在那附近有间侦察室，她不作声地快跑进去，不过她得先在等候室等一会儿。在等待时，那个杀人者出现了并威胁说要杀掉她，因为他不想任何人知道他干过的和正要做的事，而她（病人）想要举报他。她吓坏了，马上冲进侦察室逃过一劫。那个杀人者逃走了，她很害怕自己只是暂时得救，整个状况会再次发生。不过侦察人员最后追踪线索，逮捕了杀人者，这让她难以置信地松了一口气。

吉尔立刻知道梦里的侦察员就是我，不过其他的情节则让她很吃惊。她从未允许自己想过，一旦信任我、要求我帮助她，并告诉我所有的信息、特别是内在有谋杀欲的部分自我的本质，并尽其所能地跟我合作，她竟然会有这样的被杀害的恐惧。事实上，梦里的两个死者让她想起先前想要好起来却失败的体验。梦里，像侦探一样的分析师无疑被理想化了，他不仅保护她免于发狂、帮助她躲过部分自我及毁灭冲动的追杀，还将她从恐惧中永远释放出来。我认为这个梦代表着部分的她已决定好起来，并离开那种让她觉得如死一般的病态自恋状态。但是，因为这个决定，她内在死的力量变成了主动的谋害者。有趣的是，自从病人做了这个梦后，她变得更有活力，对死亡的害怕也渐渐消退。就理论及临床的角度来看，这个病人接受分析的历程证实了在自恋人格中毁灭式特质所占的地位，它在精神病态里完全掌控了充满原欲、以客体为目标的、清醒的部分自我，并企图监禁它。

吉尔一再地被拉离生命之源，落入妄想退缩的状态。这正说明了我先前提到的，死亡力量是如何静悄悄地运作支持着毁灭式自恋的存在。长久以来暴力的谋杀潜藏在这静默的死亡驱力之下，直到借由梦才呈现出来。当杀人者在梦里出现时，分析才能有所进展，负向的治疗反应也跟着减少了。能有这样的改善，可能是因为吉尔渐进式的进步及其人格中爱与温暖的部分渐渐呈现出来的缘故。

克劳迪

像吉尔这样的病人，很难确定自己是否就是那个杀人魔，或是内在是否有一股死寂的力量。他们有一股强烈需要，要把对死亡的恐惧，以及成为一位杀人魔的害怕隐藏起来。在我的某个研讨小组里，W 医生所报告的病人克劳迪，鲜活地说明了这一现象。他在 4 ～ 7 岁时有过严重的死亡恐惧，直到后来也是如此。当他的父母在附近时，这种恐惧就会出现。但是他强调，他父母从来不知道这件事，即使他可能已经害怕到觉得死亡就在门口了。完全不依靠父母似乎是他保护自己免于恐惧的唯一方法。他也记得，他偶尔会有想杀掉母亲的感觉，特别是在她平安无事的时候。他曾经有一次因为发现车子的挡风玻璃被打碎而错过了会谈，他认为这是自己在梦幻般的状态时做的，以阻止自己去会谈。他强烈感觉到，他必须把想破坏分析的毁灭感隐藏起来，甚至不能让自己知道。有一回他在分析期间和女友去滑雪，而在去滑雪的前一天才和 W 医生提到这一假期。他希望借由远离分析来让自己好过一点，但事实上他对女友感到很不安，以致必须放弃她，使她免于受到自己的伤害，也因此不得不放弃热爱的滑雪运动。他用大部分的时间阅读神秘体验作家卡洛斯（Carlos Castaneda）写的书。当放假回来接受分析时，他慢慢透露在度假时，他整个人像被麻痹了似的，觉得精力耗尽，他意识到内在有一些东西威胁着要吞噬他，而这股力量有可能把他拉向死亡。

他觉得卡洛斯的书对他有些帮助，这是他手不释卷的原因。卡洛斯在书里谈自己对死亡的恐惧，建议读者把死亡当作唯一的朋友，以缓和它的威胁，因为死亡有着可怕的占有欲。我清楚地看见克劳迪害怕一旦看重分析师、接受分析，死亡就会从朋友变成一个充满嫉妒的杀人魔。克劳迪内在跟死亡有关的、残忍的感觉多半指向他自己而非他人。长久以来，他隐藏着对死亡的恐惧（一种跟死亡驱力有关的所有问题的典型秘密），后来，死亡驱力以一种毫无掩饰的方式出现了。克劳迪想要把死亡当作好人，借着把自己完全交给死亡来避开所有的危险。他试图通过卡洛斯的书的帮助行事，但是把死亡当作朋友的小把戏失败了，他相信自己在所谓的假期里几乎被杀掉了。

理查德

第四个案例，理查德，说明了隐藏起来的毁灭式自恋以何种方式存在。这个部分被理想化后，病人会非常依赖它的运作方式，想象它是最想要的生活形式并顺服于它。理查德的精神病态让读者看见自恋客体关系如何侵入病人人格的所有方面，以及如何制造出病态的融合。整体而言，对于什么对他来说是好的，什么是坏的，病人感到非常困惑，而这种情况常使他陷入极度的沮丧。他常常误判情况，接着那种显而易见的热情就会转移他的注意力，使他无法看见自己的错误。然后，他变得高高在上、决断、自大，甚至有时使他的生活处境面临严重的后果。

病人是家中最小的孩子，他的哥哥姐姐似乎总是相当纵容他。他曾有早期创伤，发生在3个月大的时候。当时他突然被迫与母亲分离，因为母亲大腿骨折住院了好几个月。他大一点时，印象中有时候母亲很温柔、很宠爱他，有时却很严厉、要求很高，这让他很困惑。父亲是个可靠的人，对家人很支持，母亲则瞧不起父亲，而他早年的生活显然深受母亲的影响。童年时期，理查德对家里养的一条狗有很深的感情，他把它当作可以对其做任何事的客体，也就是说，他不只爱这条狗，也常忽略它。分析早期，他曾梦见一只水獭住在他家房子下面，这只水獭很温驯，常跟着他后头到处走。这只水獭让他联想到他的狗，以及乳牛的乳房。这个梦显示，理查德幼年时对母亲的乳房有非常具有占有欲的部分客体关系（part-object relationship），后来他和小狗及其他客体的关系也是此种关系的延伸。他记得在6岁时他曾和一个女生玩过性游戏，当他们长大时，她试图停止这个性游戏。对于她放弃当他的性伴侣的决定，他非常生气，气到把她最爱的猫给杀了。换句话说，当他受挫时，他那充满占有欲的爱很快就转变成残忍的谋害欲。

　　如同生活中的情况一样，分析时，他会很轻易地远离内在和外在的客体，并且似乎会跟随着以诱惑的方式呈现的冲动，这些冲动常常会误导他。他热切地盼望接受分析，却又常常把自己对分析的贡献理想化。接受分析的第3年，他做了一个梦，这个梦提供了一些理解他正在面对的问题症结的线索。

　　梦里是个周末，他突然想到家里没有牛奶了。他想到应该会有一家商店是开门的，可以去买点牛奶，可他一直无法下决定，不知道哪里可以很快弄到一些牛奶。接着他想到自己经常求助的邻居，于是前去拜托邻居帮忙。这位邻居告诉他，他可以给他一些牛奶，不过他知道有一家乳品店星期天会开门，他可以陪他去那家店买。当理查德到了那家店，那儿排了一长队，所以他只得等一等。有两位穿着白衣的女服务生在招呼客人。在进入商店之前，他的邻居给他看一个有棱角的5便士硬币。这个邻居没有加入排队行列，突然出现且快步走向收银台，把那个小硬币换成一大沓10英镑 * 的纸钞。他很快消失了，那两个服务生好像根本没看见这件事。理查德很惊愕，他想先告诉这两个女人，有个无礼自大的贼偷了钱，但接着想起他的首要责任是保护自己，并且不要干扰

---

* 1英镑等于100便士；按即时外汇牌价1英镑约为8.9元人民币。——译者注

那两位服务生的生意，因为维持生意是她们的责任；但真正的原因是担心自己会性命不保。他认为店里的两位女人一定无法保护他，等他一离开商店，那个残忍的男人一定会报复他。他想着，凭什么要为了一个贼冒生命危险，而且这都是因为那两个女人不在意她们的钱，让收款机大开着。当这个邻居带着钱跑出去时，病人开始觉得非常罪疚，因为他什么也没说，好像跟那个邻居串通好了似的。后来没等轮到他，他就离开那家店了，并且觉得自己非常罪疚，非常自私。他知道保持沉默是不对的，觉得自己太软弱了。梦继续发展。第二段梦中，病人独自一人，穿着破烂的脏衣服，在一个黑暗的后院小巷里。他贫困潦倒，身处社会最低层，因罪疚感带来的绝望无助而完全麻痹、毫无感觉。他觉得自己一无是处，是个粗鲁的贼。他是个可怜的、没有感情的懦夫，不敢举发那个贼，更别提阻止他。他活该变成今天这个样子，被每一个人遗忘。他觉得自己就要死了，而那是他应得的。接着，他的第一位女友出现了，带着温暖与同情，温柔地抚摩着他的脸颊。他很惊讶也很高兴，心里充满了温暖。接着他开始想到她一定是病了、瞎了，不然怎么会对他这个毫无希望的软脚虾这么温暖，难道她也毫无意识地与他共谋？然后他现任妻子出现了，也温柔地对待他。他觉得她们两个将会因为与他扯上关系，而陷入被毁坏的危险中。

梦中第一幕的显性内容比较明显，理查德很清楚地呈现出他很依赖这个被理想化的邻居，并完全否认这个邻居的粗鲁、贪婪与残忍。梦里的这位邻居不只粗鲁，还想杀人，因为如果他发现理查德知道他是个无情的罪犯，就会杀了理查德。这显然是病人自己的典型人格结构，他被人格中毁灭式自恋的部分控制，并视这个毁灭自恋部分为朋友、协助者。梦里，病人对毁灭式自恋的理想化崩解了，病人觉察到他跟这个摧毁式的部分自我（以梦中的邻居表征）串通共谋。他意识到他完全无法保护那两个服务生，他们象征喂奶时和母亲的好的关系，也象征对分析师的依赖。这个问题影响分析过程很大。当病人因为无法思考，残忍无情地将其内在冲突行动化时，他会指责那是我造成的，他说我早就应该知道他会这样，也应该预先警告他。梦里，理查德修正了态度，因为他承认是自己和其毁灭式的部分自我串通好了，使分析情境那么困难，因为他未把跟他有关的重要信息告诉我。

梦中第二幕，理查德为其人格中的毁灭部分负起全部责任，这是他在清醒状态不可能做的。因为他害怕——就如梦中所示——不只自己会被此毁灭式的部分自我威胁并杀害，还会真的变成一个彻底的坏人。他很害怕因为他犯的错而使自己一无是处。在梦里，他承认他需要被爱，但他无法接受爱，因为他觉得他不配——他只配去死。因此，在梦的第一幕里，理查德很怕被毁灭式的部分自我杀害，而第二幕里，他开始害怕被其良知、超我所杀害，它们会判他死刑。问题的核心在于他对邻居的理想化有虚假的本质，因为理查德现在似乎开始怀疑任何赞赏与爱，他害怕所有的爱都是假的，而他一定是个坏透了的人。这也使他不相信任何爱他的人，他怕每个爱他的人都与他内在的恶共谋，所以大家对他的爱都是假的。

因为他发现自己对邻居的赞赏是错的，以至于觉得很难再相信任何人，包括我这个分析师，无论我做了什么正向的诠释。然而，如果只对病人诠释其毁灭意图，分析师会被认为就是那个极具毁灭特质的超我，只看见病人内在的毁灭特质，而不给他任何绝处逢生的希望。在临床上，辨别两种不同的理想化是很重要的，一是误将毁灭式自恋自我理想化（此部分自我对药物上瘾、酒精上瘾、严重烟瘾等上瘾行为影响很大）；二是将过去或现在的好体验或好客体理想化。然而，不管在临床或理论上，若是将人格中所有自恋的方面都视为具有破坏性的（包括许多作者所描述的人格中健康或正常的部分），那都是很危险的。

理查德的梦很有用，因为它们证实了他误将毁灭部分自我理想化，把它当作好的理想客体，导致人格中好、坏方面的混淆。造成的危险是人格中所有好的部分被等同于坏的部分，或是被坏的部分压倒。分辨生的力量与死的力量是很重要的，这两股力量一般以相反的方向彼此拉扯。当自我中好的和坏的部分碰在一起时，可能的危险是好坏的部分自我以及客体之间混淆得太厉害，以至于好的部分自我被淹没、暂时失落了。当毁灭部分自我掌权时就可能发生这样的状况，即我所谓的病态融合。正常的融合状态下，自我的攻击力会被原欲的部分自我所缓和。此种综合功能是生存所必需的：自我要能存活（指的是自我的发展）、客体关系要能强化并永存、正常的自恋要得以发展、要能有保护客体及为个体而战的能力，处处都需要此种综合的能力。在此，我也要强调病态的融合和病人固着在早期偏执-分裂阶段的关联。正常的融合是修通抑郁位置的必要条件，克莱茵认为这是正常发展的必经历程。不论从临床还是理论上来看，要建立正常的融合都必须确切地分离并辨别好、坏客体与好、坏部分自我，因为两者在混淆的状况下无法发展出正向或健康的人格，而且最后可能发展出永远虚化与脆弱的自我。

有关邻居的梦说明了病人为何在分析过程中重复出现某些行为。多年来，病人一直无法告诉我任何与其自大行为有关的自我观察或冲突，这些自大行为总是莫名地出现。通过这个梦，我让他看见，每当遇到困难或挫折，他总是忘记我能够帮助他、照顾他，因为他害怕如果相信我会帮助、照顾他，他就得坐等我来，或是承认自己对我的依赖。在挫折与不耐中，他忘记我，立刻转向自大且不惜犯罪的部分自我，粗鲁地回应刺激、贬低分析的价值。在梦里，接受分析被他视为不过值5便士，然后他很快夺取想要的大把钞票。他甚至没有觉察到这个意图破坏、不惜犯罪的自恋部分自我，在潜意识里他很以这个部分自我为傲，因为它能以迅雷不及掩耳的速度取走他要的东西而不被人看见，他威胁着要杀害并完全掌控这个依赖的自我，使他无法在分析中与我合作。在梦里，他也认为他的依赖自我跟全能贪婪的自恋自我串通好了，因为他不觉得有责任向服务生报告他看到邻居偷钱一事。另一方面，就像我刚才提到的，我常发觉只要谈到梦或自由联想，他就会让我知道，他认为所有的进步都是自己的功劳。此种现象是在分析自恋病人过程中一定会出现的，他们相信分析师就像母亲的乳房一样是属于自己的。为了达到治疗效果，必须帮助病人慢慢意识到他整个自我都被其自大毁灭自恋自我所操控，只有这样才能让理查德渐渐善用分析，达到令人满意的治疗结果。

注释

1. 格林（Andre Green，1984）（参见第一章批注第 6 条）也用很不一样的方式提出了这个观点。

2. 在探究潜藏的负向移情与澄清毁灭冲动的本质这两方面，亚伯拉罕比弗洛伊德钻研得更多。在实务工作中，他常在自恋病人身上观察到这两个特质。面对精神病自恋病人，他强调病人高傲的优越感、自恋者的冷漠疏离，并且诠释移情中的负向攻击态度。早在 1919 年他就提到一种很特别的、用来对抗分析方法的精神官能症式阻抗（neurotic resistance），这些论述对分析潜藏的负向移情极具贡献。他发现这些病人有非常果断的自恋，他强调，在病人迫切想和分析师合作的态度下，隐藏着敌意与蔑视。他说明了此种自恋态度如何附着在移情中，以及这些病人是如何贬低分析师、妒忌分析师在分析过程中扮演着父亲的角色。他们调换病人和分析师的角色，以展现自己比分析师更优越。他强调这些病人的行为中隐含着嫉羡这一要素。就临床和理论而言，他将自恋和攻击加以联结，但有趣的是，亚伯拉罕未曾试图将他的发现和弗洛伊德的生死本能理论加以联结。

　　Reich（1933）反对弗洛伊德的死本能理论。但他对分析自恋病人及潜在负向移情却有很重要的贡献。跟弗洛伊德不同，他强调病人的自恋态度与潜在冲突（包括负向感觉）会在分析过程中被激发出来，浮到表面，然后再加以修通。他认为"毫无例外地，每个个案在开始接受

分析时都多少会带着不信任及批判的态度，而通常这些态度都隐而未显。"（1933: 30）

Reich 认为分析师需要持续指出病人隐藏起来的部分，他不该被病人面对分析师时的正向移情所误导。他仔细研究自恋防御惯常、具体的表达方式。在描述自恋病人时，他强调他们优越、嘲讽和嫉羡的态度以及傲慢的举止。有位病人习惯性想着死亡，每次来分析都抱怨分析师未触及他真正的感受，他埋怨这样的分析毫无用处。病人也承认他嫉妒那些比他优秀的人——但是不包括分析师，这些人让他觉得很自卑。渐渐地，Reich 理解且让病人看见他在向分析师炫耀他的胜利，他想让分析师感受到自己无用、卑微、什么也做不了。最后，病人承认他没有办法忍受任何人比他优秀，他总是想打破这些人的优越感。Reich（1933: 58）说道："那就是病人压抑的攻击，其实最极致的表现是死亡的渴望。"

Reich 对于潜在攻击、嫉羡与自恋的发现，与亚伯拉罕在 1919 年提出的自恋阻抗有许多相似之处。

除了弗洛伊德以外，还有许多很认真的分析师强调死本能的重要性，并将它跟临床工作和体验进行详细的联结。Feden（1932: 148）在他的论文《死本能的现实》（*The Reality of the Death Instinct*）中，强调可以在抑郁者（melancholias）身上观察到非常纯粹的死亡驱力，在这类病人身上，毁灭冲动脱离了欲力感觉：

"看见抑郁症患者身上的死本能运作着，不与爱欲（Eros）有任何关联，持续地发出恨意，用非常残酷的方式，不断想毁掉外在世界所有好的可能，令人感觉惨不忍睹。内在的死本能与外在的爱欲敌对。"

费登也相当仔细地将死本能与抑郁症患者的罪疚感联结。

1935 年，Eduardo Weiss 在 Imago 杂志发表的论文《死亡驱力与受虐》（*Todestrieb und Masochismus*）中，谈到次级自恋（secondary narcissism）不只跟欲力转向自我有关，还跟攻击有关。他称此为破坏（Destrudo），这两者表现的方式一模一样。很不幸的是，他这篇包含很多有趣想法的文章是用隐晦难懂的德文写成的。

在所有接受弗洛伊德生、死本能互动论，并应用到理论与实务工作上的分析师当中，恐怕要属克莱茵对负向移情分析的贡献最大。她发现，嫉羡——特别是它分裂的形式——是造成病人长期对分析采取负向态度（包括负向治疗反应）的重要因素。她认为早年婴儿期的防御机制——分裂客体及自我，使得婴儿的自我（infantile ego）得以将爱与恨区分开来。在对自恋的论述中，她比较强调欲力，并认为自恋其实是一个次级现象，根基于个体与内在好客体或理想客体的关系。在幻想中，它形成被爱的身体与自我的部分。她认为在自恋状态里，个体从外在关系中退缩回来，认同了一个理想化的内在客体。

克莱茵在 1958 年写道，她在与孩子的分析工作中观察到，孩子持续在"迫不及待想摧毁其客体"和"渴望保护他们"之间挣扎。她认为弗洛伊德发现了生本能与死本能，对于理解此种挣扎有极大的贡献。她相信"有机体内在死本能的运作让有机体感受到被灭绝的恐惧"（1958: 84），这激起了焦虑。我看到，她设想死本能是婴儿内在的原始焦虑，和恐惧死亡有关。而弗洛伊德认为对死亡的原始恐惧是不存在的，他只有在 1923 年描述过他看见一个病人的自我被死本能吓坏了，并因此讨论抑郁症患者内在有一股强烈的罪疚感，纯粹的死本能已经侵入了超我，并转而攻击自我。他解释抑郁者对死亡的恐惧，是因为自我把自己放弃并且死亡了，因为它觉得超我恨它、迫害它，而不是爱它。弗洛伊德将这个情况与出生时的原始焦虑状态及日后与母亲分离时的焦虑进行联结。

克莱茵的看法是，为了对抗此焦虑，原始的自我使用两种方式："将部分的死本能投射到客体身上，客体因而变成迫害者；同时，留在自我当中的部分死本能发出攻击对抗迫害客体（1958: 85）。"

生本能也被投射到外在客体上，被认为是充满爱的或是理想化的。克莱茵强调，将理想化的客体与坏的迫害性客体分裂开来是早期发展的特色，它意味着生本能与死本能处在分离的状态。同时，在分裂客体时，个体也把自我分裂成好与坏两部分。自我的这种分裂历程也使两种本能处在分离的状态。几乎在投射历程展开的同时，另外一个原始历程"内摄（introjection）"也展开了，"它为生本能服务；它与死本能搏斗，帮助自我吸收能带来生命的东西（首先是食物），因此牵制住了死本能的运作"（1958: 85）。这是使生死本能融合的必要历程。

婴儿早期，个体分裂客体与自我，因而使本能处于分离的状态，克莱茵称此为偏执-分裂位置。既然如此，读者可以预期，在临床上当偏执-分裂机制处于掌控地位时，能看见最完全的本能分离状态。我们会在诊疗室里看见病人呈现这些状态，因为他们从未完全度过这个早期发展阶段，或是退化回到这个阶段。克莱茵强调早期婴儿的防御机制与客体关系会在移情中呈现出来。借此，分裂自我和客体的历程（此历程造成本能分离）得以在分析中被探究和修饰。她也强调通过移情探究这些早年历程，她渐渐确信分析负向移情是分析深层心智的先决条件。特别是通过探索负向的早年婴儿式移情，克莱茵提出了原始嫉羡（primitive envy），她认为原始嫉羡源自死本能。在与母亲的关系里，婴儿的嫉羡以充满敌意、企图毁掉生命的力量朝向母亲，特别是朝向那个喂养他的好母亲，因为她不只是婴儿所需要的，更是婴儿所嫉妒的，她拥有婴儿想要占有的每样东西。在移情中它呈现的状态是，病人需要贬低他认为对他有帮助的分析。显然，嫉羡代表着几乎完全与生本能分离的毁灭能量，婴儿自我特别无法忍受这一部分，因此很早便从其他自我中将其分裂。克莱茵强调，分裂后的潜意识嫉羡常会在分析过程中以潜藏的方式存在，变成绊脚石，严重阻碍分析的进展，只有在它达到整合并处理了整体人格后，分析才会有效。换句话说，成功的分析指的是互不相干的两个本能得以渐渐融合在一起。

3. 弗洛伊德于 1923 年撰写的另一篇文章《享乐原则之外》（*Beyond the Pleasure Principle*）之后，他开始用生、死本能理论来解释临床现象。

例如，在《受虐狂的经济问题》（*The Economic Problem of Masochism*）（1924: SE 19:170）中，他说道："精神上的受虐狂是证明本能融合的证据。它的危险在于它源自死本能，并且与逃离并转向外部的破坏本能相呼应。"在《文明及其不满》（*Civilization and its Discontents*）（1930: SE 21:122）中，弗洛伊德更专注谈论攻击本能。他说："人类的自然攻击本能——个人的敌意对抗集体，集体也对抗个人——与文明的步调背道而驰。攻击本能源自死本能，也是死本能的主要部分，它伴随着爱欲。"稍后，他增补道（p.122）："这个问题必然呈现了爱欲与死亡之间，以及生本能与破坏本能之间的挣扎，正如它在人类身上所自行解决的一样。"

在此，弗洛伊德在文章中想要解释有一股对抗生本能（渴望活下去）的力量，他称之为死本能或毁灭本能，而在讨论的过程里，他并未清楚地区分死本能与破坏本能的差别。

在《新导论》（*New Introductory Lectures*）（1933: SE 22:105）中，他讨论到爱欲与攻击的融合，并试图鼓励分析师在临床上使用这一理论，他说道：

"这个假设为我们开展了新的研究视野，日后它可能成为理解病态历程的关键。本能融合也可能会分离，而且我们大概可以预期其功能将会受到此种分离的严重影响。然而，这些概念还非常新颖，还没有人将它们应用到临床实务工作中。"

他也谈道：

"在某些遥远的时刻……必然会出现一种本能，把人带离生命……如果我们认出这个本能就是假设的'自我毁灭'，我们可以视'自我毁灭'为'死本能'的表现，这种表现在每一个重要历程里都会出现。"

"当死本能在某些特殊器官协助下朝向外在客体时，它就会转变成'毁灭本能'。有机体可以说是借由摧毁一个无关的外在物体而保存了自己的生命。不过，死本能的某些部分将继续留在有机体里运作，而我们已经试图在许多正常与病态现象中，追踪这种内化毁灭本能的足迹。"（1933: SE 22:107，211）。

在这篇文章里，弗洛伊德特别强调自我毁灭的感觉直接来自死本能，他还强调有一个特殊的器官，通过这个器官，死本能转换为毁灭力量，并将这股力量直接朝向外在客体。弗洛伊德这部分的描述与克莱茵后来提出的概念有某种程度的相似。他认为原始自我将部分的死本能投射到外在客体，外在客体因此变成迫害者，而留在里面的死本能转变成直接攻击，并攻击这个迫害者。

仅仅4年后，弗洛伊德在《可终止与不可终止的分析》（*Analysis Terminable and Interminable*）（1937: SE 23:242）中，再次将死本能理论运用在临床上，以此理解对抗分析治疗的深层阻抗，他说：

"在此，我们面对的是心理学研究能探究的最终极问题：两种原始本能的行为表现，其分布、混合与分离的情形。分析工作中所出现的阻抗，最令人印象深刻的是病人用尽各种方法阻抗复原，背后这股力量用尽全力留住疾病和痛苦。"

他将此现象跟先前所提出的负向治疗反应进行联结，而之前已经将此现象跟潜意识中的罪疚感及需要被处罚进行联结，他在文章里补述（1937: SE 23:143）：

"无疑，这些现象显然是精神生活中的力量，根据这股力量想要达成的目的，我们称它为攻击或毁灭的本能，再追本溯源下去，找到的即是生命中的死本能……唯有借着这两股原始的力量（爱欲与死本能）彼此之间的牵制，才能解释生命现象的丰富与复杂性，这种复杂与多面性是单靠任何一方力量都无法解释的。"

稍后，他在同一篇文章中指出，我们应该从原欲与毁灭冲动之间的挣扎来看所有心理冲突的现象。

4. 造成此疏漏的原因之一，可能是弗洛伊德的自恋理论源自他提出的原始自恋与次级自恋，前者指欲力的对象是自己，后者是指个体将欲力从客体身上收回来，然后指向自己（Freud 1914: 74）。当他于 1911 年澄清了享乐原则、现实原则，然后在《本能及其变迁》（*Instincts and their Vicissitudes*）一文中将这些想法与爱和恨相联结，之后他才开始提出享乐自恋阶段和对外在客体的恨（或毁灭）（当客体开始侵犯到个体时）之间的重要关联。例如，在 1915 年（SE 14:136）他写道："原始自恋阶段，在客体出现的同时，爱的反面——恨，也随着发展。"在同一篇论文中，他强调攻击的重要性："从客体关系看，恨比爱更古老。它源自'自恋自我'对充满刺激的外在世界的根本拒绝。"（p.139）

从弗洛伊德的涅槃原则（nirvana principle）可见相同的思路，他认为涅槃是一种在死本能的掌控下，退缩或退化到原始自恋的状态，在此状态下，平静、无生命状态和屈服于死亡被赋予相同的意义。

哈特曼（Hartmann）、Kris 与 Loewenstein（1949: 22）对弗洛伊德关于攻击与自恋之关系的论点似乎持类似看法。他们在论述中写道："弗洛伊德常常比较自恋与客体爱（object love）之间以及自我毁灭与毁灭客体之间的关系。他会这样比拟，可能是因为他假设攻击的原始样貌——自我毁灭是跟原始自恋并列互比的。"

5. 这个病人的个人史是个关键。西蒙告诉我，母亲说他从 3 个月之后就是个很难喂养的孩子。一岁半时他仿佛成了丢食物的专家，他会把别人喂他时放在汤匙里的东西或他面前的盘子全都弄到地上，把地板搞得一团乱，然后露出胜利的表情看着非常焦虑的妈妈。这样的场景一再发生，他父亲批评母亲不会带孩子，但他什么也不做，既不提供支持，也不帮忙带孩子。最后，他们雇了一位专业保姆。一年后，保姆告诉他母亲，她必须承认，她拿这个孩子完全没有办法。她从未带过这样的孩子，他完全拒绝她的喂食或照顾，并显然为此满足。她辞了工作，留母亲一人独自奋斗。

这个病人最明显的症状是阳痿及晦涩隐藏的变态性。他很分裂，人际关系疏离，很难跟别人建立关系。我是病人的第二个分析师。

6. 许多这类病人的毁灭冲动都跟倒错（perversion）有关。在这种情况下，生死本能的融合并未减弱毁灭本能的力量；相反，其力量与暴力性因攻击本能的情欲化（eroticization）而增加了。我认为弗洛伊德讨论倒错的说法令人困惑，他说倒错是生、死本能的融合，因为在这些案例中，毁灭式的部分自我控制了病人人格中所有的原欲部分，因此可以错用它们。但这实际上是病态融合的例子，类似毁灭冲动压倒原欲冲动所造成的混乱状态。

7. 这个历程跟弗洛伊德（1914）所描述的放弃了自恋式客体贯注，以及欲力退回到自我中有相似的地方。我所描述的状态隐含自我欲力从客体的情感贯注（libidinal object cathexis）退缩到自恋状态。这一现象跟原始自恋类似，病人从外在世界退缩，无法思考，常感到整个人被麻痹了一般。他可能失去对外在世界的兴趣，想待在床上，忘了上次会谈中所谈的事。如果他想努力接受分析，就可能会抱怨发生了一些他无法理解的事，他好像被困住了，处在一个令人窒息的空间里无法逃开。他常觉得失去了一些很重要的东西，但却不知道是什么。这种失落感可能会以一种很具体的方式呈现，像是掉了钥匙或掉了皮夹。然而有时，他知道他的焦虑和失落感指的是失去自己内在很重要的部分，意指和思考能力有关的清醒的依赖自我。有时候，病人会突然有一种强烈惧怕死亡的疑病恐惧。在此，读者可以很清楚地观察到纯粹的死本能，这股力量借由承诺给自我一个如涅槃般的寂静状态，将它拉离生命，并使它如行尸走肉般地活着，此种涅槃般寂静状态意味着生、死本能完全分离。无论如何，详细探究这个历程能使我们看见，我们在处理的不只是生、死本能分离的状态，还是一种病态的融合，类似我之前描述的倒错历程。在自恋退缩状态中，病人内在清醒依赖的部分自我，进入妄想的客体（delusional object），并借由投射 – 认同，使清醒的部分自我失去其身份，被自大毁灭历程所完全控制；它没有力量反对或缓和这个历程，病态的融合便持续下去，而毁灭性历程的力量则大幅度增强。

第七章

✳

精神分析治疗中的僵局

对于那些很难治疗的病人，我总是拥有很浓厚的兴趣，乐于找出分析治疗为何结束于僵局或失败的原因。第六章中我描述到，有时一种死寂缄默的动力持续使我的病人吉尔出现负向治疗反应。只有经过长时间的治疗，在她更能转向生命时，才出现有关凶手企图谋害她的梦境。在其他的案例中，不管是指向分析师或是生活中的其他人，谋杀情节的出现是很严重的问题，特别是当病人将谋害或犯罪意图付诸行动时。这类病人对生命毫无兴趣，也不在意自己的杀害意图，使得分析工作举步维艰。

我记得有这样一个病人，她叫希拉（Sheila），和她的分析工作一直进行得非常顺利，直到治疗了将近4年才出现严重的僵局。她在分析过程中一直有进步，不过还没达到完好的健康状态或该有的成就。后来，她开始对分析感到很失望，觉得自己被骗了。最后，她决定对分析师采取报复行动。她指控分析师对她有所保留，没有给她最好的治疗。因此，她开始设计完美的谋杀策略，想让分析师毫无防备的可能。这位病人将她所有的自傲与成就感投注在完美的犯罪计划中，她努力防止分析师唤起她内在正向的情感或觉察，以免削弱这项计谋。在这样的情况下，危险确实存在，分析师必须停止和这位病人的分析工作，治疗不得不结束于僵局中。我们可以从希拉的案例中看见病人坚定且冷酷地将其毁灭式的自恋全能理想化的后果。

卡罗琳

我有一位病人卡罗琳，她是一位家庭医生，也是兼职的精神科医生。她的状况是另一种僵局：病人被分裂的摧毁式自恋关系模式控制，使得治疗工作难以进行。卡罗琳是我二十多年前的病人，其人格中具有具毁灭、凶残、犯罪的部分，这部分被彻底地分裂，而且影响力十分巨大。我是通过新闻报道及警方的介入才得知她人格中的这一部分的，其中一部分是从她丈夫那里得知的，当然另有一部分则由卡罗琳自己透露出来。

卡罗琳来找我做分析，因为她想要更理解自己。她有一点躁动，自我诊断自己为精神分裂人格，不过显然有一段快乐的婚姻，并育有一子。她说童年体验里没有什么恼人或不寻常的事，和父母的关系良好，并觉得父母很支持她。

分析过程中只有一件事令我非常担心。经过一年半的分析，她告诉我，她突然被兼职的精神医疗机构开除了。她说，机构没有给她任何理由。她觉得一定是有些误会或是关于她的谣言，她想去抗议。我告诉卡罗琳好几次，在这种情况下，重要的是直接跟机构的主管接触，问问他是怎么回事；除非直接向主管询问，否则整个情况会非常扑朔迷离，对她也不利。稍后，她说她已经写信给她的主管，可是没有收到回音。在她提过的事情里唯一一件可能与这次事件有关的，是有一回在诊所的洗手间有几个护士通过隔间板看她的眼神很不寻常，让她觉得手足无措。她认为那些护士可能在怀疑她有药物上瘾的情况，这实在太荒唐，虽然她在这家机构负责照顾几个药物上瘾的病人，但她自己可从未使用过毒品。卡罗琳对于被开除事件的反应是如此沮丧、愤怒，令我觉得这其中一定有什么蹊跷，但我只能持续留在困惑中。

这件事之后，卡罗琳说她对治疗药物上瘾者越来越有兴趣，她很想帮助这群人。最后，她还被聘为国家健康部门戒瘾部的主任，而这正是她想要的，她为此欣喜若狂。在这个机构她还有个助理。接下来的几个月，卡罗琳对这个机构的兴致越来越高，她觉得自己非常成功地处理了药物上瘾者的问题。偶尔她会提到她正在帮忙的一位上瘾者在戒断中遇到的一些问题。

当时，我觉察到她整个思绪都被该机构所占据了，便指出她整个心思都被吸引到那个方向。与此相对，分析工作则变成次要的了。她防御地解释，跟药物上瘾者如此密集地工作给她带来许多焦虑。她比以前更需要接受分析，以便更好地处理这些问题。

直到卡罗琳告诉我，警察在一则新闻报道后讯问她有关开具不合法的处方笺的事，我才注意到事有蹊跷（根据卡洛林的说法，那是一则错误的报道）。这件事发生后，她立刻告诉我她很难过。她深信有些嫉妒她的人想破坏她的名誉，并坚称她是无辜的。但警方坚持羁押她，而且不准保释，如此一来她也就无法继续接受分析。没多久，卡罗琳的律师来拜访我，说他调查了警方的陈述，很不幸地发现他们所言属实。卡罗琳贩卖处方笺给药物上瘾者，获得了一大笔钱财。她的律师认为她可能有精神分裂症，希望我能和他合作，并告诉法官我一直在治疗她的精神分裂症。我的处境十分为难，因为在这同时，卡罗琳从狱中写了好多封信给我，宣称她是无辜的。她坚持要我告诉律师和法官，她不仅神志清醒，而且是无辜的。

卡罗琳被送到伦敦一家精神医院进行了一个多星期的观察，可是那儿的医生诊断她只有轻微躁狂症，没有其他如精神分裂症之类的严重精神疾病。卡罗琳人格分裂得如此严重，以至于她的丈夫、朋友，甚至我都丝毫未觉察她的犯案行为。情况愈演愈烈，在狱中等待判决的同时，她花了一大笔钱雇人谋杀她的助理。卡罗琳指控她的助理陷害她，使她落到这般地步。法官非常认真地看待此事，她的罪状又加一条：企图谋害他人。最后，卡罗琳被判有罪，不过，她很快出现严重的情绪困扰，专家们发觉她已经发展出精神分裂症状。她最终被拘留在精神病院，被判定为精神不健全，而为了保护她自己，必须被当作危险罪犯加以拘留。

虽然我看不出有什么是可以提前干预以预防这整件事的，但这一治疗结果还是令我震惊。病人毁灭犯罪的部分与她跟我建立关系的部分分裂的程度，现在想起来仍相当不可思议。两个部分的特质正好完全相反。意识上，她有野心、想成为关心及治愈他人的人，并为病人的福祉投注了大量的时间，想办法使他们好起来。药物上瘾者是出了名的难对付，显然在接受我分析的最后 6 个月里，当所思所想都是如何治疗、帮助她那些病人时，她也越来越陷入跟他们的共谋中，甚至可能认同了他们的摧毁式自恋。不管怎样，她不曾提及治疗这些病人让她有任何幻灭或失败感。相反，我与她接触的这段时间，她一直宣称自己做得非常成功。正因为在处理病人方面非常成功，她才成为诊所的主任。有人也许好奇，在卡罗琳这个案例中，病态的谎言扮演了什么样的角色，因为深受伪装所苦的病人在精神分析治疗中也有类似的行为。这类病人想尽办法说服分析师相信他们进步很多，而且在工作上表现得也非常好，其实他们什么也没做，仍然是一事无成的失败者。这类病人的谎圆得非常好，通常分析师会真的相信，丝毫不觉得自己被骗了。以卡罗琳来说，没有人会怀疑她在说谎。她把自己犯罪、凶残、冷酷的自我彻底分裂，所以，当这部分自我在真实生活中爆发出来时就一发不可收拾。

卡罗琳和我先前提到的希拉有许多相同之处，希拉是突然之间生出谋害分析师的意图的，她们都有控制不了的冲动想要破茧而出。当谋害意图出现时，卡罗琳将她正向的自我完全分裂，这部分自我先前曾与分析师合作，并有明显的改善。这样的分裂太激烈，使分析师感到病人似乎不知道这正向、合作的部分自我曾经存在过。很幸运的是，在这些个案身上，凶残而具毁灭的自恋自我和正向的部分自我的分裂不总是那么深不可测、持久不变的。

保琳

第二个陷入僵局的案例，是我一位30年前的病人保琳（Pauline）。分析了6年之后，她突然对我产生妄想。当时，我很担心潜在的精神分裂状态可能被分析激发出来，因为我无法帮助她达到任何对此状况的觉察。分析在僵局中中断了。

6年的分析过程中，保琳在说话上渐渐变得越来越迟疑，而且常常让人觉得她好像在奋力对抗某种障碍，但我一直没找到那到底是什么。我心里总有个感觉：我们俩的分析工作绝对不会有好的结果。分析的第一年，病人的进步让我觉得很有希望。她够格，也很渴望要成为一位分析师。然而，当病人越来越无法开口说话，我也越来越怀疑自己对她成为一位分析师的预期可能是错误的。显然，我对病人的感觉变了。

有一天，保琳突然告诉我，她知道是什么东西阻碍她开口说话了。我听到她这么说，觉得很高兴，也松了一口气，她终于决定要放开自己了。但是当她告诉我是她不满意家里所有房间的颜色时，我必须承认，我当时实在很震惊。她决定把它们全漆成深棕色，包括厨房和浴室。当然，把一两个房间漆成深棕色会很迷人，可是听到她要把整个房子漆成深棕色，我十分不安。过没多久，我简直被她吓坏了，因为一个完整的妄想系统出现了。她一直很难受孕，不过最后还是成功地怀孕了。怀孕期间一切正常，生产也很顺利。当孩子快1岁时，保琳告诉我，她知道我对她怀孕生子有意见，并且一直想要让她堕胎。她也说，我很明显对她有"性趣"，对于我一直试图勾引她，她深感困扰。在这儿我要强调，意识层面上，这位病人的外表对我并无任何吸引力。然而，如我先前所说的，我一直希望她将来能成为分析师。

当这样的妄想出现时，保琳便丧失了所有的洞察，而且很气愤我不同意她所说的分析有了很成功的结局。她坚称在分析中出现的是她的真我，我应该为此感到高兴。她说她唯一遗憾的是我们对于分析理论有些不同的看法，她写了一篇论文给我看，为了要证明她健康且神志清楚。这篇论文不仅行文混乱，还夸大不实。她想要出版这篇论文，我则说服她先拿给她信任的人看。她把报告送去给转介她来见我的琼斯看。琼斯非常机智圆滑地跟她说，这篇论文不够好，也不够清楚到足以出版的水平。琼斯给我写了封信，对我治疗这位病人所经历的惊恐与失望表示很遗憾，并说有时候就是会发生此类突然爆发的精神症状。回顾之前的分析，我发觉自己犯了严重的错误。我不应努力帮助保琳对于她的妄想状态有一些真实的领悟（这其实是不可能的任务），而应该为我在分析中所做的工作负些责任。也许，我应该对她说：显然，有时她对我有些不满；也许有时候我的所言所行伤害了她。这样也许能让保琳多告诉我一些她心里的想法和感觉，以及对我真正的感受。我记得有一次，她想去申请一份非常重要的研究奖助金，希望我为她写推荐函，我说了一些要她打消念头的话，她觉得被泼了一盆冷水。无论如何，我觉得我无法推荐她。

3个月后，保琳中止分析，坚称她已痊愈。多年后，她写了封言辞友善的信给我，说她后来又去接受了一些分析，并理解到她跟我中断分析时处在很混乱的状态。今天，我们会将保琳这类病人归类为边缘状态，并且要注意移情／反移情问题，因为它可能是造成混乱与移情精神病（transference psychosis）的原因。在治疗这类病人时，通常会需要暂停诠释一段时间，以便探索什么样的移情共谋正在运作。

诊断僵局

在长期的分析中，若分析没有进展且僵局已威胁到分析的进行，经常就会出现反移情的问题。僵局有不同的类型，辨别这些不同类型的僵局很重要。有一种发生在分析的最后阶段，当病人大部分的症状都已经被一再分析后，又以夸张的形式再次出现，它们至少需要再次被修通。此类僵局属于正向的发展，它提供机会增强病人对分析中主要困扰历程的理解。

第二种僵局是在病人有了重大进步后突然出现负向的反应。病人会迟到，或是忘记前来会谈，或是想不起前几次谈了些什么。如先前仔细讨论过的，这种情况可能是隐藏的嫉羡被挑起，通过破坏行为呈现出来，旨在破坏分析的进展。要处理此种状况，分析师必须非常小心地检视病人的梦境和联想，看看是否有我在第四章、第五章所说的那些情况。

我深信辨别上述不同的僵局非常重要，特别是辨别刚才提到的真实负向治疗反应，以及并未随着真正进步而发生的、对分析的严重负向反应，因此后者不能说是针对治疗进展的嫉羡而来的负向感觉。如果分析师将此类长期的负向反应误判为负向治疗反应，并将它诠释为嫉羡或病人企图胜过分析师的移情反应，只会使僵局变得更僵。病人若心怀恶意、反抗分析师，或是抨击分析师处理不当（如第二章、第三章提到的西尔维娅，以及本章先前所提的保琳），这时分析师一再诠释嫉羡（或心神被真实问题占据），只会让病人觉得分析师根本不知道他心里在想什么，会有被拒绝的感觉，并且会更害怕表达对分析师的批评，因为他觉得表达了分析师也听不进去。如此发展下去，分析师和病人的关系必然会严重恶化，也使病人的身心状态更加恶化。事实上，这会导致最糟的僵局情境。一些在反移情中难以处理的困境不可避免是造成这种僵局最重要的原因之一。

现在，我要以我的病人艾里克（Eric）为例加以说明，他和前位分析师的分析工作结束于僵局，而他和我的分析工作也同样困难重重。

艾里克

艾里克来找我做分析时约40岁。来之前他很犹豫，也很害怕，因为他觉得我一定会拒绝他。先前，在接受经验丰富的女分析师 U 的分析15年之后，他发现自己陷入令人震惊的精神状态。他白天、晚上无时不焦虑、恐惧到食不下咽，特别是早晨，因为早晨他经常恶心呕吐。他解释说，在接受 U 医生分析的第 8 年，有一回 U 医生提到结案一事。在那之后没多久，在一次演讲时，他突然对台下的听众产生一股强烈的鄙视之情，这一排山倒海的感觉使他几乎讲不下去。艾里克不仅对自己对听众的蔑视感到不悦，也为无法控制自己的感觉感到羞愧。这件事把他吓坏了，因为他一直很喜欢演讲，也一直认为这是他做得很好的一件事。突然间，他的生涯成就似乎岌岌可危。

艾里克向我解释这次演讲体验对他造成的严重影响，他觉得自己更需要被分析，以理解这次体验的含义。他说，U 医生对于发生在他身上的这件事似乎十分震惊，并一脸困惑。U 医生的反应让他不知道该怎么办（这有可能是真的）。他知道自己非常需要共情及帮助，以解决他的问题，可是他看不出 U 医生对他有任何这样的情感。他会有这样的印象，部分原因可能是 U 医生一直把诠释的重点放在艾里克是在向她宣告胜利，并表达他对她的轻蔑。他举例道，她说他心怀嫉羡，想要毁掉成功的分析结果，而且要让她看起来无能为力。这样的诠释让艾里克听起来像是愤怒的抨击，使他更加绝望、孤立无援，觉得自己一片混乱[1]。

第一次和艾里克碰面时，他告诉我，他觉得自己对 U 医生吹毛求疵。他觉得她似乎一点也不关心他的痛苦、沮丧和绝望。接下来的那几年，他的情况持续恶化，他告诉 U 医生他想听听其他人的意见，可是 U 医生显然并不赞同。他实在太害怕，于是只能若无其事地继续接受治疗。他描述自己若没有完全服从 U 医生，她的敌意会压得他透不过气来。最后，因为艾里克对治疗不再有反应，而且情况继续恶化（换句话说，真的碰到了僵局），U 医生便将会谈减少为每周一次。艾里克认为 U 医生这样的安排是进一步地恐吓他，也更显出她的残酷无情。他终于决定找另一个分析师——就是我，U 医生才停止对他的治疗[2]。

　　和我第一次见面谈话时，艾里克很害怕我会拒绝他，并赞同先前那位分析师的治疗方式。他预期我会认为他是个毫无希望的个案，不值得进一步分析。在这种情况下，必须先评估病人的人格结构，并看看前一次治疗中有哪些支配着病人的移情／反移情反应。此外，我还会检视在艾里克出现负面反应时，他的状况是否真的有所进步，以及 U 医生是否有足够的理由诠释病人已失控的嫉羡确实是进步的结果。我好奇是否有其他因素尚未被充分分析。事实上，容我简短地说，艾里克对于他小时候被对待的方式感到不满，如今他也对 U 医生对待他的方式不满，多数这些重复着过去的故事的埋怨是完全可以被理解的。我发现在他接受 U 医生分析的期间所积累的许多不满并未表达出来，也未被分析。确实有证据显示，艾里克一直觉得被 U 医生伤害、瞧不起，这样的感受积累成有危险性的自恋愤怒（narcissistic rage）和想报复的感受，而艾里克不知道该如何处理这些感受。在这段漫长的负向治疗反应时期，艾里克感觉自己被抽离生命、成功及人群，被抛向死亡与孤立。尤其是他原先努力学习、从成功的工作表现中所得到的满足和喜悦，如今全部消失了，只剩满心的恐惧。这样的处境引发了非常不舒服的症状。离家越远，他的恐惧就变得越强，最后他寸步难行。他害怕遇见别人，他承认自己过去曾经十分傲慢，而且自以为高人一等，脑子里全是自恋的幻想。他会看着自己，想象自己是个身兼数职的重要人物。可是，试着用这样的方法来重新获得自信似乎只会让事情变得更糟。他来见我的时候已经濒临崩溃了，他觉得自己彻底失败、毫无价值。

　　艾里克等了一段时间，我才抽出空来见他。一开始，他对治疗的反应非常好，任何分析师遇上了这样的病人，都知道需要非常小心，帮助他慢慢从之前的体验中复原。因此也很容易避免重复前一次分析的做法，同时对病人已经很习惯的诠释保持警觉，病人甚至熟到可以自己做这类诠释。我认为大约只花了一个月的时间，艾里克便能渐渐放松下来，不再那么紧张地以为他一说完话，我就会批评他。

没多久，艾里克提到他妈妈常告诉他，他是个整天哭闹不停的婴儿。她坚称他在吃奶前、吃奶时、吃奶后都不停地哭，以致她常被弄得六神无主，不知道如何是好。听到这样的故事，分析师必须更详细地检视病人的早期历史，以理解他生命早期事件有多少会在分析关系中再次出现，并和分析情境挂钩。我很快就注意到这种情况，艾里克告诉我，在前一次分析陷入僵局的那几年，他的分析师常常说他在分析中的行为就像他母亲所描述的、他在婴儿期对她的行为表现。但是，艾里克与 U 医生之间的关系中的许多不愉快和不舒服却未被充分分析，他认为 U 医生言语中透露着他是个难搞又不知感恩的婴儿和病人，或是她已经六神无主、不知道该怎么办了。他因此感到深深被拒绝。

艾里克的母亲的工作是与小孩子有关的，她一定会因为觉得自己的孩子好像在拒绝她而深深受伤。艾里克出生时，母亲显然是抑郁的。总的来说，她过得很不快乐，这深深地影响了艾里克，尤其母亲会把他拉进她的思维方式中。艾里克提到，当他想要享受快乐时，妈妈常会对他说："这不是我们应得的。"此外，他补充说，这种被父母拒绝的感觉还有很多。比如他的父亲是老师，在他 10 岁还是 11 岁的时候，父亲认定他是个笨蛋。暂且不管这些过往的体验，他个人是个有抱负、向往成功、渴望获得认可的人。后来，当他真的成功了，上了大学、开始写文章甚至写书，但父亲一直不愿表示以儿子为傲，这让艾里克非常失望。

当我开始分析艾里克时，他告诉我，他一直觉得内在有个东西在贬低、打击他。没错，他非常自恋，不过他却不再能用自恋来防御自己，或重获自信和卓越。他的自恋似乎已被粉碎，却没有制造出任何正向的代替品。此外，前一次的分析似乎激起或启动了他对于自恋的巨大罪恶感，而他自觉高人一等、不可一世的人格倾向却未被挑战。这部分仍然存在，就像他提到的演讲时对听众突如其来的轻蔑。我曾提到，当艾里克来找我时，很害怕自己对 U 医生的批评是错的，并因此压抑了很长一段时间。长久以来艾里克未对 U 医生表达他内在极大的受伤感，并压抑其自恋愤怒（甚至连作为父母的移情表征也没有），因此我认为演讲事件并不是一种负向治疗反应。更像是要吸引 U 医生注意，艾里克觉得自己离健康尚远，他还是很沮丧，而且需要帮助。若真是如此，当他情况恶化时，病人和分析师之间已有了非常多的误解，而这误解形成了僵局，直到分析结束。

经过数月的分析，艾里克觉得好多了，不过当情况有些许退步时，他仍然很容易受挫。此外，这段时间他还良好地处理了第一次长假，并在假期中让妻子离开了一阵子，这让他觉得自己很有希望好起来。在假期中他决定为自己买件皮外套。过去他一直很想买一件，这时他突然觉得自己有了买的勇气。他买后一开始非常高兴，但几乎立刻就变得非常焦虑、沮丧。有好几天，沮丧感几乎令他无力招架，不过他还是从中找到了意义：他觉得买了这件外套，代表着拒绝了我和他的妻子。那件皮外套虽然有良好的、持久的保护层，但却无法代替我和他的妻子。事实上，当他知道自己内在发生了什么，他就开始渐渐好起来了。他度过了这个假期，并且觉得很不错。

偶尔，艾里克会有负面的反应。经过大概 1 年的分析后，他告诉我，他觉得我非常理解他，而且拿我和他母亲及前任分析师进行比较。但是不久后，就在他开始能离家外出、和太太一起到剧院看戏时，他突然害怕起来，而且惊讶地发现自己开始盗汗，然后觉得不值得活下去。他不再有任何的欲望，也没有食欲，他很怕自己旧疾复发，甚至比上回更严重。虽然如此，这次的挫折并没有持续很久。

直到有一回会谈时，艾里克感到我特别理解他，之后，他用感觉来向我及前任分析师耀武扬威的情形才清晰起来。他突然对父母感到暴怒，对 U 医生的愤怒更是杀气腾腾。这些感觉蜂拥而至，让他完全失控。他开始幻想自己和 U 医生的另一位病人见面，然后告诉他／她，U 医生是个多么差劲的人，他从来没有跟任何人有过如此糟糕的体验。艾里克知道，在这充满暴戾的幻想中，他觉得非常得意、愤慨、有报复的快感。他也觉察到，他相信即使别人对他好，也不会让他好起来。他反而暗暗地耽溺于对我残暴的摧毁攻击里。第二天，他感到害怕，并且充满罪疚感。他想要补偿他太太，因为他觉得自己对别人毫无贡献。他理解了前一次发病时觉得自己一无是处、心里只有想杀掉自己的念头是怎么回事。在这同时，他开始想起，其实他妈妈也不是每次都对他那么坏。妈妈有时候也会很快乐，她只有在悲伤的时候才无法享受生活。现在，他想起有一天她哭着对他说："我不能花钱，我不能享受花钱的乐趣。"她给了他五英镑，对他说："你拿去花吧，因为我没有办法自己花掉它。"

回想起这件事，艾里克开始为妈妈感到难过，过去他对她只有愤怒。他这才发觉过去这么多年来，他从未同情过母亲。现在情况渐渐好转，不过艾里克担心自己无法度过假期的焦虑仍然存在，他对此仍感沮丧，觉得自己无可救药。同时，他也告诉我，他最近才渐渐看见过去一直存在的、关于他和他太太之间的状况。他说，实在是很奇妙，因为过去他太太一直咄咄逼人，也不会帮他，现在却开始试着帮他，而且还协助他觉察一些他从未发现的状况。举例说，她注意到当他的焦虑达到顶点时，他的身上会有一股味道，那股味道浓得让她不敢接近他。另一方面，他也说他不明白为什么太太对他的文字创作一点兴趣也没有。她只看到他丑陋的一面，从来不看他的优点。我提醒他，他对前任分析师也说过类似的话：经过 8 年的分析，她已经厌倦他了。对他来说，她好像只诠释他内在具有破坏性的、坏的部分，看不见任何好东西。他回答说，他可能必须想一想，也许他有能力让别人看不见他的优点，让别人不相信他是个有吸引力、有价值的人。接着，他仔细描述在我休假期间他所感受到的焦虑。一般来说听到这个，我们通常会想到他是在表达对分离及被抛下的恐惧。然而，从他的描述中，我的体会是他似乎在嫉羡我可以说走就走，他却不行。此外，就在他这样说的同时，他觉得自己的焦虑越来越高，尤其感觉到一股庞大的焦虑在胃里渐渐增强。他认为这个现象可能和他确信"他可以在我心里创造一个坏的他"有关。会谈结束前，他说觉得自己没有任何起色。

接下来那次会谈的一开始，艾里克立刻告诉我前一次会谈结束后，当回到家独自一人时，他感到很轻松。他很惊讶自己感觉这么好，想着我可能还在担心他，担心到脑子里挥不去他的身影。从这些话中，我可以看到一个画面是我被留在焦虑里，而他则独自在房间里享受美好的感觉。至此，分析过程中强烈的虐待关系越发清楚了，这和他嫉羡我的健康有关。显然，他很满足于毁掉我在帮助他时的快乐，因此，当他无所顾虑、舒服地坐在家中时，我必然满心挂念着他。他事后回想时，补充说，他还是嫉羡我的某些活动内容，不过感觉并没有很清晰。艾里克继续告诉我，他觉得自己内在住了一个很丑的女人，而他得让她一直丑下去，因为一旦她变漂亮了就会有危险，别人会痛击她，特别是其他女人。这是她让自己舒服的方法。他又说："当然，如果她很丑又很不快乐，就不会有人想靠近她。"接着，他觉察到自己其实很喜欢当个残忍的坏人，他乐在其中。他继续告诉我另一个故事，这个故事里的男人有个情妇，她非常狡猾又难缠，因此他杀了她。事后，他和太太躺在床上，他的太太是个非常善良的人，他表面上也对她很好。可是后来他发现自己其实很恨她，他开始想念那位难缠、奸诈的情妇，这时他才理解自己有多么爱她。

我试着让他看见这位难缠的女主人似乎就是那位丑陋的女人——也就是他深爱的、具有毁灭性的自恋自我。他似乎很怕我治好他，因为担心这样一来，他恐怕会太无聊了。事实上，他希望继续维持原来的样子。现在，大概可以看出为何找出他问题的症结这么难了。导致这一结果的主要原因是他暗中做了一个不会被动摇的决定——宁愿要奸诈和施虐的行为，也不要其他的，并相信没有比这更好的方法了。他害怕我会把他深爱的内在毁灭特质取走。直到被突然发现之前，他一直非常小心地掩饰着这个问题的成因。此刻，艾里克坦白地告诉我，几周前，当他离开诊疗室时觉得好多了，他一直有想要试图享受跟妻子的美好关系，可是一下子就又冒出一股想和她大吵一架的冲动。事实上，他确实也阻止了这场争吵的发生，也为此感到高兴。他也很高兴能越来越清楚自己内在发生了什么事。

我很惊讶艾里克的破坏力如此之大，而且大部分时候我被蒙在鼓里。通常，当病人的情况改善时，他人格中破坏式的自恋特质会自动显现出来，而且其内在某些正向特质也会渐渐浮现，就如同第六章所描述的案例吉尔一样。这是病人具有破坏性的部分自我出现在负面治疗反应中的表现。然而，艾里克紧紧依附的那丑陋、狡猾、自恋的自我一直隐而未现，因此引发了长期的对分析的强烈负面反应。他很害怕（甚至确信）自己永远好不了，这种极度的恐惧影响到他对自己存在的感受。以艾里克为例，其破坏式的自恋自我已经使他丧失了与男人或女人建立关系的能力，而让他看见这个现象是有必要的。虽然在意识层面，他希望自己学会展现魅力与深情，但他绝不会让自己成为一个这样的人，也常交不到朋友。

在艾里克让我看见上述情况后，接下来的分析起起伏伏。渐渐地，我越来越清楚地感受到，艾里克用其摧毁式的自恋使自己不致崩解，并借此得到力量，虽然那是一种虚张声势的力量。他觉得自己爱人的能力极其微弱，有时候甚至觉得自己没有爱人的能力，并且他不相信爱能使他的人格更强壮。艾里克一生几度体验到自己的生命力与能力遭受严重的撼动。这几次的体验让他感到极度的羞愧、受伤，并对那些较亲密的同事感到非常失望。在分析中，一旦触及这些问题，他就恨不得杀掉自己。摧毁式自恋幻想是他用来壮大自己、轻视他人的防御系统，也是他赖以存活的倚靠。当 U 医生强烈地抨击他的自恋时，艾里克觉得自己一败涂地。之后，那种失去保护的感受与日剧增。但在与我的治疗关系里，他渐有起色，这有助于他获得工作上的自信。然而，一种内在的、动弹不得的感受与空洞感仍然存在，困扰着我们。他觉得自己很脆弱，认为这部分应该遮起来，不要再做探索。他尤其觉得别人的内在都有极具价值的客体，像是好的乳房，会带给他们美好的感觉。他认为自己缺乏此种基本的体验，在他内在有个空空的黑洞。他觉得这个问题从一开始就干扰着他与母亲的关系，乳房无法给他带来平静和满足，如同母亲告诉他的，他在吃奶前、吃奶时、吃奶后都要号啕大哭。其实在我之前，他见过两位女分析师。他在第一次崩溃时，找了第一位分析师谈，他觉得这位分析师一开始对他很友善、相信他会好起来；可是在参加了很害怕的考试后，他并没有如她预期地好起来，而是越来越糟，她则好像越来越失望、焦虑。她也对他很残忍，将他交给了另一位分析师。他觉得他和第二位分析师（U 医生）也发生了相同的情况，她一开始也对他的复原很有信心，可是在她希望他好起来的时刻，他的负向反应（如我先前所述）越来越糟，U 医生也对他越来越冷淡。在这两次体验里，他感觉自己毫无防备、无力招架、完全无望、彻底被遗弃了。

从艾里克非常复杂的病态反应中，我们可以判断，他在跟我的第一年分析里确实有好的体验，也产生了一些好的内摄。之后，他才能借由自我洞察，从皮衣事件的巨大沮丧中恢复过来。因此，即使他在婴儿时期无法借由跟乳房／母亲的互动内摄好的体验，我也不认为早年不好的体验会完全阻碍他后来有好的内摄。然而，我们注意到，在分析中与我有好的体验之后，他内在长期压抑的自恋愤怒及报复就猛烈地爆发出来。这似乎与早年被羞辱的创伤体验有关。然后我发现他已经很兴奋地认同了那丑陋的、拒绝他的客体，而且似乎被绑在施虐-受虐（sado-masochistic）的客体关系里。对此，他紧抓住不放，好像从中获得了很大的力量。把精神投注在这种毁灭式的客体关系上，会带给他极大的安全感，胜过从好的客体关系里所得的。后者对他而言是更多的不确定，一直让他非常害怕最终自己又会被拒绝。

过了这个阶段后，艾里克开始觉得和我的分析也没有让他好起来。事实上，还让情况更糟了。他在离开诊疗室时尤其会注意到这一现象。他说这种感觉非常痛苦，痛苦到他甚至想要自杀，觉得死亡好像是释放痛苦的唯一出路。他并不想自杀，可是他得花很大的力气对抗死亡的强大拉力。然后他说，他越来越恨自己了。在分析中所谈的内容更增加了他对自己的仇恨，而他要的是爱和自信。然而，当情况好转、而他也对自己感觉比较好时，他却无法将它留住。大部分时候他对自己都很失望，对自己的仇恨也越来越深。

我认为，艾里克对自己的失望不只因为其理想化自我形象的破灭，也包括他渐渐觉察到他发展出来的人际关系是一种受虐与施虐的自恋，而他误以为这是一种保护。在这一时期，艾里克坚称对我并无敌意，只是害怕他无法发挥能量来进行有建设性的写作或出版，而这会让我失望。尽管如此，他在分析过程里仍维持非常合作的态度，并努力与我一同发掘过去的体验，探讨为何无法对任何事情维持长久的热情。例如，他记起17岁那年他疯狂地迷上竖笛。他向父亲表示想要拥有一把竖笛的愿望，父亲立刻同意，他们一起选了一把很好的竖笛。艾里克想自己学习，不想参加任何竖笛课。没多久，他对竖笛失望透了。他一点也不喜欢竖笛的音色，他看着竖笛，觉得它的形状令人恶心，他再也受不了看见那把竖笛了，只好把它还给乐器行。他觉得太丢脸了，只得向父亲撒谎，说竖笛会让他气喘。某次会谈时，他想起那把竖笛让他那么失望的原因。他常听爵士乐，也常听一位很有名的竖笛演奏家班宁·古德曼（Benny Goodman）的演奏。他幻想自己有了竖笛之后就可以变成古德曼，像他演奏得一样美妙。

从这个例子可以看出，艾里克对竖笛的热情源自他妄想要拥有某个令人激赏而兴奋的客体。所以，当他无法吹出想要的乐音时，他不只是失望而已，甚至感到恶心、困扰，好像他已经把竖笛变成某种逼他不得不立刻转身逃走的恐怖的东西。

还有一件类似的事情和一副很棒的双筒望远镜有关。他兴奋地拥有了一副市面上最棒的望远镜，花掉了所有的积蓄，却在不久后就再次感到深受困扰，觉得它恶心极了，最后连一眼都看不下去。在讨论对于望远镜的兴奋时，我们慢慢发现，他期待通过这副望远镜看见他想看到的任何东西，特别是看见别人的内在。因为这样一来，他们就无法对他隐瞒任何秘密了。但是，他开始害怕他的视力和眼睛会因此受到损害，最后他不得不把望远镜弄走。这些体验清楚地表明，当艾里克在以强烈的愉悦期待面对生活中的体验时，会出现一个危险——强大的全能全知幻想会笼罩他。这就是他从生活中、特别是从人群里退缩的原因之一。

探索了这部分后，艾里克开始好奇在他还是个婴儿时，他对母亲的乳房是否也有类似（就像他对竖笛、望远镜一样）的感觉。也许他很兴奋地要取代并成为她的乳头，但刹那间，乳头转变成一种可怕的东西，使他被自己的哭泣所淹没。他还想起有一回顺利通过一项重要的大学考试，他买了一瓶香槟和家人朋友一起庆祝，然后在最后一分钟把庆祝会取消了。这又一次表明，对他来讲，渴望任何东西都是危险的。这会儿，我就很好奇我们的分析是否也与此有关。也许他盼望从我这儿得到的帮助是那么令人兴奋，所以也是非常危险的，他一定会预期所有好东西最后都会成恶心的恐怖之物。在这个发现之后，艾里克并没有立刻好起来，但我有种感觉，从那之后，他不再会像我担心的那样被卡得死死的了。

之后，艾里克证实了我的观察：他总是仰赖某些正向的全能感作为专业成功与自信的基石。此时，他开始想起更多小时候的事。小时候，姐姐一直看不起他、愚弄他，而父亲则一直认为他是个笨蛋、失败者，因为他刚入学时有学习上的问题。其实艾里克很聪明，很快就在小学取得了很好的成绩，也很受大家喜爱。10岁时，他以优异的成绩顺利通过中学入学考试。但是，当他告诉他妈妈时，她好像很失望，几乎是嫌恶地看着他大叫："他考的是比较容易的！他考的是比较容易的！"之后，她指责他是个懒惰的孩子。因为艾里克参加的是10岁组的考试，他母亲坚称他应该参加更大年纪的组别。他虽迟疑，却仍报考了难度更高的组别，并依然顺利通过了。然而从那之后，事情就开始不顺了。他恨自己是班上年纪最小的，同学都是十一二岁的男孩。他跟他们在一起觉得很不自在，也不受欢迎，接着他渐渐出现学习困难的状况。他没通过学校的考试，被降级，并觉得很丢脸。他渐渐退缩，开始全能白日梦的幻想，借此来弥补他的失败。这类白日梦一直持续到他来见我时。

我们可以越来越清楚地看见，艾里克相信，在第一次顺利通过考试后，母亲对他进行了残忍而嫉羡的攻击。他觉得自己被迫受虐似的屈服于她，就像他屈服在 U 医生之下一般。看来他在小学的体验严重毁灭了他的自信，也增加了他的自恋防御结构。除此之外，他的动作笨拙，求学时球也打不好。他费尽心力地专注于课业，终于获得学业上的成功，后来还加入严格的军团，克服了身体动作上的笨拙。靠着这种方法，他开始有了足够的自信申请全英国最负盛名的大学之一，并被成功接受了。经过这些历练后，他强烈的自卑感转化成为极高的自信与毅力。身为学术讲师他的优越感是很良善的，并且在他的掌控下，他也因此很享受他的工作。

艾里克在学院生涯中建立起来的平衡感并不稳固，一些严重的分歧以及和 U 医生的冲突动摇了他内在脆弱的平衡。他的摧毁式全能在 U 医生分析的期间增强了，而且变得无法控制。艾里克同意并补充道，在这种毁灭感出现前的一年半，他就对自己的工作和生涯有很深的失望感，这种感觉严重困扰着他，让他觉得很羞愧。他花了好多年的时间准备升级考试，透彻地研读要考的领域，也从同事那儿得到很好的建议。他们完全认可他的准备，可是最后他失败了。如果是因为懒惰、粗心，那么他可以理解失败的原因；可是在他花了这么多工夫准备的情况下，失败对他来说是不公平的，他觉得无助、一无是处，也很愤怒。显然，他一直想要置之不理的自恋愤怒日积月累，使摧毁式的全能感越来越强烈，直到终于溃堤、在某次的演说现场爆发出来。他想要报复、羞辱他人，让别人感受他所感受的羞辱，虽然当他在演说时被那排山倒海想羞辱他人的感觉所淹没，但他其实并不清楚到底发生了什么事。这次体验吓坏了他，也毁了他的自信，让他觉得非常焦虑，需要人帮忙。U医生的诠释是他嫉羡地想要羞辱她，并向她夸耀；这样的诠释让状况更糟。他觉得她在攻击、批评他，她误会了他。在这种情况下，他的精神状态更恶化了。

要从这样严重的受伤体验中复原并不容易。自恋病人非常依赖外在的生活，就像艾里克依赖他工作上的成功。像艾里克这样对生活如此不满的病人，往往没有能力或魅力吸引别人对他的正向反应，而这会导致恶性循环。在他与我的分析过程中，艾里克渐渐开始欣赏我们的分析工作，他日积月累的愤怒也慢慢减弱，但不是所有的生活体验都有这样的改变。

我认为在评估病人对于分析强烈而持续的负向反应（这些反应导致僵局，并使他的精神状态严重恶化）的原因时，艾里克的前任分析师U医生未能正确地评估病人自恋的类型或结构。她显然未能全然觉察到他的基本问题，如过度敏感、自卑，以及对被嘲弄、羞辱的害怕，所有这一切都掩盖在脆弱的自恋外壳下。他的自恋防御无法面对攻击，特别是与羞辱有关的攻击。艾里克的生命有个很不好的开始，他觉得自己很软弱、自卑，父母和姐姐又不支持他。但是，他成功地找到了一些正向的自恋优点，得以把早年严重的失败转化为成功。他在大学时崩溃过一次，陷入了严重的焦虑，暂时失去自信，但却以一年的时间成功地克服了它。晚期的分析一开始似乎对他有帮助，可是U医生分析他的自恋时诠释的方式往往让他感到羞辱、被贬低，被婴儿化。他也发现，

U 医生从未检视过他对她的批评,她总是立刻把他对她的这种疑惑诠释为攻击,而从未由他的角度来看这些批评的客观性。最后他得到一个结论:把自己的感觉告诉她是没有用的。在很丢脸地没通过升级考试后,情况更加恶化。他觉得完全没有被支持,得建造一个更强悍的堡垒,以对抗在分析中被藐视的感觉。

当傲慢与藐视在演讲中浮上来时,他觉得既脆弱又沮丧,而 U 医生则似乎被困在她的负向反移情中。实际上,她羞辱式的诠释越来越明显,而他生命中早年所受的所有创伤再次重演。他觉得情况已使他受到伤害,可是又无法逃开,因为他怕她怕到不敢离开。

在治疗有早年创伤的自恋病人时,分析师要很小心地查看病人当年受创的情境。通常,母婴之间会有很紧张的互动,而母亲常觉得自己是个极糟糕的失败者。这种感觉不只使母亲感到焦虑,也会激起她的敌意,加剧本来已经很紧张的局面。从母亲的陈述中可清楚地得知,婴儿时艾里克与母亲的哺乳关系对母子二人来说都是一种折磨。本应该愉快而满足的、提供安全与爱的体验,却变成了一场恐怖的灾难。看来,母亲不只沮丧还很自恋,又因育婴失败而受伤,而这个情境几乎完整地重现在 U 医生跟病人的分析里。U 医生似乎认同了艾里克–母亲的角色,变得非常生气并责怪艾里克,她觉得艾里克不只是恐怖、凄惨的,还充满攻击,更是破坏 U 医生辛苦分析成果(她相信她所提供的是很好的喂养)的罪魁祸首。分析中发生这样的事确实不幸,也很难克服或补救。因此,我要在此强调,在分析中错估了病人的状态不只会导致错误的诠释(在这个案例中,它导致负向的摧毁式的诠释),更会将分析师原本对治疗有益的反移情扭曲成愤怒、报复的态度,这样的态度会引发病人灾难式的回应。最后,分析只好走向完全冰冻的僵局。

注释

1. 我们想起 Riviere 女士在其论文中提到负向治疗性反应（1936）时特别强调，分析师要很小心，不要太专注于病人负向治疗反应中的负面情绪或敌意，因为这些情绪可能是底层的沮丧造成的，乍看之下，这一解释挺符合我的病人的状况。

2. U 医生在简短说明艾里克的状况时，只表达了她很遗憾把分析的频率减为一周一次。显然，她必然是受了 Meltzer（1967b）的影响，Meltzer 建议，当判断分析已进入僵局时，可以把分析减为一周一次。大部分的分析师都不能接受这种做法，因为它会对病人造成伤害，病人会觉得这个决定是一种惩罚。我注意到 U 医生很后悔把艾里克的分析减为一周一次。不管怎样，她没有办法亲自向艾里克说明，她知道自己做了个错误的决定。艾里克一定会非常高兴听到这个迟来的理解。

第四部分

投射性认同对于分析工作的影响

第八章

＊

临床实务中的投射性认同

在第一章中，我提到克莱茵（1946）的投射性认同概念对于理解治疗严重精神疾患时会遇见的移情关系极具影响力。自1946年以来投射性认同概念变成一种流行语，其使用分歧很大[1]。本章旨在说明我对投射性认同的看法，并描述对此概念精确的理解在临床实务上的助益。具体来说，我要探讨的是分析师若想维持其治疗效力，避开复杂的移情／反移情困境和治疗僵局，那么对各种不同投射历程的细微理解是其临床工作重要的一环（特别对那些处在精神病态的病人而言）。在讨论日常临床工作中投射性认同的角色前，有必要先说明这个概念本身的含义及其试图描述的历程。

投射性认同一词被不同的人用来描述类似但其实并不相同的历程，我要先区分并澄清与这个词有关的一些问题。首先，投射性认同与早期自我的分裂历程（splitting process）有关，也就是分裂掉的好或坏的部分自我被自我排除出去，再以爱或恨的形式投射进外在客体。这个过程会使投射出去的部分自我和外在客体混合不分——个体与这个外在客体的某个特质相似到某种程度，甚至他就是它。此类投射性认同的主要结果之一，是引发被害焦虑。客体在主体眼中仿佛拥有了具有攻击特质的部分自我，病人因此有了被迫害的感觉，深感会被客体威胁报复，他觉得客体会将其内部所有的坏的部分自我掷回自己内部。所以，那些过度使用投射性认同历程的病人经常感到被这类被害焦虑所威胁。

因此，重要的临床技巧之一，是在分析中不要太快激发这类焦虑。病人会很容易把分析师或分析师的言行误解为他投射出去的部分自我又被掷回来了。这时，在病人眼中，分析师就会变成危险的迫害者[2]。

　　克莱茵所描述的投射性认同主要是一种原始自我的防御机制，它意味着自我和客体之间已经有了某种程度的分离。但有些病人一直活在此种投射性认同状态，以至于我们认为，面对这类病人时，分析师要处理的是一种不寻常，虽然与此处描述的情况有关、但更原始的历程。这些最原始的投射性认同形式是所有投射性认同的先驱，它们与早期母婴共生状态有关。首先，我必须澄清，我认为有些投射性认同历程可能在母胎中就已经开始了。我的意思是，胎儿也许能感知母亲心理受扰动的过程，它以一种心理影响生理状态的隐蔽方式传达给胎儿，这很像是心身症状的发生历程。其次，我认为早期母婴共生状态可以在偏执-分裂位置及后来抑郁位置中观察到。有些分析师，像 Steiner（1975，1982）、Tustin（1972）、Bion（1980）、Felton（1985），会在分析中使用这类早期投射性认同，其他人则不会。我个人觉得这些在母胎中就开始的重要早期心智历程是存在的，虽然我不确定在没有更多翔实的临床观察的情况下，要怎样才能对这些历程有更好的理解。然而，我心里仍相信某些孩子受苦于极早期的心智扰动，分析师需要有特别开放、敏锐的心智状态，才能理解这类孩子在这个层面的沟通。这些探讨此类早期沟通形式的学者强调婴儿在母婴关系中的失控体验，母亲的心智历程以一种类似渗透的方式传递给婴儿（Steiner，1975，1982；Felton，1985）。这样的体验其实是相当令人无力招架的，所以对孩子来说，他只能全盘吸收，没有别的选择[3]。

　　许多边缘型人格患者和精神病人似乎深受自相矛盾、混淆困惑的感觉和想法所苦。他们发现自己很难思考或认识自己的感觉，尽管如此，他们仍想尽各种办法沟通或反沟通（anti-communicate）这些感觉。我很确定这类病人深受早年干扰体验所苦，这些体验跟早期投射性认同或是父母渗透性沟通方式有关。这些病人在开始接受分析时，有长达几个月的期间会需要用非言语的方式沟通，因此他们常常很沉默，或是以混淆、单调、象征的方式谈话。面对这类病人，分析师常会有强烈的肢体反应，例如昏昏欲睡或身体不舒服，分析师也会失去思考能力，或无法集中精神。就好像病人以真实而具体的方式把什么东西投射到分析师身上。

投射性认同与涵容

根据上述几个考虑，我认为可以从两方面来思考投射性认同。一方面，所有投射历程都有将东西排除在外的特质。个体有时候会暴烈地将内在无法忍受的想法和感觉甩掉——借由想象占有或控制对方来强有力地完成这个过程。另一方面，投射性认同也可以被视为尝试沟通的企图。倘若分析师能够涵容那些被病人排除的、令他无法忍受的混乱思考及感觉（Bion，1962b），便能理解发生在诊疗室里的事，这一理解与涵容的过程使病人学会容纳和接受自己的思考和感觉，不再觉得它们是无法忍受的东西。

精神病人在投射其冲动及部分自我到分析师身上时，用的是排除的方式。然而借由排除这些感觉，他让分析师感受并理解他的体验，并加以包容。借此，那些令人无法忍受的体验不再那么骇人或无法忍受，它们变得更有意义。通过分析师的诠释，将病人的感觉转化为语言，病人因而开始能忍受自己的冲动，并开始接触到内在神志清醒的自我，这部分的自我便能协助病人思考以前觉得没有意义或感到害怕的体验。

从技巧观点来看，投射性认同历程是否能打开对话通道，引领治疗走向理解，全看分析师是否具备涵容病人投射的能力。我的看法是，我们需要认识涵容病人的投射是什么意思。涵容可能隐含着较为被动的态度，意指分析师要保持静默或不主动，来反映病人的投射。这当然是分析师必备的功能之一（正如同母亲在一般正常发展中的必备功能），但我要强调，涵容功能所指代的不只是被动的静默。基本上，分析师必须准备好要进入与病人之间紧密且张力极大的关系（intense relationship），并同时保有将体验化作语言的功能。事实上，Grotstein（1981: 205）称此种关系为一种孪生依附（siamese bonding），此种关系的发展路径为"由自闭慢慢走向共生，再到分离，最后走向个体化关系"。分析师必须共情地跟着病人所描述的故事走，不管那是真实或幻想的事件，这些事件往往会在诊疗室中借由投射到分析师身上而重演。许多病人，特别是一些精神病或边缘型人格的病人，通常需要分析师很主动积极地思考，因为他们缺乏思考的能力。分析师必须在自己的心智中将病人那些散漫、混淆或是分裂掉的、尚未形成想法的体验整理起来，让这些断简残篇渐渐能被病人理解并找到意义。这意味着分析师必须有整合和组织的能力，要能渐渐将病人初步的沟通转化为诠释，重新说给病人听，使病人得以理解自己的沟通内涵。这个过程几乎可以说是一门艺术。

比昂把我刚刚所说的分析师的能力称为阿尔法功能（alpha function），而把精神病人涣散的心智状态及其沟通方式称为贝塔元素（beta element），这些贝塔元素唯有通过分析师的涵容功能，才能转化成阿尔法元素，从而被人理解。因此，分析师能够将病人所传递的数据清楚且有逻辑地保留在其心智中，这是很重要的治疗过程。他可以将自己理解到的反馈给病人，让病人能有逻辑地跟随自己的思考路径和感觉。将贝塔元素转化为阿尔法元素的过程减轻了病人的焦虑，而就是这些焦虑使病人无法维持有逻辑的、自然的心智状态。

我们必须理解，当病人以投射性认同作为其沟通方式时，其实是一个良性过程，这意味着被病人投射的对象并没有被投射历程改变。重点在于，病人需要一个具备涵容功能的客体，来包容那些无法被病人包容的部分自我，病人感觉到被人理解、接纳，然后再以理解的形式将这些投射出去的部分自我整合回自体内。还有一些情况，投射性认同是正常客体关系中良性及必要的部分，我想到精神分析治疗中一些具体实例，例如，自由联想可以被视为是投射性认同的外化，通过这个过程，病人得以将内在心智内容外在化，使分析师得以诠释它，最后导向自我评估（Grotstein，1981: 125）。我也相信对客体的情感贯注包括了投射性认同历程，情感贯注是广泛被分析师使用的词。另外还有一些投射和部分自我外在化，病人借由这个历程认同这些客体，以便认识它们，这一历程也是共情心的基础。以上描述的这些投射性认同形式都是发展客体关系所必需的过程。

辨识投射性认同

投射性认同能帮助分析师感受并理解病人的体验，使分析师能协助病人面对这些被投射出来的部分并理解它们，也正因为如此，投射性认同使分析师的工作十分艰难。我们之前提过，有些投射性认同的形式极其强烈，令人无力招架。现在，我要提及一些会混淆分析师工作的特定的投射性认同。

首先，诚如其他作者提过的，投射性认同会取代寻常的、具有逻辑的、言语沟通的表达方式。当投射性认同过多时（就像许多精神病人所呈现的），病人和分析师之间的言语沟通可能会有中断的危险。这时，病人会误解分析师的诠释，而他的沟通方式会变得越来越具体化，这显示病人的抽象思想能力已经消失。在探索这类情况时，我发现全能投射性认同会阻碍口语表达及抽象思考的能力，因而产生心智历程固体化的结果，最后导致现实与幻想的混淆。就像 Segal（1957）所谈到的，那些过度使用投射性认同的人被具体思考历程（concrete thought processes）主宰，以至于误解分析师的言语诠释。这时，在病人的体验里，分析师所讲的字句及其内容皆成了具体的东西，而不具有象征意义。精神病人的具体思考方式无法区分被象征物–所指（the thing symbolized）及象征本身–能指（symbol），这也是自体与客体关系被干扰时会出现的情况之一。对于过度使用投射性认同的病人来说，自体和客体之间的区分模糊不清。因为自体的某一部分与客体混淆了，自体或自我所创造出来的象征（能指）便与被象征的客体（所指）混淆不清（Segal，1956，1957）[4]。分析师会因而很难对精神病人使用言语诠释，因为他们经常误解诠释，然后变得非常害怕，甚至捂住耳朵想逃出诊疗室，分析会有中断的危险。此时，技巧上的修复方式，是让以沟通为目的的投射性认同再次成为病人和分析师的桥梁。这样的修复之后，分析师才能再做简单的言语诠释，并解释给病人听，协助他理解那些恐怖的体验是源于自身对事件的具体体验模式（concrete mode of experience）。

第二种使分析工作更复杂的投射性认同来自病人用它来处理原始攻击及嫉羡的欲望。前几章我提过，有些病人用自恋全能客体关系来逃避一些强烈的感觉，像是嫉羡或分离。这类模式的人际关系以投射性认同的方式存在，有些病人借此让自己感受到活在分析师的心智和身体里，并将分析师对他的帮助和理解体验为是自己的。他们也会把分析过程中一些有价值的体验据为己有，但就像前几章提过的，当这类病人意识到自己和分析师是两个不同的个体时，会出现攻击的反应。特别是当分析师做了好的诠释，证明他有治疗能力时，病人会感到被羞辱，认为分析师故意贬低他；他们质问分析师为什么要提到那些他们需要却无法自己提供的东西。陷在嫉羡的愤怒里，病人会借由嘲笑或愚弄，来摧毁并破坏分析师做的诠释，称它们毫无意义。

此种暴烈投射历程的结果是，分析师在其反移情里强烈感受到自己是个不好的分析师，无法给病人任何有价值的东西。分析师有时甚至会体验到生理的症状，因为病人排斥的动作是如此具象，分析师甚至会感到恶心，就像病人有时真的会在诊疗室里呕吐。病人真实具体地拒绝分析师的协助，常是一种在诊疗室的分析情境中重现早年拒绝母亲喂食和照顾的情况。尽管如此,我们仍要辨别病人的拒绝是对分析师不当处理或误解的反应(像第七章讨论的艾瑞克的案例,分析师确实重复了一种不好的情境),还是病人对分析师的嫉羡攻击,这两者不能混为一谈。若病人对分析师的拒绝是源自嫉羡攻击,那么不仅病人的原始自我很难承受这种感觉,它也会为爱他、照顾他的母亲或分析师制造特别难以处理的困境。这种现象也会让之前在治疗中有显著进展的病人出现负向治疗反应。这种现象常常很暴烈,仿佛他企图摧毁、贬低先前接受的所有东西,即使这么做会有自我伤害的危险。

许多病人(包括身陷反移情的分析师们)体验到,他们对其分析师的好特质所怀有的强烈嫉羡,是非常疯狂且不合逻辑的。病人内在比较健康的部分(或说分析师内在比较健康的部分)觉得这些嫉羡反应令人无法忍受。因此,许多用来对抗原始嫉羡的防御机制便因此诞生,其中之一是借由分裂及投射将嫉羡的部分自我投射到外在客体身上,此外在客体则成为病人嫉羡的部分自我。此类防御式的投射性认同与克莱茵所谓的自我分裂成好与坏、然后投射坏的部分自我的概念在思路上是一致的。另外一种以投射性认同来对抗嫉羡的防御机制,出现在病人全能幻想着自己进入所钦羡并嫉羡(admired and envious)的客体之内时。病人接收分析师的角色(例如,自行完成分析工作),借此强调自己才是被投射的客体。这类病人完全投射性认同一个他嫉羡的客体,因此几乎无法直接表达他们的嫉羡,直到分析工作协助病人区分自体和客体时,嫉羡才会再现[5]。有关以上现象,我观察到一种特殊的客体关系,这种关系像寄生一样,接受分析的精神病人一直相信自己完全住在客体/分析师内部,其行为举止就像寄生在分析师的能力上一样,他要求分析师成为其自我(ego)。严重的寄生状态是个体完全活在投射性认同状况中,它不只是用来对抗嫉羡或分离的防御机制,也是攻击的表现,特别是嫉羡攻击。寄生状态结合了防御机制和攻击行动化,成为特别难处理的治疗问题。

那些留在寄生客体关系里的病人完全依赖分析师，经常要求分析师为他的人生负全部责任。这类病人以一种极端被动、静默、动弹不得的态度，要求分析师供应一切，自己却连一根手指头也不动。这种状态可以持续很久，因此这类病人的分析进展常常非常有限。例如，我有个抑郁的病人把自己描述成婴儿，像颗大石头般的婴儿，压入诊疗室的躺椅上、压入我身体里。他觉得我不可能背着他或照顾他，他害怕最后我会忍无可忍地甩掉他。同时，他又很害怕若我把他甩掉，他就活不下去了。他觉得他不仅把分析师搞得动弹不得，自己也动弹不得。只有很少的机会，我能碰触到他内在的强烈情感，像是他的敌意或无力招架的痛苦和必然会有的忧伤。当病人意识到分析师对他有帮助时，他一点也不高兴，因为这只会使病人更加意识到他和分析师之间的差异，让他恨不得给分析师一点挫折。在这种情境下，病人会重新回到麻木的状态，这种状态并不舒服，但比强烈的痛苦、愤怒、嫉羡或嫉妒要好，病人偶尔会感受到这些强烈的感觉。如同先前所提及的，极端的寄生状态是用来对抗分离焦虑、嫉羡或嫉妒的防御机制，但病人也常用它来摆平任何可能使他感到痛苦的情绪。我常有种感觉，就像刚才描述的那类病人觉得自己像死了一样，分析师也会感觉到他们死气沉沉的样子跟死了差不多，于是他们利用分析师的活力来作为自己活下去的工具。隐藏起来的敌意阻止病人从分析师那儿得到更多协助，或是阻止自己从分析中得到满足，对分析师而言，这常是很难处理的体验[6]。

第三点，投射性认同造成的困难，是病人不只用它来对抗原始嫉羡和攻击，也用来全面地对抗精神现实（psychic reality）。在这种情况下，病人不只分裂其部分自我，也分裂自己的冲动、焦虑，并将之投射到分析师身上，这么做是为了排除并清理干扰他的心智内涵，通过这个过程否认其内在世界。这类病人希望分析师能宽恕这一排除的过程及对问题的否认。面对诠释，他们常常回以暴烈的怨恨，因为他们认为分析师的诠释是一种批判，是骇人的。病人相信分析师把那些他不想要的、不能忍受的、没有意义的心智内涵又推了回来。我要用一位精神分裂症病人在诊疗室里呈现的状态来说明这种历程。当分析进行到某个阶段，这个病人的病症严重复发，必须住院，她甚至开始有了妄想。当能再次接受分析时，她对分析师解释，她感觉分析师不理解她，于是转而向她母亲求助，可是她母亲告诉她要排除脑中的想法。她这是让女儿吃泻药。这件事发生在病人忘了分析、对分析产生怀疑而焦虑的时候。突然，她意识到，之前发生的事是她把心智排泄出去的结果，也就是说，排泄完后，她完全失去理解话语的能力，觉得自己是个彻底的蠢人。

分析师必须明白，当病人将投射性认同用来排除并否认内在现实时，除了试图想要将无法忍受的心智内涵推进分析师内部，也在强迫他分享这些不愉快的体验。病人攻击一个他认为是个冷漠，不关心人的分析师，这也许是一种沟通形式。他有个微弱的愿望，希望在分析师被迫分享了他的体验后，也许可以为他找到更好的解决方法。病人这样的行为经常被误解，某些分析师甚至会将它解释为彻底的攻击行径。结局是，病人感觉到更被拒绝、误解和孤单。他也可能产生严重的罪疚感并灰心丧气，因为他担心一再投射的举动已经伤害了分析师，造成了分析师对他的误解，最终变成防御的恶性循环。然后，病人不只认同了受挫的分析师，也用严苛的自我惩罚来折磨自己。这一现象经常会持续很久，除非分析中的投射体验能得到仔细的澄清和理解。当投射历程行动化时，病人通常无法观察到会谈中发生的事，有时甚至完全不知道整个分析发生了什么。

病人可能用排除或强迫分析师共享其感觉和体验的方式来处理问题，分析师必须很小心地理解其投射性认同的内涵，以免被这个过程击倒，失去跟病人的联系。我在1966—1967年督导某位资深分析师的个案可以说明这个过程是多么困难。病人当时出现急性精神症状，已经完全失去口语理解和沟通的能力。她因为严重的躁郁现象而住院治疗，不过有能力自行到分析师的诊疗室来接受精神分析。分析工作进行一段时间后，病人进步许多，但突然间她越来越相信分析师要迫害她，还企图闯进分析师房子里的每一个房间，而不愿意待在等候室里，这一举动带来了许多麻烦。同时，她开始拒绝去分析师的诊疗室，如果分析要继续，就得在走廊或楼梯间进行。偶尔有一两次，分析师成功地将病人带进了诊疗室，但她只会一直控诉他。当分析师诠释说，她对自己的行为深感罪疚，无法面对，便把自己的罪疚感推进分析师内部。病人听到后病情立刻变得更加糟糕。她控诉说，是分析师让她越来越恶化，还说她再也不会来了。就在这个时候，分析师来找我紧急咨询。分析师害怕病人会拒绝接受治疗，他觉得治疗工作完全陷入了僵局。

在仔细聆听分析师陈述的内容后，我渐渐意识到病人之前能够跟分析师建立关系并理解分析师的诠释，现在却完全失去接受任何诠释的能力。我建议分析师，应该告诉病人，他已经治疗她好几年了，也明白她能够善用分析，病情也改善了许多。但此刻她似乎失去了那个能够理解、思考并倾听他的部分自我。换句话说，我建议分析师提醒病人，她曾有过健康的部分，虽然看起来这部分好像不见了，他们现在要做的是把那部分找回来。分析师循着这样的思路进行一些诠释后，病人迟疑了几分钟，然后突然趴到地板上，向躺椅下看了几分钟，接着爬起来。分析师告诉病人说，她似乎能完全理解这个诠释，并开始寻找她暂时失去的部分自我，并且她相信这部分自我可能藏在分析师诊疗室的某个地方，也许他们可以从躺椅底下把它找出来，好让她可以再次使用它。经过这次体验后，病人的沟通和倾听能力几乎立即有了改善，而分析中的僵局也结束了。分析师觉得这简直像是个奇迹。这一经验让我明白，我们要谨记，即使是严重的精神病人也有能力从自己或分析师身上找到隐藏起来的健康部分自我，使分析工作起死回生。

也许投射性认同最重要的一点，是病人能用它来和分析师保持一种混淆、合体或融合的关系。这一现象会以几种不同的形式表现出来，分析师必须谨慎觉察。一方面，病人常希望和分析师保持共生关系，要分析师和他有相同的感觉和体验，以营造镜映的孪生关系，借此来体验完美的沟通和理解。

　　我有个病人，母亲在她10个月大时就过世了，在面对我们开始分析后的头一次漫长的暑假时，她陷入对假期的严重焦虑中无法自拔。她觉得她无法忍受不来见我，尽管她身边有个非常爱她、用心待她的丈夫。她确信自己只有在能见到或听到我时才会比较好。她丈夫鼓励她打电话给我，但是她没有办法做到，因为她认为我需要一个不被打扰的假期；她也确信我在假期中不会想知道任何有关她的事，她甚至连写信给我也没办法。不过假期结束后，她一见到我就立刻感觉好多了。经过好几个月她才明白，在她的心智世界里，她很需要留住一个愿意见她、照顾她的我的影像。理解这点后，她联想到她的母亲。她想到对她母亲来说，因为生病而无法照顾、喂养她一定非常痛苦。突然过世的母亲一定会感受到自己的身体和她对小女儿的感情有着仿佛被撕裂般的痛苦。有了这些想象之后，病人觉得很安慰，当我协助病人意识到她幻想着能与我及她母亲共生后，对母亲的骤然而逝她也比较释怀了。当时，病人害怕自己把这些共生幻想硬生生地投射给我，所以她整个假期都努力保护着我，免于被她侵入。

　　当我诠释了病人想要入侵我的渴望后，她便好多了，这个事实说明了投射性认同可能造成的潜藏困难。正常的共生历程和投射性认同很类似，但两者并不相同。其共同点是它们跟早年想要借由成为母亲的一部分，来除去强烈的无助感及婴儿期的记忆有关。它们也可能跟母亲对孩子的强烈共生联结有关，在这种联结中，母亲不允许孩子成为独立的个体。在分析中，若碰触到这类现象，病人强烈的共生渴求会立刻转变成怕被吸入或拉进关系里的恐惧，而在病人的感知里，他若进入这一关系中，就会变得被动、无法动弹、被套牢，进而再次失去自我。他会强烈地感觉到这个共生的客体要迫害、招惹他，他还觉得这个客体在挑逗、勾引他，想让他没办法逃出天罗地网。此种状态最难处理的部分是，病人觉得完全被这个共生客体所控制和掌握，毫无伸展活动的空间。这种纠缠的情境常造成病人暴烈的愤怒，他想要摧毁自己和客体，认为这是唯一可以逃出这层层纠缠的方法。当问题以妄想的形式在分析中呈现时，分析会因此迟滞，因为病人确实觉得自己被分析师套牢了，并且相信分析师明知道所有问题所在却置之不理。共生妄想经常和投射性认同一起发生，导致共生幻想被投射进分析情境中。因此投射历程变成共生历程的一部分，而不是寻常的投射性认同历程；在寻常的投射性认同历程中，分析师能专注于病人不同时刻投射到他身上的个别因素。将共生纠缠当成投射性认同的一个元素并无帮助，因为共生幻想有其个别的现象。在分析中，病人将强烈的感觉及体验投射到分析师身上，分析师必须警觉其共生历程，在反移情中，这个面向常能使分析本身及分析师陷入"瘫痪"。

以下，我要用投射性认同概念来描述精神病人常有的一种移情关系，在这种移情关系中，病人会想控制分析师的身体和心智，这似乎跟早期婴儿形式的客体关系有关。在分析中，我们可以观察到病人相信他已经全能地将自己强行植入分析师内部了。这一过程使他与分析师融合或混淆不分，并引发与失落自我有关的焦虑。在此种形式的投射性认同中，被投射至分析师身上的、疯狂的部分自我通常会主导整个情况；于是在他眼中分析师变成一个疯狂的人，这又激起病人极度的焦虑，害怕分析师会报复他，再把疯狂的部分植回他内部作为惩罚，使他无法再有清醒的心智。这个时候，病人会面临心智瓦解的危险，但若小心诠释病人和分析师的关系，便能破解此种全能妄想状态，使治疗免于中断。

此外，我们可以从严重妄想的精神分裂症病人身上看见另一种全然住在客体内的存在方式，他们仿佛住在一个虚幻的世界，其中全是幻觉，但又有某种结构让人觉得这一幻想世界就是客体的内在表征，也可能就代表着母亲（Meltzer, 1963：私下对话）。病人可能退缩，脑中被幻想的内容盘踞，在分析中偶尔投射其幻想体验到分析师身上，此妄想体验使他对自己跟他人的身份产生混淆。病人会说觉得自己住在一个世界或客体内部，与外在世界完全隔绝，而分析师好像是个临时道具，或演员，或机器，这个世界变得全然不真实。住在妄想出的客体内部意味着强烈拒绝跟外在世界有任何联系，因为若住在外在世界就得依赖一个真实的客体。这个幻想的世界或客体好像被全能全知的部分自我掌控了，病人相信住在幻想的客体内部是可以来去自由，毫无痛苦的。住在幻想客体中的自我还会强烈建议并诱惑健康的部分自我，说服它从现实中退缩并加入妄想全能的世界。临床表现上，病人可能会听到有声音说这个幻想的世界多么美好，多么理想，并且能提供完全的满足与立即的治愈，试图说服病人继续活在这个幻想世界里。这样游说病人继续活在幻想世界里意味着，一直有个刺激在促使所有的部分自我使用全能投射性认同的方式将自我强行植入客体中，病人相信这是解决所有问题的唯一方法。这种情况导致病人不断与外在客体行动化，将外在客体当作投射性认同的对象。但当投射性认同直接指向幻想出来的客体时，正常健康的部分自我可能被困在这个客体里，最后使身体和心智瘫痪，甚至可能发展出僵直型精神分裂症。

技巧上的考虑

只要病人一直以投射性认同的方式生存，他区分自己的感觉与别人对他的感觉的能力就会受到限制。当与其健康部分有联系时，某部分的他其实能感受到自己是个独立的个体，而分析师是试着帮助他的另外一个个体。然而，在其他时候，妄想的思考系统可能会牵制着他，使他自己的感觉、思考和对分析师的体验不断分裂，再投射出去。这一现象与自恋全能的客体关系有关，而后者会使状况更复杂，其中当然也就潜藏着攻击与嫉羡。病人常会觉得他的部分自我与分析师陷入激战，让他必须退缩到各式妄想中去，借以逃避悲惨的结局。此时，病人自我观察的能力非常有限，因而特别需要借助分析师回忆、组织和辨别的能力。就治疗技巧而言，此时最重要的，是必须仔细观察病人如何描述他自己，以及当分析师将此观察反馈给他时病人的感受。换句话说，分析师必须观察精神病态的移情关系，特别要警觉其中妄想的各种因素。为了达成这一目标，分析师必须非常小心地观察自己的感觉及反应，因为在强有力的投射性认同历程中，观察分析师自身的感受可能是理解精神病式移情关系的主要途径。

婴儿期投射性认同主要根基于全能自大，而在成人身上，像是精神病人，我们也能观察到此种强烈的心智历程。它不只影响个体的部分自我，而且在投射性认同的强烈影响下，客体也受到波及。它可能带来非常有力的好影响，也有可能在滥用的情况下带来危险，甚至是毁灭性的灾难。因此，被投射性认同影响的客体关系，常常具备操纵、强迫、控制的特质。诱惑也常在其中扮演重要角色，它甚至会有催眠或感应式的影响。

投射性认同也可以说是自我和客体的转化，可能导致混淆、人格解体、空洞、脆弱、易受影响，好像整个人被催眠或者睡着了。有些接受我督导的分析师，埋怨某些精神病或边缘型人格的病人常让他们在分析中昏昏欲睡，无法保持清醒，觉得自己的思考能力严重受损。但是，当分析师渐渐理解精神病人的沟通方式后，那些压倒式的投射性认同便慢慢减少。因此，分析师的重要任务是观察投射性认同中的人际互动，理解投射是如何将客体转化成无法帮助婴儿的母亲或无法协助病人的分析师的。如果分析师或母亲能有效、体贴地转化投射过程，那么他们便能保持清醒，不受影响，婴儿或病人便能开始慢慢改善其人际关系，安全感也会增加。接下来我要用三个案例来说明这个历程。

约翰

我要谈的第一个案例说明了投射性认同可能造成的难题。有时候，强烈的投射性认同可能意味着，除非分析师的观察非常敏锐，否则他可能在完全不知道问题已经形成前就被问题淹没了。

B 心理分析师报告的个案是位 44 岁的男性病人，名叫约翰，已婚，育有二子，是个抑郁、焦虑的人。他曾因醉酒驾车出过车祸，之后就出现了急性抑郁、焦虑症状。发生这件意外之后，他企图自杀并被人送到当地医院急救，但很快就出院了。他的家庭医生将他转介到 B 那里接受每周两次的心理治疗。B 医生报告说，约翰有个善解人意但身体虚弱的父亲，以及一个非常好批评、爱骂人的母亲，她从约翰还很小的时候就常常责骂他。童年时曾发生一件事为约翰后来的发展留下了难以磨灭的阴影。大概 9 岁那年，他和 8 岁的妹妹在镇上一间废弃的空屋里玩耍，这个空屋不够安全，妹妹从三楼掉下去摔死了。分析师并不知道这件意外发生的过程是什么样的，但约翰的母亲一直认为他必须为妹妹的死负责，她说是因为约翰没有把妹妹照顾好才会发生这起意外。这件事对约翰造成了很深的影响，就像他最近发生的车祸一样，激起他对于自己是这么的不小心、还可能伤害到别人的莫名的焦虑——因为这次车祸起因于他醉酒驾车，撞伤了别人。虽然受伤的人没死，他还是非常焦虑。

接受治疗时，约翰抑郁并自责地说："我什么事都做不了，我是个没有用的人，连自杀都不会成功。"此外，B 医生觉得约翰用偏执防御系统来对抗他的罪疚感，他把内在特别严厉、冷酷的超我投射到别人身上，然后认为因为他犯了很多错，别人在对付他。这样严苛的审判加深了他的恐惧和愤怒。这种现象经常发生在会谈一开始时，他会觉得自己没有办法对分析师说什么，因为某些强烈的罪疚感让他觉得 B 医生会谴责他、驱逐他。例如，有次会谈一开始有很长一段时间的沉默，他对治疗师不说话很是气愤，然后说了一件事。早上他搭地铁时坐的是禁烟车厢，但是他决定抽根烟。坐在他对面的男人要他不要抽烟，于是30秒后他就下车了。约翰恨人家这样对待他，他指责那个男人是个冷血、没心肝的人。B医生诠释说，他在隐瞒一些他做错的事，因为他害怕分析师也会冷血、没心肝地审判他。约翰立刻说，他中午一直都在喝酒，他觉得B医生会为此杀了他。约翰是某大公司的房产调查员，但一直有酗酒的问题，他一般会到厕所去喝酒，然后回到办公室后在嘴里喷一些口气芳香剂，除去酒气。在此，B医生敏锐地觉察到约翰在移情中隐含的罪行，然而这个层次的诠释对这类病人而言似乎太表面了，我们也好奇约翰在跟B医生有了这次较深的接触后会是什么反应。事实是，在上述互动后，约翰一无是处的感觉增加了。他开始逃避上班，整个周末都待在床上，不愿出席家庭的重要活动，比如没去看儿子在学校的足球赛。约翰承认，他发觉工作越来越困难，他很害怕自己会越来越忽略他的家人，而自己只是个废物。

接受治疗第2个月的某次会谈中，约翰谈到自己要放弃了，他想自杀。有趣的是，约翰的抑郁及自杀威胁没对B医生的反移情造成任何影响，分析师觉得治疗仍在掌握之中。他诠释说，此刻约翰感觉自己被严厉的审判官逼到一个绝望且无助的角落，这个状态削弱了分析师提供给他的帮助。约翰借由退缩、表达无法面对生活的处境及满脑子的自杀想法，把无力招架的罪疚感和对自杀的恐惧投射到分析师身上。分析师无法体会他的投射，没有对此做出反应，这会让约翰觉得分析师是个严厉、爱惩罚、会抛弃他的人。分析师这时候认同了约翰的冷酷超我，不仅不能帮助约翰，还落井下石。这次会谈后，约翰没有再来接受治疗。分析师开始变得非常焦虑且抑郁，他脑中浮现出鲜活的想象——约翰已经自杀成功了；他很自责自己轻忽、辜负了约翰，也深觉自己让共同治疗约翰的其他医生失望了。还好和B医生共同讨论这个案例的同事一点也没有责怪他的意思，然而 B 仍觉得自己无法接受对方的安慰，好长一段时间都深觉罪疚，也深受此事困扰。

　　几周后，有人告诉 B 医生约翰并没有自杀，只是上次会谈后觉得被 B 医生拒绝和误解，所以觉得没有再来的必要了。我们检视 B 医生在约翰不来之后的心智状态，可以发觉分析师陷入强烈的罪疚感中，觉得需要为约翰的生命负责，他相信自己的疏忽已造成病人的死亡，这种感觉强烈到挥之不去。如果细究约翰深层的焦虑和罪疚感，我们会觉察到此种心理状态跟他在妹妹死后的感觉有关。当时他就满怀罪疚，觉得疏忽了，没有照看好妹妹。而母亲指责他的疏漏，要他为妹妹的死负责。这样的指责又加深了约翰的罪疚感和焦虑，约翰似乎把这些指责和罪疚感投射到 B 医生身上，其力道如此之强，以至于当他不再来接受治疗后，B 医生的抑郁恰恰反映了约翰在妹妹死后的心理状态。同时，约翰内心强烈的挫败感及对持续失败的恐惧与一直无法修正他认为做错了的事有关。这种挫败感以及被母亲和其他人视为没有用的人的感觉，都清楚地镜映在 B 医生的挫败感、罪疚感和困扰中。B 医生担心别人也认为他是个无用的人，但其实他的同事并不这样想。我认为这个案例可以说明投射的程度是多么强烈，以至于能在分析师身上完全映照出病人自己的感觉，此种现象有时极其令人惊叹。特别有趣的是，在这个例子中分析师一开始没有任何反应，他的反应在约翰不来之后才浮出水面。我认为 B 医生太强烈地防御自己，不去感受关系里对病人的焦虑和罪疚感，结果造成理论结构上误信自己仍然贴近约翰，并同时保护自己不被约翰伤害。他希望能在不碰触约翰的抑郁及罪疚感的情况下，就掌握他深层的内疚，而这是不可能的事。分析师不可能在不愿意探触自身深层情感的情况下治疗抑郁病人（特别是抑郁没有那么严重的病人），不管抑郁和困扰有多深，分析师必须愿意跟病人一同经历这些体验。

　　我们应该理解，面对所有严重焦虑和抑郁的个案，分析师的情绪参与绝对有其必要性，为的是营造涵容的环境。若纯粹用理性去接触，则绝对无法发挥涵容功能。这位分析师想必会从这次体验学到许多，下次他就可以比较容易地开放自己的心智状态来面对病人的投射。即使分析师无法详细诠释病人的投射及心智状态，其情绪参与也会让病人感受到分析师的接纳与不批判。约翰与分析师沟通的方式，特别是通过自杀倾向来沟通，对分析师来说是一种强烈的助力，可以让他理解到情况是多么扰人、多么令人无法忍受。病人要求分析师对其体验感同身受，希望分析师不会指责他，能慢慢帮助他减少罪疚感。

详细具体地探究让病人无法忍受的体验和感觉，即罪疚感、责任感及挫败感，有助于理解病人无法应对其挫败感的情况。他一直独自承受着这些感觉，他母亲一直指责他，这一指责压得他喘不过气来。在治疗中，他希望有人可以听见他、理解他生命中的体验。一般来说，如果分析师能够听见病人借由投射性认同所发出的求助，并在情绪层面回应他，这类病人预后情况多半相当不错。

约翰在结束与 B 医生的治疗后，一直没再接受任何其他治疗，他说他必须独自背负焦虑和罪疚感。后来约翰因酒醉驾车伤人一事被带到地方法院受审，他被判有罪，并被吊销驾照。他变得非常焦虑，担心自己不能再继续工作，接着又一次企图自杀。我不知道约翰后来有没有想办法继续接受治疗，如果 B 医生能允许自己更早在其反移情中承接病人的投射，便可以跟病人有更好的情感联系，让约翰知道分析师愿意分担他那令人无力招架的罪疚感和挫败感（这对约翰而言非常重要），而分析师也知道约翰再也无力独自承担这些糟透了的感觉。

西德尼

我要用第 2 个案例来谈精神分裂症病人的投射性认同，以及如何成功治疗他们。西德尼从 1967 年开始接受我的治疗，多年前，他就被诊断为精神分裂症，当时他出现了急性病态崩解，症状表现为巨大的恐慌、混乱，以及对自己完全崩溃的恐惧。他当时并没有出现幻听、幻觉，治疗初期也没有出现被精神病妄想控制的现象，不过他在现实世界里无法工作，也无法与人建立或维持亲近的关系。

在接受我的治疗之前，西德尼和另外一位分析师工作了好几年。之前的分析师在向我报告西德尼的状况时，特别强调西德尼很容易在每次会谈一开始使用大量投射性认同，导致他思绪混乱，并且无法用让人能听见、理解的方式说话。分析师诠释说，西德尼期待分析师在他无法说也无法思考的情况下也能明白他在表达什么，因为他相信自己就住在分析师内部。在这类诠释之后，他说的话渐渐变得比较清楚些。

在接受我分析时，西德尼有更多进步，有时候能够在感觉上与我区别，所以他内在健康的部分自我能够和我建立某种程度的依赖关系。偶尔，特别是在他有了一些进步或是要面对长期分离时，他会退回到寄生关系中，借由投射性认同住在我内部，这会导致混淆的状态，让他感到无法思考、无法言说，出现幽闭恐惧，极度焦虑自己会困在我内部无处脱逃。当他在真实世界里体验到嫉羡，例如遇见一个有良好异性关系、事业成功的男人时，在短暂意识到嫉羡后，西德尼经常会完全认同那个男人，接着就会出现失去自我认同及被困住的焦虑，而不是自己就是所嫉羡的男子的妄想。所以他也无法在外在世界里表现得像他投射性认同、混淆不分的那名男子一样。

1968年秋天，我与西德尼的治疗必须中断两周，这让他非常不安。意识里，他似乎一点也不关心我的离去，当然我在数月之前就跟他讨论过这件事。但放假前两周，他出现严重的焦虑和意识失序，一整天都在害怕自己会再次崩溃，最后不得不到医院去。会谈中，西德尼谈到一切困扰始于他没有办法离开电视屏幕中的奥运竞赛。他觉得自己好像被迫违反自己的意志，坐在电视机前直到深夜。他说，他很想去墨西哥，待在那儿炎热的气候里，觉得这样一定会让他健康起来。他还觉得自己不得不观看这些运动员、摔跤选手和举重选手，而且觉得自己就是或必须是其中的一员。他问我："我为什么得是运动员？我为什么不能只做我自己？"他觉得这种看电视的行为像是一种瘾，他无法主动停止，结果让自己耗尽力气、虚脱枯干。有时候，他觉得自己"被强拉进电视里"，这又激起他的幽闭恐惧，觉得自己完全无法呼吸。之后他也无法入睡，一再起床查看洗脸槽的水龙头有没有关紧，确认水槽和浴槽的塞子有没有塞住排水口。他很害怕浴槽和水槽的水会漫出来，最后他承认是害怕自己被淹没并窒息而死。

我诠释说，当情况改善，能与我分离，他就突然变得不耐烦了，并且对我及其他能够自由来去的、活跃的人感到嫉羡。我认为可能是他内在嫉羡的部分驱使他认同我和其他人，为的是取走我们的能量和能力。借此，他内在全能自大的部分使他相信自己是个成熟、健康的成年人。他毫不迟疑地同意了这个诠释，并很快补充说，他知道我所描述的这个现象，也觉察得到；但是他也知道这种想法是错误的，那是一种妄想，而他恨透了自己得听从内部的声音。这个声音非常有说服力，会刺激他接收别人的身体和心智。我也诠释说，我认为即将分开两周的事实刺激他渴望立即长大、独立，这样就能不去面对将与我分离所造成的焦虑。

西德尼接着告诉我，他很容易睡得很沉，早上爬不起来，所以会谈都迟到了。他说这种被拉进沉睡中的感觉，很像是被拉进电视屏幕里，电视成了他妄想中的客体。此时，他很流利、很清楚地说，他现在觉得比较能和我分开了。对自己寄生在别人身上他感到恶心，也埋怨看电视、沉睡的体验耗尽了他的生命力，所以他有股强烈的冲动，想要击碎电视和床；他很高兴在现实中还能克制自己不要真的这么做。

我同意他对自己的观察，即他觉得看电视、被吸进深沉的睡眠中是一种寄生状态。借此，他能感觉自己进入其他客体内部。我指出他生气部分自我刺激他进入外在客体内，比如运动员，而运动员代表着我，一个可以在放假时自由旅行的成功男人。他的床则代表着其内在客体，他也进入其内在客体内。我强调，一开始，他觉得只要进入这些客体内部，就可以完全控制并拥有它们，但他很快就觉得自己被锁住、困住、被迫害，这些感觉使他渴望毁掉床和电视屏幕，因为这二者已经变成迫害他的客体了。我认为此种怕被困住的恐惧及他的愤怒也跟分析及分析师有关。西德尼担忧水槽和浴槽塞子的强迫行为也跟他被套住、有灭顶之灾的感觉有关。他似乎一直在检查在强行进入客体后，自己会不会被困住，会不会有灭顶之灾、有窒息的危险；或是客体里是不是有个他可以逃脱的洞。

同时，除了跟电视体验有关的投射性认同之外，西德尼也无法自拔地陷入招妓关系里。他对我解释说，有一部分的他说服自己，只要一感到寂寞或焦虑，他就需要一个妓女来安慰、让他好起来。在会谈中，他向我保证，他很明白其内在声音的误谬，但事实上他却很难抗拒。他渴望在兴奋状态下进入妓女内部，好把她们吞吃入腹。然而在性交后，他又觉得非常恶心、厌恶，并相信他现在一定感染了梅毒。会谈中，西德尼不断宣称他现在知道现实和妄想两者的不同，也知道什么是错误的。然而，在我看来，显然这些知识帮不了什么忙，他还是一再短暂地落入妄想中，其精神病式的全能全知部分自我成功诱惑并控制了其人格中健康的部分，逼他使用投射性认同来处理眼前的困难和问题，包括他的嫉羡。会谈中，病人清醒健康的部分从分析师的诠释中得到协助和支持，但当他独处时，无法抗拒其病态自我的操控和劝服又让他羞愧、愤怒。在检视病人如此待命、倾听内在声音的理由时，我发现那个声音会向病人保证，他可以不再焦虑、不再依赖我。继续依赖我一直令他感到羞愧、痛苦，也增加他对我的嫉羡。借由全能想象来入侵我，他幻想自己长大成人，而且没有我也没关系，他可以照看一切。

接下来，我要谈一谈病人内在自我分裂、投射性认同以及和这些历程有关的迫害焦虑之间的关系。接下来的会谈他觉得好多了，但是在会谈中他变得非常沉默，很不好意思地承认过去6个多月来，他一直强烈地反对犹太人。他认为犹太人是劣等民族，他们剥削他人，野蛮地榨干他人的钱财。他厌恶剥削，渴望能打击、消灭这种事。我诠释说，当意识到上次会谈中发生了剥削的情况，他觉得对我很歉疚，因为上次会谈中，他丢弃了自我内在贪婪、寄生、剥削他人的部分，但却将这部分硬推到我身上。他现在觉得我已经变成他那贪婪剥削的自我，这让他强烈怀疑我。他回答说，他害怕我现在很痛恨、鄙视他，而他能做的唯一一件事就是摧毁他自己，或摧毁这令人憎恶的部分自己。我诠释说，他害怕我报复，因为他将我视为他所攻击和鄙视的贪婪的、剥削的犹太人，恐惧我会恨他，因为他相信我无法忍受他将自身贪婪的自我推进我内部。这不只是个攻击，还因为他根本无法承受，想尽办法甩掉它。我说，当认为我无法接纳其坏的、愤恨的自我时，他便会猛烈地攻击自己。事实上，会谈中病人最大的焦虑跟直接猛烈攻击其恶我（bad self）有关，这一攻击愈演愈烈，使他害怕会把自己撕成碎片。听到我的诠释后，他渐渐稳定下来。

接下来的会谈中，病人有许多改善，分裂历程减少许多。紧接而来的几次会谈，病人体验到一些抑郁。会谈一开始，病人报告自己起不了床，不过他很高兴自己记得一个梦。在梦中，他观看着电视屏幕上一队奥运运动员的赛跑。突然他看见有几个人挤进竞赛跑道阻挡比赛，他非常暴怒，并想要杀掉他们。他说那晚他只看了一会儿电视，就一直想着上回会谈，他很害怕当他想要毁掉恶我时会伤害自己，而他现在决定勇敢面对心里发生的事。他对这个梦没有任何联想，那些阻碍比赛的人看起来就像一般人一样。我指出这个梦代表着他在观看电视时心里正在做的事，那些阻碍比赛的人似乎代表着病人的部分自我，在他津津有味、充满嫉羡地看着电视时，正爬进位于墨西哥的跑道上。这个梦里，代表着病人的那些人并不是在赛跑，而只是想要阻碍赛跑的进展。

接着，我跟他谈及其投射的另一具体面貌，它不只与奥运运动员有关，也与分析师有关。我诠释说，当分析有进展时，他觉得自己充满爱慕、嫉羡地欣赏着我的诠释和思考，就像他望着电视上的运动员。他觉得自己内在嫉羡的部分自我会爬进我脑中，阻碍我思考的速度。梦里，他决定勇敢面对这些既存的部分自我，还想控制并阻止它们。我也将这部分联结到西德尼埋怨自己的思考历程受到阻碍上，这是因为他认同分析师的心智智慧，又因嫉羡而加以攻击。西德尼在上周的合作态度对分析有非常正向的影响，使他的心智得到相当程度的松绑，所以他有好几种投射性认同和分裂历程在分析中清楚地呈现，分析师可以将它们联结到移情情境里。在梦中，他宣告要勇敢面对自己的心智历程，要将这些历程带到移情中，而不是用分裂和投射来甩掉它们。梦里的他成功做到了，这使他能面对他的害怕：自己将借由投射性认同来毁掉客体和自我。

我的诠释好像降低了他对于自己想要完全毁掉我和我的脑袋的焦虑，如此，他才能相信我能帮助他，未因他的攻击而受损；甚至在某些时候，他能视我为好的、未受损的客体，将我内摄进去，这个历程渐渐使病人的自我强壮起来。分析过程中，较困难的工作之一是病人虽然理解了某些重要的现象，分析工作也完成了某些重要任务，但病人还是很容易落入一再重复的应对方式。此时，分析工作的重要任务，是跟病人一起面对并处理此类情况，并接受这些重复大部分是无法避免的。分析师接纳病人在移情中一再重演的历程，有助于病人接纳其自我（他一向将此自我分裂掉，然后投射到分析师身上），并意识到自我并未如他所害怕的具有破坏性。

我现在要简短描述西德尼病情中一段短暂的抑郁，以说明其内在和摧毁式客体及自我有关的焦虑。上述会谈几天后，他告诉我，他觉得自己的心理状态十分骇人。有30分钟之久，他体验着强烈的焦虑，并说他太害怕了，根本不敢看自己的内在。他仿佛突然看见一大堆虫子爬进脑袋里吃着大脑，他担心损害无法修复，他的脑子会残缺不全。他绝望地说，他怎么能让自己的脑子陷入这一骇人的处境！停顿一会儿，他继续说，他和妓女的关系可能与其情感状态(the state of affairs)有关。我诠释说，他觉得过去几周，他逼自己进到别人内部（妓女或运动员），而现在他人在外面，很害怕看见其行为造成损害。他大脑受损的情况似乎和他对外在客体（特别是我）造成的伤害（这是他极害怕的）相同。接着，他开始谈到他觉得大脑是全身最有价值、最纤弱的部分，过去他一直忽略了，没有好好保护它。他的声调变得温暖、关切。我认为有必要诠释，他的大脑也认同了一份特别有价值的重要客体关系——分析和分析师，这份关系表征的是喂食情境。他过去常使用妓女来代替此种关系，向妓女寻求抚慰和滋养。此时，我详细地诠释他对我的强烈渴求及没有办法等待的感受，我解释了他的冲动及自我，他觉得其自我无趣极了，于是渴望进到我的大脑里，因为我的大脑为他存留了所有他渴望拥有的宝贵知识。一整个小时，西德尼都非常焦虑，几乎无法忍受所感受到的痛苦，因为他害怕自己无法修复受损的情形。然而，移情诠释还是明显释放了他的焦虑，使他有能力区分内在和外在、幻想和真实，并稍微解开内在外在、幻想和真实的混淆纠结。特别是有关我的大脑的诠释，让他知道我还能思考、能正常运作，并帮助他理解这一具体幻想与其思考历程的关系，协助他释放害怕对我造成伤害的焦虑。

注释

1. 自从克莱茵于 1946 年在讨论分裂机制的论文中介绍了投射性认同的概念后，分析师们便广泛使用这个词来描述出现于精神官能症或精神病异常病人中、使他们极其受苦的一些防御机制和原始自恋客体关系。我要借用这个机会说明并比较投射性认同不同的用法及指代，首先从 Edith Jacobson 开始，他所描绘的精神分裂症病人的精神病式认同（psychotic identifications）和我所观察到的现象完全相同，不过我称此现象为投射性认同。Jacobson 在她的《精神病式冲突与现实》(*Psychotic*

Conflict and Reality；Jacobson，1967）一书中，常使用投射性认同一词。

1954 年，Edith Jacobson 讨论妄想分裂病人（delusional schizophrenic patient）的认同问题，这类病人会在意识上完全相信自己就是另外一个人。她认为这一现象与早期婴儿认同机制有关，婴儿会认同一些神奇魔幻的现象，这导致个体部分或完全地与此神奇自我或客体形象交融不分。此种现象出现在幻想中，有时个体甚至会不顾现实，短暂相信自己已和客体融合，或自己就是客体（1954a）。1967 年，她更翔实地描述了这些历程（p.54）：

"精神病态退化到自恋层面时，自我和客体之间的界限很微弱，激起了自体、客体融合不分的幻想或体验。这些原始内摄或投射性认同根源于婴儿时期的幻想：合并、吞食、侵入（硬把自己植入）或被客体吞没。"

她也提道（1967: 84）：

"我们假设这类幻想（假定它们至少开始区分自体和客体）是早期自恋发展阶段的特征，而孩子与母亲的关系通常以内摄及投射历程开始……成年病人的内摄和投射性认同现象取决于病人固着于早期自恋阶段，以及他们自恋退化的程度。"

在讨论临床病人 A 时，Edith Jacobson 认为他的害怕，即觉得任何有感情的身体接触都是与他人融合不分，导致了明显的精神病态。她认为我们从成年病人身上观察到的内摄及投射性认同源自病人固着于早期自恋阶段（这个阶段是此类认同的源头），这个看法与我相同，我完全同意上面所引述的她对临床现象及理论的看法。然而，她强调她的论点不同于克莱茵和我的看法，因为到目前为止，她不认为成年病人的投射性认同（可从病人的移情及他与生活中其他客体的关系中观察到）是早年婴儿式投射和内摄历程的重现，而是一种后来发展出来的防御历程，因为她认为早年婴儿历程无法在移情中观察到。她也不认同当病人在移情中呈现投射性认同历程时，我用语言来诠释此历程的分析技巧。而我却认为诠释是修通移情中精神病态历程的核心重点。

　　我发现面对精神病人进行言语诠释会造成危险的情况只有一种，那就是病人失去象征能力。他表达自己的想法和话语时，把它们当作自己具象的部分，以为可以用想法和话语来侵入分析师的身体，这种心理历程会造成自我（self）的破碎和混乱。病人将所有体验具象化时，也会把分析师的诠释当作具体的侵犯，结果混淆并误解分析师的所言所语及其含义。这些时候，病人必须慢慢觉察到他已失去正常抽象思考的能力，经过分析师在移情中修饰病人为了沟通而使用的原始投射性认同历程后，病人才能重获此种能力。当病人能够再次正常运作、抽象思考，分析师的话语及想法便失去其具象的含义，言语诠释会造成的危险渐渐减少。Edith Jacobson 显然未发现病人的混淆主要是由移情中的具象心智历程（concrete mental processes）造成的。因此，她便避免在治疗中分析移情里的投射性认同，并专注于成年病人投射性认同的防御特性。她说，她观察成年病人，发现他们投射坏的、无法接受的部分自我到外在客体上。然而她避开病人想同化其坏自我到自我结构中的这部分，反而教育病人在真实的外在客体关系中寻找其坏自我的适当宿主；借此，她试图减少病人在其生活圈中陷入与罪犯或虞犯者共谋的危险。Edith Jacobson 对治疗病人 A 的描述与此有关：他投射自己的同性恋自我及犯罪自我到一个同性恋罪犯身上（此人是他的客户），他对此人有强烈的情感，关心他像关心亲近的朋友，几乎要把他当作儿子来看待。A 想帮助他停止同性恋行为，并克服犯罪倾向。然而，当病人想改变朋友的企图失败后（他的朋友再次出现同性恋行径及其他冒险行为），病人便开始出现严重的妄想和混乱。分析师并未在移情情境中诠释并理解病人的妄想，显然分析师之前都尽量避免这种妄想移情，但是 Edith Jacobson 试图帮助病人找一个比较适合的、较不那么扰人的朋友，来扮演涵容其坏自我的涵容者或宿主。

　　Margaret Mahler 于 1952 年谈到婴儿形式的共生病态（symbiotic

infantile psychoses），她主张在此病态中，病人使用的防御机制是内摄及投射，以及由它们衍生出来、更精致复杂的病态。她的概念和我所描述的投射性认同似乎有密切关联，不过当然是不同的概念。她说明，早期母婴关系的客体关系特色是婴儿表现的好像他和母亲是一组全能系统（一对拥有共同界限的个体，两者之间的界限是共生的薄膜）。1969 年，她写下："共生的核心特质是幻觉或幻想、身心症状与母亲表征全能融合，特别是幻想两个实际上是分开的个体拥有共同的边界。"（p.9）她认为在精神病态的解体案例中，自我退化时使用的防御机制就是这个（p.9）。在说明婴儿式的共生病态时，她说，早期母婴共生关系是非常紧密而强烈的。病人心智中的母亲表征留在（或退化至）与自我融合的状态。她说，分离造成的慌乱"会紧接着维持或修复自恋融合的举动，即恢复与母亲或父亲合一的幻想"（1969: 73）。显然，Margaret Mahler 心里想的是内摄或投射历程，此二者是创造共生精神病态的防御机制。但她在其论述中并未清楚地说明这些机制。她好像把共生病态视为对抗分离焦虑的防御机制，这个看法和我的主张——自恋客体关系是一种防御功能——关联密切。Mahler 描述的共生历程和我之前说明的寄生客体关系有其相似之处。投射性认同包括自我分裂，投射好与坏部分自我到外在客体身上，这个历程不同于共生。要发生投射性认同，个体必须具备能暂时区分"我"及"非我"的能力。Mahler 则用共生（symbiosis）来说明未区分的状态，这是一种与母亲融合的状态，"我"和"非我"再次不加区分。

2. 克莱茵（1946）在其讨论分裂机制的文章中第一次考虑到分裂、否认及全能历程的重要性，这些心理机制在早年发展阶段所扮演的角色和后来的自我发展阶段中的压抑（repression）很相似。她接着讨论早年婴儿本能冲动，并主张当"口腔欲力仍然主导一切时，欲力冲动、攻击冲动和源自其他来源的幻想便掌控一切，将口腔、尿道和肛门三者的欲力及攻击都汇集到一起"（1946: 300）

讨论完以乳房、母亲的身体为对象的口腔欲力和攻击冲动，克莱茵（1946:300）继续谈道：

"另外一线攻击源自肛门及尿道冲动，意味着把从自我排泄出的危险物质（大便），再放进母亲体内。伴随着这些伤人的排泄物，个体也排泄出充满恨意、分裂的部分自我，将之一起投射进母亲体内。这些排泄物和坏的部分自我不只意味着要伤害客体，也包括控制并占有客体。此时，母亲涵容坏的部分自我，她就不再是独立的个体，是婴儿投射出去的坏自我。于是，原本恨的对象是部分自我，现在恨意则直接朝向母亲。这个历程会导致一种特殊的认同形式，建立攻击性客体关系的原型。我主张将这些历程称为投射性认同。"

在这篇文章后面，克莱茵提到，不只坏的部分自我会被排除并投射到外在客体上，好的部分自我也会，个体便认同这个投射出去的好部分自我。她认为此种认同是婴儿发展好的客体关系必经的过程。倘若此历程被过度使用，个体会觉得自己人格中好的部分完全失去了，这会造成自我的弱化和贫瘠。克莱茵也强调投射历程中与强行进入客体有关的方面，以及与此历程有关的被害焦虑，我曾在之前的文章里谈过这部分。她也说明了与投射性认同有关的偏执焦虑如何干扰内摄历程，"内摄的体验变成一种由外而内的强行进入，是为了报复个体强烈地投射"（1946:304）。显然，克莱茵用投射性认同一词来描述通过投射部分自我进客体中而造成的自我分裂及自恋客体关系两种历程。

3. Felton（1985）有十多年与自闭症儿童及其母亲工作的经验，她发现一种历程，将它称为渗透溢流（osmotic overflow）或压力（pressure）。指的是在母亲怀孕初期，内在有些她想藏起来不愿发现的感觉、体验和记忆不断干扰着她，这些内在体验及感受非常活跃，给她带来很多压力。母亲自己不知道这些干扰因素会"泄漏"给胎儿。她描述此种历程是一种对沟通和投射的对比，没有沟通的压力，只有母亲想要永远藏住却泄漏给胎儿的某些东西。观察员之所以能看见这些干扰因素，是因为事实上这一历程深深地影响了孩子，让孩子无力招架。有趣的是，比昂也观察到了相似的干扰历程。他相信这个历程深藏在胎儿心智之中，幼时无法得知，但成年后会在某一个危机时刻突然浮现至意识层中，令青少年或成年人无法招架。

　　胎儿、婴儿面对这种迎面冲击的压力往往是完全无助的，这些流进心智内部的是互相冲突、扰人的种种东西。渐渐地，自闭行为出现了。孩子自己也不认识自己，觉得自己是个异类。他觉得自己不被允许知道或理解发生了什么事，因为秘密强烈的压力完全压倒了他。当母亲对孩子讲话时，他像没听见一样，仿佛是个聋人。或者他会走开、转圈圈或胡乱动着，身体所体验到的没有一项显示他和母亲有关系。从他的身体姿势可以看出他觉得被压迫，被淹没，仿佛无法支撑自己、有人不允许他存活。他看起来软趴趴地瘫在地上。孩子也表现出他内在没有空间一样，他努力创造人工制品来帮助自己存活或移动。例如有的孩子收集录音带，录音带里的旋律有一定的长度，当他从屋子里某一处到另一处时，他会放一卷恰好和他走过去需要的时间相等的音乐。然后，当他要走比较长的距离时，相同的过程再次重复，没有录音机和小心选取的录音带，他就无法走动。为了对抗渗透压力，这个自闭儿童采取封锁机制（blocking mechanisms）来防止压力进到他内部。孩子似乎一直在观望着母亲的扰动反应，并将它们锁在心外，因为他知道母亲会危害到他，他得把她摒除在外。此种封锁和摒除历程意味着只有很少的东西能够进到孩子内部，然而，为了维持自己的存活，这个孩子必须这么做。渐渐地，孩子会变得比较不那么防御了。有一些母亲和孩子的互动比较容易被观察到，像是母亲因对自己的照看不够而有很深的罪疚感，也觉得自己不负责任。她对自己的这些想法感到非常尴尬且羞愧，很想把这些想法藏起来；她觉得孩子让她很丢脸，因为那些她想藏起来、不让任何人知道的想法现在变得和这个孩子有关。当自闭儿童开始讲话后，他会不断表达一种很深的害怕，怕自己让母亲失望。他重复地说："我不是你的失望。我不要让你失望。"妈妈并没有太注意孩子说的这些话，也不理解孩子为什么老是对她说同样的话，但他却因为妈妈的罪疚感而深感压力。她并未理解他显然无能为力，只能不断重复他不想让她失望的语言。在此，我想谈谈 Felton 的重要发现中几个有助于我们理解精神病人的重点。

Steiner（1975）强调，他相信孩子在不同的发展阶段会使用不同形式的投射性认同，包括胎儿时期。同时，他还谈到几个类似的概念（Steiner，1975），强调他不相信几天大的婴儿投射的方式和 3 个月大或6 个月大的婴儿一样，以此类推。他主张我们应该同时考虑投射历程可以通过不同的感官来进行，像是气味、声音、味道等，还有投射的速度。他坚信，此种病态的甚至是排泄式的投射，其实是一种非常原始的沟通。日后，Steiner（1982）在其未出版的论文中试图说明原始投射历程可以用沟通的渗透系统（osmotic system）概念来运作并在其中沟通矛盾的感情，他假定此渗透系统有助于理解母腹中发生的事。有趣的是Felton 和 Steiner 使用相同的词——渗透压（osmotic pressure）或系统——来描述这些早年的心理历程。Felton 非常强调并坚信此渗透压只指代从母亲心里流溢出来的恼人感觉和想法，她认为这些感觉和想法具有不能让人知晓的本质，因此它们基本上是反沟通的，而 Steiner 强调此渗透历程的沟通价值。如果 Felton 的观察是正确的，儿童或成年病人在分析中使用渗透压，势必会在分析师内心造成极大的混乱、混淆；如果他把病人所传递的当作沟通来接收，他便会经常感到自己被误导、收到错误的信息。而病人也会受扰于分析师将隐秘的心智历程又传递给他，而他承受不了，对治疗造成极大的破坏。

Tustin（1972，1981）采用 Hermann（1929）的建议，主张流溢（flowing over）是投射的前兆，他认为流溢和单一体（oneness）是一种错觉，以为原始的单一共同体（unity）一直存在；生产的过程并没有办法使个体立即从感觉自己在子宫内转变成在子宫外，这样的想法并不难理解。母胎中的触觉感受"会一直延续到孩子早年生活在外在世界里的体验"（1981: 80）。在治疗患有精神病的儿童时，Tustin 观察到流溢的重要，小病人会感受到心理及生理紧张感的溢出，这种感觉让他相信自己有形的身体内脏会无法控制地通通流出来。

比昂（1980: 104）写道："在进行分析研究时，我们应该知道克莱茵所描述的投射性认同早在出生之前就已经发生，这意味着即使是胚胎，也能知觉到原始的感官感受（sensations）。"他想象性的推测，即使在出生之前，胎儿已敏感于他所谓的事件：像是脉搏的跳动、在流动液体的包围下（包括羊水、细胞外的流体）所感受到的水压，它可以是一种沟通。"构想出的一种情境是，压力穿透羊水，刺激了视力和听力窝……我猜想即使只发展出三四节脊椎的胎儿也能体验到一些东西，这些体验后来可能发展成为所谓的'感官感觉'"（1980: 100）。他稍后继续写道（p.100）：

"我能想象即使是胚胎，也不会喜欢血液在其体内跳动的感觉。相同地，它也可能不喜欢早期发展阶段肾上腺素产生后，或其他功能发展后带来的影响。越敏感越有智慧，它就越有可能变成后来所谓的对感官感受的觉察，然后因为不喜欢而想甩掉它们。"

胎儿可能会在发展过程中走岔了路，没有能力承受感觉或想法，结果出生后便缺了重要的装备。然而，出生后，孩子仍存留智慧活动的潜能。比昂数次想要表达他对母胎体验如何影响后来发展的看法。他讨论道，在这种情境中，意识和潜意识的区别似乎还不是非常清明。因为胚胎若是想要甩掉令他不愉快或不想要的原始感官感觉，那么它就会有一些任何时候都无法意识到的意念（ideas）或是感觉（feelings）。人们大概只能形容说，这些意念和感觉是在或不在的，但已经无法触及其源头。所以，当你在面对成年人时，你得分辨哪些是意识的，哪些是潜意识的，而哪些又是无法触及的。他接着谈到一些描述自己没有想象、没有梦的病人，我们必须思考一个可能，即他们的梦和想象或许是无法触及的。比昂相信原始的、未出生胚胎的那些无法触及的想法或感觉，可能会在后来的发展阶段引发情绪的波动。例如青春期或潜伏期，这些想法或感觉便浮现到表面来，孩子便突然丧失了理解的能力，并失去所有的常识。换句话说，出现了我们称之为精神病态的行为。比昂举例了一个成年病人的临床现象，这位病人的内在有一些他不认识的东西并和它缠斗许久，他是比昂在医院会见的一位患有严重气喘的病人。头几次会谈后，病人气喘的情况恶化，但好像没有人在意这件事。治疗持续进行，病人在病房里营造一种充满敌意的气氛来对抗分析师，而他自己面对分析师时则维持强烈的赞赏和理想化。事实上，这个病人从未体验过挫败，他一点也不怕精神异常，身体也从未生过病。而现在，他开始害怕自己会疯掉、也开始感冒，变得不受欢迎。他甚至有股想要自杀的冲动（有时候，这股冲动非常强烈）。这突如其来的压倒性焦虑让分析师和病人都立刻警觉起来，比昂觉得病人的这个状态显示了他所描述的无法触及的原始失调，因为它们在一开始就被甩开了。此刻，这些无法触及的感觉突然进到潜意识和意识里（原本它们不在潜意识，也不在意识里）。比昂认为他所描绘的这些体验可以让我们明白为何病人会突然出现精神病症。

4. 我相信能区分自体和客体表征是维持正常象征构成（normal symbol formation）的必备能力，而正常象征构成的基本机制是自我体验到一个独立于自己之外的客体，并将它内摄进来。Dr Segal（1957）也强调，在正常象征构成中，个人要能深刻觉察并区分自我和客体是分开独立的个体。她认为象征能力与抑郁心智状态阶段、自我和客体的发展有密切的关联（1957: 394）：

> "象征是人在其内在世界中创造的工具，用来修复、再创造、重获并再次拥有原始的客体。然而随着现实感渐渐增加，变成好像是自我创造出此象征能力，好像它和原始客体没有任何关系似的。"

我发现精神病态的过度投射性认同完全无法区分自我和客体的

不同，并造成现实和幻想的混淆，结果退化至具象思考（concretely thinking）导致病人失去象征思考的能力。

精神分裂症病人失去抽象及象征思考的能力，会使他以非常具体的方式来思考，很多作者描述过这种现象，像是 Vigotsky（私下沟通）和 Goldstein（1985）。Harold Searles（1962）在其《复原中的精神分裂症病人具体和隐喻思考的差异》（*The Differentiation between Concrete ang Metaphorical Thinking in the Recovering Schizophrenic Patient*）一文中建议道，具象思考异常是因为当自我和客体未清楚区分时，自我界线会很容易变来变去。

Searles 提到他的一个案例，他这样描述这个病人："有许多证据证实病人有过度的投射，不只投射到身边的人身上，也投射到树、动物、建筑和所有其他无生物上。"（Searles，1963: 25）。只有通过治疗自我的界线渐渐坚固起来，才能发展出象征思考的能力。Searles 的观察和我对过度投射性认同的看法很接近，它会导致自我和客体之间的融合，最后一定会造成象征能力和口语思考能力的丧失。

5. 在《论自恋精神病态》（*On the Psychopathology of Narcissism*，1964: 171）一文中，我强调"投射性认同是婴儿早年自恋关系中的一部分，当时婴儿利用全能自恋的客体关系，特别是全能投射性认同来除去因挫折而引起的攻击感及对嫉羡的觉察。"我相信，投射性认同常常是精神病人用来对抗过分嫉羡的防御机制，它与病人的自恋有密切关联，而不是对抗分离焦虑的防御。我在《急性精神病人在移情情境中的客体关系》（*Object Relations of the Acute Schizophrenic Patient in the Transference Situation*，1964a）中，试着追溯精神分裂症病人嫉羡投射性认同的源头。我认为，婴儿觉得自己很渺小、需要乳房的感觉可能会激起强烈的全能感、嫉羡、施虐感。在这种种感受里，精神病人体验到乳房／母亲充满诱惑、挑逗，也带给他挫败，结果便导致病人产生妄想，幻想自己取代了乳房／母亲。

6. 比昂（1965）更鲜活地描述了寄生状态。他强调治疗这类病人的投资报酬率特别低。其核心特色是，治疗过程既让人觉得有希望同时又频频落空，而治疗工作除了削弱分析师和病人所做的努力外，可谓毫无进展。摧毁性的活动因为双方成功地否认了病人已经实践其毁灭冲动而不被注意。

> "在描述这类案例时，以下说明会很有帮助：'慢性'谋杀病人和分析师，或典型的寄生主义者……病人利用其宿主的爱、慈悲和宽大为怀，使劲吸取知识和力量，以便能毒害他和宿主之间的联结，并摧毁他赖以为生的慈悲怜悯。"

（1965: 28）

我要补充一点，通过大量侵入及投射性认同来控制分析师，与慢性寄生现象（chronic forms of parasitism）有很大的不同，前者是只会维持一段很短的时间，而且分析师比较容易用诠释来回应。在治疗中，分辨这两者的差异非常重要。有时候，当病人在移情或在实际生活中遇见分离威胁，或被激起强烈的嫉妒或嫉羡时，就会出现这些现象。Meltzer（1967b）也曾说明，原始的占有式嫉妒（possessive jealousy）在特别罕见的退缩、昏睡等永存的过度投射性认同中扮演着很重要的角色。

第九章

※

边缘型精神病人的投射性认同及涵容问题

我在第八章谈到对投射性认同的看法时强调，投射性认同有时是用一种暴烈且强力的方式将个人无法忍受的部分排除出去，但它有时也提供病人与分析师之间沟通的机会。如果分析师能有疗愈效果的运作，能涵容病人的沟通（特别是在他的反移情中涵容），且能使用它们来增加他对病人的理解，就可以进一步协助病人增加对自己的理解。另一方面，投射性认同常会混淆分析师，阻碍他的思考，削弱他对病人的判断及评估能力，特别是精神病人。从治疗一开始，强而有力的投射性认同有可能就开始运作，并营造一种近似催眠的氛围。在这样的情况下，分析师是否能发挥疗愈功能并涵容整个情况，全看其情绪资源及其对理论的理解。理解这两者（分析师的内在情绪资源及其对理论的理解）是交互作用的很重要，所以分析师的情绪能力能帮助他共情到底发生了什么事，而理论、概念上的理解力能协助他容忍这些情绪。接下来我要谈及的案例是某位分析师在一个长达3小时的研讨会中的报告。病人克莱尔（Clare）接受L分析师的治疗有4年之久[1]。这个案例说明了，在有强烈投射性认同的情况下，平衡是多么难以维持，事情有可能发展到非常糟的地步——导致涵容失败、长期的治疗僵局[2]。我会在L分析师（女性）对此病人的报告中陈述我的看法（●部分）。

克莱尔第一次与我见面时是1975年，她35岁，刚生了个小男孩，才3个月大。她显得非常焦虑，说自从婴儿出生后，她和先生的关系就一直有问题。她近来没有胃口，也睡不好。她先生会在下午突然从公司回来，要她穿上迷你裙挑逗他，并要求她马上和他做爱。她谈话的声调里充满了被迫害的恐惧，对她先生的指控也非常强烈。相较之下，她对她先生从她身上得到什么的描述则形成了强烈的对比。她会答应丈夫的要求，即使那违背她的需要，与他一起共筑"她什么都可以"的幻想。她可以学着为他弹钢琴、下棋、研读数学，此外，最首要的是她要增加体重。她丈夫会买馅饼回家，要求她吃掉；她因此胖了10千克。

她寻求帮助的方式令人触目、非常具有攻击力。她有两个要求：

（1）"不能再这样下去了。我再也无法忍受和先生之间的关系了。"这个要求要的是该怎么做："我该怎么办？"更有甚者，她传递出一种再也无法忍受、无法等待或思考的信息。仿佛整个情况随时可能爆炸。

（2）"治疗我丈夫的那位精神科医生想知道我为什么这么晚结婚，他认为我应该试着理解我为何选择我的丈夫。"我觉得她好像要一个立即的解答，不允许任何延迟，非常急迫地需要帮助。我觉得自己要不就说"好"，然后陷入她的迫害情境里，要不就拒绝她，对她说"不"。

我应该解释一下我为什么同意治疗克莱尔。我认为我回应了她人格中健康的部分，这个部分的她充满生命力。她内在的生命力可能因为婴儿的诞生而再次被激起。不过面谈中她完全没提到她的孩子。我怀疑她借表情将非言语的请求传递给我，她的表情转换得极快——有时候，她的脸突然没有任何表情，然后立刻露出夸张的、想逃离此种无法忍受的情景的绝望之情。我后来回想到她进入、离开诊疗室的神情，也许真实的情况真是如此。有时候，在回避我所说的东西时，她脸上也会有那种表情。她脸上的表情强烈地影响着我。当她一有那种表情时，我就会对自己说："她今天谈的事是多么悲惨啊"。另一方面，她有时候显得很开朗，那时她是个迷人、明朗的人。面对这位病人，我很担心我无法帮上她那病态的丈夫什么忙。

就在我答应接受她为我的病人之后，而且就在她结束与我的第一次会面离开后，我立刻升起一种极其恐怖的感觉。这一强烈的反移情是：我和她坐上了一列全速前进的火车，而且都不准思考整个情况。

两个月后，她告诉我她救了她丈夫一命。她出门了一阵子，结果等回到家时发现他竟昏迷在床，没了生命迹象。原来他吞了一大堆抗抑郁的药，她赶快把婴儿放下，打电话叫救护车，医院的急救让他起死回生。后来，他被安置在精神疗养院里休养，然后被送到康复之家。同时，他的朋友帮忙让克莱尔搬离他们的寓所。几个月后，丈夫有了另外一个女人，而克莱尔搬到了新家。

● 这个生动的例子清楚地呈现了与这位病人初次会谈时所遇到的困难。首先，令人印象深刻的是，在第一次会谈时 L 分析师与病人一起陷落，而分析师在病人离开时才有所觉察。直到那一刻，她才意识到克莱尔并没有给她时间去思考是否要治疗她，她也发现克莱尔阻止她做任何思考。当时，要再做任何处置都为时已晚。重要的是，当治疗性情境里出现这类强大的压力，分析师要给自己时间来重新获得思考的力量，并试着理解现场发生了什么事。实际状况是，克莱尔不愿意思考，也不让 L 分析师思考，也不认为当分析师的思考能力受到攻击时，会需要

时间来复原。病人强烈地控制了分析师，使她无法得知发生了
什么事，并陷入险境。L 分析师觉察到克莱尔想要立刻得到解
答，但她忘了，在这样的压力下，她也需要时间和距离来思考
整个过程。找到妥协之道是必须的。在这样的情况下，即使是
半分钟的思考也能帮助分析师想起她的角色。然后分析师就有
可能告诉病人，虽然明白她很急切，无法等待，但用一天的时
间想一想接受治疗这件事仍是必须的。病人不会喜欢这样的
回答，但她一定能理解，然后分析师可以用一种不具威胁的态
度来与她讨论。分析师可以对她说，她知道她很焦虑，也知道
她承受着极大的压力。然而在此压力下，她们都不宜贸然做决
定。这个时候，分析师要特别清楚地说明她能提供什么样的协
助。在第一次会谈中，克莱尔急着要让人知道她有巨大的压力
需要被容纳。分析师必须清楚地理解到这一点，并将其涵容。
然而克莱尔是怎样把分析师放在这样的处境里的呢？理解事
情是怎么发生的，对于接下来去涵容它十分关键。

　　仔细看这第一次会谈的过程，我认为克莱尔投射的力道
借由描述其丈夫的方式传递出来。她激起分析师对她丈夫的
强烈担忧，以至于在第一次会谈后，L 分析师心里很担心他。
L 分析师觉察到他正身处险境，但无能为力。事实证明她这个
感受是正确的。这显示出 L 分析师在接收及感知克莱尔的投
射性认同上有多么敏感、感受性有多么强，这是任何分析师
都应具备的重要特质。她的困难在于她无法使用其反移情里
所接收到的信息。她不知道该怎么将病人说出来的、她已感
受到的（这个丈夫的明显病态）带进治疗中。她不知道该怎么
处理这个情况，因此，她就像克莱尔一样，在会谈结束后感到
非常担忧。这是克莱尔通过认同她先生，再投射出来的内容。
L 分析师未能觉察克莱尔投射给她丈夫的内容，所以觉得无

助，并且感到无法与病人谈她丈夫的情况。倘若她给自己时间思考这个问题，也许她就能发现这一点，然后她便能与病人讨论，而不觉得自己在过分介入病人的夫妻关系。当投射性认同的内容从非言语的沟通转换成语言的形式，就能减少其造成的困扰。也唯有加以谈论，才能在分析中触及病人与其丈夫之间强有力的行动化。

事实上，克莱尔生动地描述了她先生如何虐待并控制她，以及她如何变成一个被动的受害者。面对这样的对待，她愤恨，但也享受。另一方面，她也提到她通过投射-认同她先生而变成强有力的支配者——这部分从她在会谈中对待 L 分析师的态度表现出来。克莱尔可能无法意识到这样的联结，她可能会说这都是她丈夫的问题。在这样的情况下，要分析其处境就不太可能了。除非分析师能够很快地将核心问题带到台面上，否则谁能掌握整个局面呢？因此，若想使治疗有效果，诊断病人投射给她丈夫的内容是必要的，分析师也会成为涵容问题的人。克莱尔或许不能立即感受到她有能力处理这个局面，但若 L 分析师能涵容这些问题，那么她丈夫就不会被排除在治疗之外，而能渐渐从病人投射给他的内容中区分出来，成为单独存在的个体，他们之间的议题也就能得以讨论、思考。原本，这样的讨论与思考是不可能的，因为其中有强烈的投射性认同在运作。L 分析师没有认出病人对她丈夫的投射，觉得失去了对整个情势的掌握，克莱尔的恐惧强烈地影响了她。克莱尔很害怕她丈夫会死掉，或是她投射到丈夫身上的部分自己会死掉。这是让整个问题变得如此急迫的原因。

克莱尔传递出来的急迫感值得细细察看。首先，她提出要求："事情不能再这样下去了，整个情况让人无法忍受。"她对整个既存的情况无法忍受，也表明她无法等待或思考。她非常坚持她的要求，然而讲这些话的人并不是克莱尔，这个被克莱尔用来强求分析师的人其实是她丈夫。这给人一种她丈夫好像就在这个房间里的感觉。她完全认同她丈夫，使人觉得她仿佛就是那个男人，而别人应该服从她与丈夫提出的要求，并屈从于她——就好像克莱尔顺从丈夫、什么都答应一般。所以，实际的状况是，克莱尔、她丈夫以及 L 分析师都在同一个房间里。如果分析师注意到这一点，便可以清楚地对克莱尔说明，他们三个人都被包括在内——她的丈夫并未被排除在外。为了控制情况，注意到这一点是必要的。如果分析师压力太大，没有观察到正在发生的事，也无法加以思考，分析师就得告诉病人，她得再见病人一次，也许隔天再见她一次。借此，防止自己陷入与病人三人共谋的处境。

克莱尔的第二个要求也很重要："治疗我丈夫的那位精神科医生想知道我为什么这么晚结婚，认为我应该试着理解我为何选择我的丈夫。"这里面有一些线索，让分析师知道，她选择她丈夫有非常重要的理由。目前看来，好像她选择他是为了投射和认同，以除去自己内在那些不想处理的方面，她也因而觉得自己有权操控一切。分析师需要考虑她为什么一定得这么做，而要理解这一点，得通过检视克莱尔的过往历史开始。

克莱尔在家中排行老二，共有 5 个孩子，有个大她一岁的哥哥和 3 个弟妹。她一出生就与母亲分开，一直到 4 个月大。母亲和女儿住在同一家诊所，但女儿由护士照顾。她母亲说她有出血的现象。当克莱尔一岁时，她们全家移居国外，父亲入伍，前往战场。前线传来的有关父亲的消息并不乐观，她母亲非常担心父亲生命不保。她 2 岁时，母亲怀孕了，并整日为父亲哀伤。3 岁时，她弟弟费边（Fabian）出生。照顾她两年的保姆也在这个时候离开。也就是说，当时克莱尔身边有一个抑郁的母亲和一个刚出生的弟弟，妈妈所有的注意力可能都在这个弟弟身上。她父亲离家，而她所爱的保姆也离开了。悲惨的事不止这些。她父亲唯一的兄弟，年仅20岁就死于肺结核，这让她奶奶精神崩溃。5岁时，她父亲回来了，她母亲再次怀孕，生了另外一个弟弟盖依（Guy）。

她母亲严重抑郁但不承认。她勉强张罗着全家人的吃食（在艰难的战争时期）。对于让孩子（4岁和5岁）在无人陪伴的情况下长途跋涉到很远的学校去，或是去拜访熟人，她没有任何异议或反应。

克莱尔从小就有严重的皮肤炎，隔一段时间就会发作。费边，她的大弟弟，腿上生过危及生命的严重脓疮。克莱尔6岁的时候，她们全家搬到欧洲去。这个时候她父亲能待在家里了，但却会虐待她。他很严厉，总是嘲笑她的学习困难，还经常打她。他们经常搬家（总共搬了22次）。她母亲生过两次病，一次是在克莱尔12岁的时候得了原发性感染（肺结核），一次是在克莱尔18岁时胆囊出了问题。这时她父亲又到海外去了。

克莱尔是在开始接受治疗的前三年结的婚。她曾失去过一个孩子，生产那天出了错。她生了个死胎，是个男孩。丈夫不理解她为何那么绝望悲伤（因为自己还活着啊），他不准她为了个死掉的孩子哭哭啼啼，她坚决要再生一个孩子，4个月后她再次怀孕。怀孕6个月时，她丈夫企图自杀，并逼她同意。她觉得自己快要疯了。

● 克莱尔的成长经验突显了在治疗任何病人时，理解其详细历史背景的重要性。通过倾听发生在她身上的故事，分析师立即感知到她特殊的沟通方式。

克莱尔从出生起到4个月大，完全没有母亲在身边陪伴。因为她妈妈病得很重，她很可能根本没有见到妈妈。当然，即使4个月没有妈妈，她还是活下来了，否则她今天就不会在这里接受治疗。但是，我有种特别的感觉，好像有一部分的她并没有存活下来。这部分死在医院里却无人知晓，即使是她母亲也不知道。这死去的部分在哪儿呢？在会谈时，她描述的丈夫是个行将就木的人，或者说有时候她觉得他就要死了，或是他想要死去。这样看来，事实昭然若揭。她把死掉的部分自我放进她丈夫里面，这个死掉的婴儿部分的她就藏在他里面。这样理解就明白了为何那位精神科医生会直觉地要她想一想，为何她会选择这个丈夫。克莱尔分裂成两个部分，有一部分活了下来，有一部分则死了，而这样的分裂想必非常重要。她必然一直担心这两个部分若靠得太近，自己很可能会非常焦虑，甚至想要自杀。而这样的冲突在她和丈夫之间以行动显现出来。她用了某些办法帮助他活下去，而同时又渴望他死去，仿佛他的死亡是她脱困的唯一途径。看清楚这一点，分析师就比较容易处理病人和她丈夫的问题了。因为分析师可以让病人看到她是如何使用丈夫来除去这不想要的、内在死去的婴儿部分自我。至此，可以很清楚地看到，她将部分自我投射进丈夫内部；而她的成长体验则使我们得知她所投射的是什么样的部分自我。除非我们理解到这个现象，在心智中将这些部分放在一起思考，并渐渐协助病人也理解它，否则病人和她丈夫无法继续存活下去。之后，才有可能理解现状中暴力与暴烈的部分，也才能理解她丈夫的问题。

病人的生长史也告诉了我们其他一些很重要的事情。病人失去了第一个孩子，我们可以明白这个死去的孩子带给病人多大的痛苦，也能理解她为何立即决定要怀第二个孩子。她要立刻拥有一个活着的婴儿，因为死掉的婴儿太令人惊骇。但是，丈夫的心情又是如何呢？他不能忍受她一直谈着死去的婴儿。他甚至不准她哭哭啼啼，显然他要她视他为唯一的婴儿。然后，她再度怀孕了，怀孕第6个月时，丈夫企图自杀，甚至强迫她同意协助他自杀。他为什么不想要有个活着的孩子呢？如果分析师仔细思考这个情况，就能清楚地明白她丈夫认同了那个死去的、没能存活下来的婴儿。当他妻子坚持要有另外一个婴儿时，他必然有种她想要他死的感觉，好像她一点也不关心他是死是活。她只是要一个活着的婴儿，仅此而已。这样看来，不只克莱尔觉得她是个死掉的婴儿，她丈夫也觉得他是。不知道病人的历史背景、对病人的历史背景没有共情性的想象探究，是无法治疗精神病人的。把这些资料放在心里，就不难产生对克莱尔这类病人的诠释，她想要甩掉无法忍受的内在部分自我。她想排除掉的是母亲怀里死掉的婴儿，也就是她自己。她一直努力这么做，因为她实在无法忍受她内部那个死掉的婴儿。

克莱尔把她内在死掉的婴儿部分自我放进她丈夫内在，想借此来帮助自己或丈夫，但这是不可能的事。在这种情况下，她完全仰赖分析师对其处境的理解。这也就是为何分析师明白治疗精神疾患的真义非常重要；分析师必须接触到病人分裂掉的各个部分，并且心里要记得并思考有这些不同的部分自我。分析师并非借由外力来控制这个情况，他跟随整个情境的所有细节，在心里反复思索，然后才开始慢慢理解其意义。分析师必须理解，病人已经失去思考问题的能力，因此分析师有必要在心里收集问题的所有方面并加以思考。如果分析师理解到病人不想解决她所面临的问题，他就必须不与之共谋、不做同样的事。分析师得寻找到所有数据的关联性与联结点，以便理解为何病人这么害怕把自己的问题收回心智状态中去思考。之后，他渐渐应该能够协助病人觉察到究竟发生了什么事。分析师永远不该在病人还没有能力时，就用发现的蛛丝马迹来惊扰病人，也不该强迫病人接受。分析师必须在彻底理解了某些细节后，才根据这些信息做出能被病人完全理解的诠释。然后，分析师才会发现事情慢慢有了转变，病人能从他那里得到帮助，并且开始有能力、也愿意为自己思考。渐渐地，病人便能消化一些困扰着他、让他觉得受不了的问题。

到目前为止，收集到的资料使我们比较容易理解克莱尔的困境。从她的角度来看，解决问题的唯一出路便是甩掉那个死掉的婴儿自我，这个部分与她丈夫混在一起。她另外一个困境是无法处理与丈夫分开的状况，而这个问题一直压迫着她。身在其中，她饱受痛苦，但也觉得释然。另一方面，她觉得丈夫企图自杀是她的错，觉得被指控，这也意味着照顾已死婴儿的责任又被推回她身上了。被迫与丈夫分开，制造了更多自我的分裂，而这也是目前整个外在情况的核心。

前两年

接下来要谈的是克莱尔后来在治疗中的进展，读者要记得病人一周只来一次，而她的问题成因于大量的投射与控制，这些投射和控制在第一次会谈时就发生了，使L分析师丧失了原有的能力。

在早期的会谈中，克莱尔的心理状态令我震惊。来见我的那一阵子，她住在父母家中，整个人僵滞、注意力无法集中。她曾有的活力不见了，好像将自己的活力都投射给了父母。

治疗的第二年充满灾难。即使她丈夫已选了另外一个女人，但她丈夫、那个女人和克莱尔之间很快形成了一种三角关系。克莱尔怀孕了，又流产了，流产一事也正呼应了她最想做的事：完全不要思考。然后，发了一件严重的创伤事件。病人最小的弟弟登山时意外身亡（在她6岁那年出生的弟弟）。弟弟的死使克莱尔极其痛苦。然而，一如过往，她无法哀悼他的死亡。

● 在此，我们再次看到克莱尔无法在心智层面留住任何死掉的婴儿，通过之前所搜集到的资料及讨论，我们现在可以把这个现象联结到所有其他死婴的情形，包括她内在死掉的婴儿自我、她丈夫死掉的自我，等等。

经过一年半的治疗，我觉得情况渐渐稳定下来，甚至有一段长达6个月的平静和安宁。克莱尔所提供的素材比较有组织了，而我也注意到我变得比较能够思考她的问题。经过一年零9个月后，圣诞节到了，克莱尔第一次能在会谈中伤心流泪。因为她觉得很孤单，好像被包括我在内的所有人遗弃了。当时我已开始以一周两次的频率见她好几个月了。来年年初，我提议我们可以增加会谈频率至每周3次，9月开始，她开始躺下来做治疗。我增加每周会谈次数的建议似乎是在响应病人人格中有活力与动力的部分。

● L分析师这部分的感知相当敏锐。然而，我要强调，在响应病人充满活力的部分自我之外还有另外一个部分。忘掉病人有"死掉的部分自我"是很危险的，分析师必须回应这一部分并随时与它保持联系。唯有随时觉察病人这部分的存在，它才会继续充满活力，而不感到被遗弃。

上述宁静时期里显著的不同点，是克莱尔的述说比较细致。不过，治疗进行至第二年结束时，这段平静时期被突如其来的、如飓风般的变化所打断。在说明接下来的危机时期之前，我想先呈现某次会谈的内容，其中清楚地显现出病人不同部分自我之间的动力。

克莱尔刚刚认识一个幼儿园老师，她马上同情起那个老师。这位老师刚刚接受了一家幼儿园的主任的下属职位，虽然她本身已经做到主任且与幼儿园主任同年。这个老师将成为主任的下属，为时两年。克莱尔和这位主任很熟，她自己代理过对方的职务，她也认识那位老师，而且对这位老师很有好感，她很好奇她们两个人共事起来会发生什么。我认为她内在有一个幼儿园老师的部分自我，而这个部分自我会在两年后中止与幼儿园主任共事的体验，而且这个部分（在移情中）不会接受父母与女儿之间的代际差距。另一部分的她则好奇这个体验将如何开展——这是她人格中健康的部分。最后，她解释说，幼儿园老师和她之间有着密切的关系，但是她们彼此很少见面，仅止于在院子里打声招呼。她们不能再继续像以前那样有说不完的话，因为其他的同事会感到被她们排除在外。我在想，不知她是否在告诉我，她现在必须跟她内在的那部分幼儿园老师分开，而过去这部分一直被投射到我身上。她的意思是她将只会偶尔在院子里跟我打个招呼，因为在放假的日子里，被排除在外的感觉带来的情绪太强烈了？也同样因为太强烈了，她把这种感觉投射到了其他同事身上？

● 这是 L 分析师第一次谈到她觉察到克莱尔人格中分裂的现象，此种分裂可由会谈的素材看出。我认为克莱尔明白地表示前后两年的时间她愿意依赖 L 分析师（那位老师）。这个愿意依赖的她与其人格中其他部分之间没有敌意，事实上其中甚至蕴含着公开承认的依恋情感。然而她也指出，在她和这个愿意依赖的她之间不会有任何沟通，这和我们目前为止对克莱尔的理解是一致的。尽管如此，病人对于自己不会和婴儿式自我有任何沟通是很气愤的，而且她把这个情况告诉了 L 分析师。我会选择尽可能地诠释这部分内容给病人听，借此，让克莱尔觉察到她正在对自己做些什么，以及她正在玩的危险游戏。她离自己非常近了，却仍然这么疏离，这很可能导致不幸。

当那宿命的两年期限结束时，治疗一开始，整个气氛就笼罩在泪水、疑惑不解以及偏执妄想中。我想，病人会不会再次体验到：

1. 她在 2 ～ 3 岁时经历的那些事；

2. 在移情中，她不再全能：她不再是母亲，也不是幼儿园主任，她只是个代理主任；

3. 她无法修复抑郁的母亲。

我试着从这段混乱时看出端倪，这段时期似乎会结束在断裂失和中。我先描述一些我能辨识意义的事件——与信任有关的两个冲突。首先，与损坏了的怀孕母亲有关：克莱尔记起她母亲怀她小妹妹时的事，当时她 10 岁，这段时期让她想起她母亲。其次是与她父亲有关的事：她 18 岁时，父亲出国，母亲接着就病了，因为胆囊的问题病得很严重。家里人都得照顾她，最后她甚至需要开刀。父亲每天从国外打电话给她，最后，他们得打电话叫他回来。她说这段时期就像一场梦魇。在谈论这两个回忆时，病人突然想到母亲在她很小的时候怀孕的那段时期，特别是生费边时的记忆。她也记得母亲在怀孕时、生了费边后，还有在父亲离家的那段时间心理状态恶化的情况。

● 我认为最后病人提到对费边出生时的体验是关键事件，这个事件是克莱尔成长过程中最严重的创伤。

　　还有一些内在冲突行动化，她要求丈夫同意把时间平均分配给她和维奥莉特（Violet，他的另一个女人）。我听了觉得她这么做简直是疯了，我非常困惑。

　　我的病人对她丈夫提出的这个要求使维奥莉特"喊出更高的价"；她离开先前分居时住的地方，搬去和丈夫住。接下来要谈的这个梦显示我的病人觉得自己战胜了维奥莉特，而维奥莉特代表她的母亲。我的病人梦见她看到"那个女人，维奥莉特"，她对这个女人说："你这肥女人，你这可怕的女人"，维奥莉特在地上滚——这对我的病人产生了一些影响。然后是她和3个孩子在一起，她自己的儿子、她的弟弟费边（梦里的费边只有四五岁，是她们还住在海外的时候）和第三个孩子，她认不得是谁。她对孩子们说："来吧，我们必须离开了。"

● 这个梦暗示她虽然赢了维奥莉特，却仍计划要离开她丈夫 / 或分析师。费边在梦里出现，强调着接下来的危机与费边有关。

　　接着我要谈一谈克莱尔和维奥莉特互相争夺她先生的那段时间所发生的治疗断裂。克莱尔渐渐觉察到她丈夫用维奥莉特当武器来伤害她，带给她极大的痛苦。

　　3月的一天，接近她小弟弟费边生日的前几天，也是她接受分析的第3周年，克莱尔一来就告诉我："我做了一个梦，我知道维奥莉特来是要夺走我丈夫，还有我的公寓。两天来，我煎熬着，那是我一辈子都会害怕的痛苦。现在我感觉时间到了，也松了口气。我真的很想杀了维奥莉特，我知道有种和嫉妒有关的罪。"病人继续说："我感觉治疗该结束了，我已经到达某个程度。我不能看着自己无限期地继续这样的治疗，我听过有人被分析了7年。"她起身向我说再见，同时告诉我她明天会打电话给我。在会谈中我决定放她离开，因为我觉得她没有办法听见我所说的话。她离开后，我开始感受到一股可怕的痛苦，几乎无法承受。

隔日，克莱尔打电话给我，她说她明天会来。隔天，她来了，说："我发现我没有办法结束得这么快。我说过有人分析了7年，我想我最多只能谈3年。我确定我体验到一些很深刻的体会，我也确定不要和我丈夫再住在一起。3年来，我的改变是那么少，只做了这个决定。有一天，我想到如果我丈夫能自杀成功，我会大大松口气；但是又想到，我不能希望别人去死，那会回过来报应在我身上。最后我想，实际可行的办法，是应该找个人等在维奥莉特的家门口堵她，把她拖到林子里去。还好我没有这么做。我想到善与恶，想到天主教的圣人，想到圣乔治杀掉邪恶的龙，又想到夏娃和蛇。我信仰邪恶的那方。"

在这次会谈前，克莱尔告诉我，她婆婆渐渐痴呆了，她丈夫的背也有问题，工作一会儿就得躺下来。两个月后，她告诉我，她丈夫去探望他母亲，她没认出他来，之后他就自杀了。

我很难判断造成他自杀的主要原因是他母亲的痴呆症，还是我的病人的决定。我觉得克莱尔似乎直觉地预测到她丈夫会把照顾痴呆母亲的责任丢给她。

她丈夫死后，克莱尔被内疚感压得喘不过气来，这内疚感被投射给了我。我很担心她的状态——她很害怕她和她儿子会被拉进自杀的道路。这样的担心渐渐消退，她把原属于丈夫的有关自杀的书带来给我，请我帮她保管。

我也渐渐难以守住会谈的次数，她要求我减少会谈频率至每周一次。此外，对于会谈时间的长短，我也有困难。克莱尔不愿结束会谈，我自己也没办法结束。我发现我一再地延长会谈的时间达两倍长。

● 若要说 L 分析师没有准备好迎接病人的情绪爆炸，当然是不对的。早在第一次面谈，她就注意到病人无法承受自己的情绪，随时都可能爆炸。病人一开始就说过："不能再这样下去了，我再也没有办法忍受了。"后来，病人谈到幼儿园老师的事时，L 分析师觉察到这一内容隐含着爆炸性。就在那个时候，她清楚地觉察到克莱尔人格中分裂的现象。于是，在爆发之前，L 分析师试着在心里把收集到的资料安排就序，以理解到底发生了什么事。她试图预测危机的发生，避免错过。不过，当危机真的发生时她完全无力招架，而且因为克莱尔的投射，使她陷入无法承受的痛苦。

L 分析师没办法准确地预备好以迎接这次爆发的危机，因为她不理解病人复杂的投射性认同的细微处，而病人复杂的投射性认同已经呈现在上述报告中。即使在第一次面谈时，L 分析师就已经注意到克莱尔的问题随时都可能爆发，她也感受到自己无力承受。L 分析师没有注意到克莱尔认同她丈夫，她把内在死掉的婴儿自我投射到她丈夫心智里面，分析师也没看清病人的丈夫认同了那个一出生就死掉的婴儿。这是治疗为何如此危险的主要原因，而分析师也一直没有机会清楚地诠释这部分。当克莱尔梦见维奥莉特来夺走她丈夫和她的公寓时，爆发点就到了，也没有时间再思考这个梦的意义了。

在这一情况下，分析师必须理解病人的基本问题，以及这些问题是如何复杂地与她丈夫纠结在一起的。在梦里，她觉得她看重的、对她很重要的每样东西都被维奥莉特拿走了。因为这件事发生的时间，使得这种感觉和费边的诞生联系在一起了。在这个案例中，两个情境重复地出现着：克莱尔在出生后，有4个月没有妈妈的照顾（好像有人夺走了母亲和她的生命）；以及稍后她3岁时，费边出生（妈妈再度被人夺走，留给她无尽的痛苦和想杀人报复的感觉，这些感觉是3岁的她无力处理的）。这个病人的故事让我们清楚地看见，在治疗一开始就针对病人的体验形成理论（概念化），并理解投射、分裂机制是多么重要。这样，分析师才能更紧密地跟随治疗的发展。它也能让分析师掌握整个问题，诠释病人的投射和投射性认同。这会让病人感受到被包容，避免出现激烈的行动化，对这个病人而言，激烈的行动化是很危险的。

克莱尔的情况是，治疗头3年被她体验成她生命的头3年，分析师理解到这一点很重要。几乎从治疗一开始，她就通过投射内容清楚地表明，其生命头三年有一些具体事件把她吓坏了，特别是这些事件带来的强烈谋害欲求和痛苦。

有趣的是，她丈夫死后，克莱尔再度坚持要把会谈减为一周一次。我认为这是她在说："我们退回到治疗一开始的时候了。"同时其中也隐含着公开的指责，即她并没有比开始接受分析时好多少。结果，她再回来不是为了一次会谈，而是要多两次会谈。L分析师注意到她无法准时结束会谈，时间会一直拖到两倍长。换句话说，克莱尔清楚地表达了她需要分析师给她两次会谈时间，这个需要应该要被说出来。我也想，这个潜意识的要求（一次会谈两倍时间）可能是在沟通她的另外一个需求，即想在一次中理解两种情境：丈夫的死，以及她投射出来的内在（死婴）的自杀欲求。

　　接下来的会谈，克莱尔带来一尊颇大的雕塑作品，这是她丈夫几年前做的，是一只手。有个她丈夫的象征的男人坐在大拇指上，背对着好几个女人，这几个女人以颇具挑逗之姿躺卧着，各自表现出嫉美、贪婪、淫荡和懒惰。克莱尔告诉我，她不会毁掉这个雕塑，因为毁掉后的碎片会侵入她。她想把它寄放在我这儿，然而她不能接受一旦她交给我保管，我就不会再还给她。会谈进行了一半（45分钟之后），她把雕塑藏进原来的袋子里，她带这个袋子原本是要防止我看见这尊雕塑。那天，我理解到她认为有部分的她无法被整合，这部分的她需要被毁掉，或是保护起来。

● L分析师并未清楚地表示她认为这尊雕塑作品代表着什么，或是克莱尔为什么要在45分钟后又把它放回原来的袋子里藏起来。克莱尔似乎知道驱使她丈夫自杀的感觉是什么，而这种感觉仍旧被她投射到丈夫及他的所有物上，先前她拿了她丈夫的书来，现在则是雕塑作品。因此，克莱尔现在要L分析师明白问题的所在，并要求L允许她把她丈夫的自杀部分投射到分析师内部去，而她也是用这种方式，把她的部分自我投射到她丈夫内部的。L分析师现在好像又回到分析一开始拒绝病人投射的时候。她不只拒绝接收这尊雕塑品，也没有诠释病人想要把雕塑交给分析师保管的意义。用剩下来的45分钟来藏这尊雕塑品表示克莱尔在告诉分析师，她被迫再度要继续与她丈夫和他的自杀问题纠缠。克莱尔担心自己得继续独自面对这个问题，于是要让分析一无是处。

我渐渐把每次的会谈时间缩减回正常的长度，每次减少10分钟，而且告诉病人我的计划，并每次都和她讨论她对此事的感受。我自己内在的体验是非常强烈的。有一两次，我觉得松了口气，但是大部分的时候，我感到无法控制地想要做些什么来排除这种骇人的感觉。

会谈回到正常长度后，我开始能理解克莱尔内心的分裂状态是无法分析的，因为她害怕她从出生到4个月大时体验到的被抛弃感的早熟自我（precocious ego）会变得太混乱。举例来说，她曾说："不能再这样下去了。我一直很害怕。把这个害怕从我脑袋里拿掉。"

● L分析师谈到她体验到一股强烈的感觉，好像有什么东西投射进她内部去了，而她巴不得要把它甩掉。她几乎没有办法控制自己这样的想法和需要。

L分析师表示，她开始明了克莱尔内在很重要的一面，这部分与她出生后4个月里的体验有关，克莱尔担心这部分的她是没有办法被分析的。这部分也与她丈夫的雕塑品有关，她很想把雕塑品交给L分析师，但却不敢这么做，因为她觉得分析师不会理解，还会拒绝。L分析师认为她在担心没有办法整合。事实上，这是分析师的误解。从第一次面谈开始，克莱尔已暗示她把这部分自己投射到丈夫身上，她没有要把这部分给分析师，是希望借由治疗来整合她自己。就在L分析师得知病人的成长史后，她应该已经理解是那个4个月大的婴儿自我无法处理与母亲分离的事，被投射出去的也是这部分自我。从一开始，分析师就有很多机会可以包容克莱尔的这部分自我，协助她理解，并减少她对这部分自我的焦虑，然后同化它。

这个案例说明了在投射性认同与分裂的历程中，分析师需要小心地整合病人不同的部分并做诠释。分析师需要使用她自己的感觉、知识和智性，把需要诠释的部分概念化，帮助病人整合自己。如果分析师没能在治疗一开始就做到这些，日后就会有危险。当分析师突兀地想协助病人同化分裂掉的部分人格时，可能不只会造成病人真实的焦虑，甚至会导致病人无法整合自己。在治疗这类病人时，最重要的是要研究并熟悉理解及分析投射的技巧。借由谨慎地理解和诠释，分析师能很快地减缓病人的行动化和主观体验，否则这两者的爆炸性内容必然会把分析师和病人弄得无力招架。

克莱尔一例说明，我们若是能协助分析师辨识投射性认同，并将之概念化，然后予以涵容，就能成功地达到上述目的。在 L 分析师向我报告这个案例几年后，她已经能够向病人诠释投射到她身上的 4 个月大的婴儿自我，僵局也就因此解套[3]。

注释

1. 一开始 L 分析师与克莱尔进行一周一次的会谈时，她本身接受的是心理治疗的训练，而非心理分析的训练。

2. 实际上，在个案研讨会后 6 个月，L 分析师来找我进行两周一次的督导。诚如我所描述的，在我们一起工作的那段时间，能很清楚地看见克莱尔的分析陷入僵局，起因于早期分析师未能涵容病人的问题。督导的重点放在克莱尔惧怕自己的毁灭力量和一直想要逃走的举动。为了回避面对这些，克莱尔要分析师一周见她一次就好。督导的目的在于让 L 分析师觉察到她一直无法承受涵容的巨大压力，并协助她负担起引导治疗方向的责任，同时协助她帮助克莱尔负担起当病人的责任。

3. 督导结束后，克莱尔继续治疗。虽然在她同意一周两次治疗后，又中断了两次。L 分析师之后向我报告了她最终是如何让克莱尔明白她自己无法处理分离的问题——而身为病人，她需要在 L 分析师不在时持续接受关照。克莱尔后来认识到自己非常想要当分析师，就像在过去当她母亲陷入抑郁时，她便一直当她自己的母亲一样。当理解这一点后，她才能在分离的情况下感受到巨大的谋杀欲求及重演（re-enact）（她的第一个死去的婴儿被释放出来，活化了她的记忆）出生头 4 个月在医院的悲惨体验。克莱尔直到 1985 年 11 月仍在持续接受治疗，不过，僵局已经被修通了。

第十章

※

涵容投射性认同时的其他困难

　　第二个案例旨在说明治疗投射性认同时的困难。病人查尔斯（Charles）患有疑病症，目前由精神分析师 A 医生治疗，A 医生参加我的个案研讨会已有 2 年。A 医生在分析中协助查尔斯改善其状况，不过，A 医生提出这个案例时是他们遇见极大困难时。在 1983 年之前的 2 年中，A 医生从研讨会里得到协助，觉得自己能处理查尔斯的问题，因为他比较能理解分析中的投射性认同。病人在生活中有极大的进步，但查尔斯仍偶尔会抱怨内在有一些困扰着他的压力。

　　接下来我要报告 A 分析师与查尔斯的两次会谈，在 A 分析师提出这两次会谈报告前，他已经参加研讨小组 2 年之久。研讨会讨论的重点是僵局的发展路径。在报告查尔斯的一些基本数据后，我会列出 A 医生在研讨会中所做的报告，再写出我的想法，综合描述个案的发展，我也会谈一谈研讨会中的一些讨论。

　　查尔斯 24 岁时开始接受 A 医生的分析。他有非常严重的口吃，说起话来总会把脸扭曲成像在做鬼脸。他有人际困扰，在研读医学上也有困难，主要原因是他觉得自己没有办法开口说话。他吃东西时没有味觉，什么东西都没有滋味，必须放很多盐和胡椒，才能有点感觉。他也埋怨常觉得腹部有压迫感、会痛。他会突然大吼大叫，有时候在对父亲吼叫一番后，会觉得比较轻松。如果腹部感受到的压迫感减轻，他就觉得轻松许多，不过这种轻松的状况很少。他一直对分析师抱怨很想减轻腹部的压迫感，但却总是以失败告终。关于个人成长史，此处仅提及他父亲是位很成功的执业医生，而查尔斯常觉得自己被父亲所操控和支配。此外，查尔斯早年成长中有一件重要的事，他出生就有幽门抽搐的症状，会突然把东西都吐出来，并为此做了手术。出生后前几年，他都睡在父母的卧房里。他对母亲有很美好很理想的印象，却一直对父亲生气，对他有很多批评。

经过数年的分析，病人有长足的进步，然而 A 医生一直没有办法解决查尔斯腹部受压迫（他的主要症状）的问题。查尔斯会在会谈中制造声音、吼叫，来对抗、甩掉腹部受压迫的感觉。过去这些年来，他强烈试图把自己倒空，把内部的东西倒进分析师那儿，这给 A 医生造成极大的困扰，他不知道该怎么处理这个问题。A 医生有时候会变得极端生气、怨恨，甚至到想要结束分析的地步。

接下来是 A 医生在研讨会中所报告的内容。

在这个阶段里有好几次会谈，查尔斯一再对我施压。他对我吼叫，以阻止我开口说话。我试着对抗他，想办法继续对他说话，这个方式被病人接受了，而且他好像因此觉得好一点。治疗改善了他和某个女朋友的关系，他说她来拜访他，他们很亲密地谈了许多，然后他比较能对她吐露一些情感。就在女友来访的时间里，有人在他执业（当家庭医生）的诊所所在区域的灌木丛里发现了一具男尸，他被请去验尸。他去了，但是对自己的检验工作感到不满意，且心怀罪恶感，因为他没有注意到这具男尸身上有几处受到压迫的痕迹，这表示这个男人可能是被谋杀的。从这个话题，他联想到一个梦，梦里有人发现一个上吊的男人。对于这个梦，他没有任何联想。不过，我的诠释是，他不只热切地想要占有他的女友，也想占有我，但是他很害怕这样的渴望太深，可能最终会勒死我。听了我的诠释，他感到被理解，接着说他很担心女友不再愿意来他这儿，因为他强烈想要占有、抓住她。不过他还是很高兴他终于能够对一个女人表达情感，这可是他的第一次。接着他谈到夏布洛尔（Chabrol）的一部电影。电影里有个男人在激情下勒死了他的妻子，而警方探员却不相信有人谋杀了她。他试图保护电影中的那个男人，让他无法向警方坦承罪行。他因而觉得要背负着罪恶感度过余生。这个联想似乎证实了我对病人的诠释，他确实很害怕自己内在想借由谋杀来占有对方的渴望。然后，查尔斯谈到他对我也很难表达情感，他害怕表达出来后，自己的情感会变得太炽烈。

接着我要报告某次会谈的内容，那次会谈中发生了强烈的移情。问题的背景是查尔斯远道而来接受分析，他得花好几个小时的车程，但是他从不带足够买杯咖啡或茶的钱。那天，我觉得我们的会谈十分成功。当时天气非常炎热，就在会谈中，我突然担心起病人在回程的路上连买个冰激凌或喝杯茶的钱都没有。查尔斯并没有抱怨没钱的事，但我却变得越来越在意，我要给他20法郎[*]，好让他可以买个冰激凌吃。病人拒绝接受我的钱。

我认为，查尔斯在前来会谈的长途车程中从不带钱是一种非常强迫性的行为。我经常对他诠释，他借由这种行为来对我施加压力。我说他要我具体给他一些食物或饮料当作爱的代币。尽管如此，在会谈结束前，我还是很想给他一些钱买茶水。

下次会谈，查尔斯带来一幅鱼的图片，这条鱼被天使钓到，正躺在地上。我诠释说，他觉得上次会谈时我想要钩住他。那时，我理解到我上回的行为极具挑逗性。查尔斯接着联想到

---

[*] 法郎是 2002 年前法国的法定货币单位。2002 年 7 月欧元成为欧盟国家实行统一货币政策后的唯一合法货币。——译者注

一篇有关儿童谋杀犯的报道，我说那个谋杀犯可能就是用冰激凌来勾引孩子的。查尔斯接着说这个儿童谋杀犯外表过着很正常的生活，他结婚了，也有孩子，没有人相信他会做出那种事来。我强烈地感觉到他就是在说我。

● A 医生以极具娱乐效果的方式报告这次会谈，而团体里的分析师们则对 A 分析师的兴奋态度报以笑声。

　　查尔斯在会谈中越来越不安，而他腹部的压迫感也越来越明显。此外，他的肛门又开始不舒服。他说："我的真实感觉遗落在某个角落，现在所出现的都和我的真实感觉无关。"A 医生解释说，这些说辞和查尔斯过去指控分析师都在讲一些垃圾很相似。查尔斯补充说，比起他来，那个谋杀犯似乎更有人生经验，这让他觉得自己很渺小。他埋怨 A 医生都不把他当回事。A 医生诠释说，他给他冰激凌好像是一种诱惑，也唤醒了谋杀与恐惧的冲动。因此，接受买冰激凌的钱是很危险的。查尔斯说："想到正在发生的事，我就很想笑。"A 医生回答说："每回我们两人之间在讨论严肃的话题时，就像现在，总有什么会导致我行动化（acting out），你就会以傲慢优越的态度来看我。"

● 在此，A 医生把查尔斯的埋怨："分析师不把他当回事"丢给查尔斯，反而指责查尔斯不把分析师说的话当回事。

　　A 医生接着报告假期前的某次会谈，查尔斯在会谈中提到他非常理解为何 A 医生必须放这么长的假：因为他有个难对付的病人，A 医生一定已被他搞得筋疲力尽了。

研讨会中的讨论

此时，我打断了进行中的报告，问在场者到目前为止对会谈中发生了什么事有何看法。没有人说话，我要他们注意一个现象，即分析师对于给病人20法郎买冰激凌似乎显得相当开心。当他说病人拒绝了之后，他变得比较严肃。而在他说明这整个会谈过程时，在场的每个人都在笑。我觉得 A 分析师所描绘的是相当严重的情况，其严重的程度可以从内容得知。我认为，通过好心给病人钱买冰激凌的行为，A 医生置分析于一个危险的处境中。查尔斯理解到了这一点，所以才一再想到儿童谋杀犯的事，查尔斯注意到 A 医生要给他钱买冰激凌的好心掩盖了他内在非常愤怒的情绪，病人感受到这是一种谋杀欲望，一种失控的冲动，这显示分析师没能包容病人的投射。病人描述他腹部的压迫感其实在是告诉分析师，他没能涵容病人的投射。查尔斯也害怕他毁坏了 A 医生的能力，特别是 A 理解他、包容他的能力。他提到 A 医生放长假一定是因为被他搞得筋疲力尽，以至于没办法再工作、不能再分析他了，指的就是他心里的害怕。查尔斯也相信，因为他破坏了 A 的能力，所以 A 才会犯下给他钱的错误。

我也强调，A 医生的错误是当时他并没有认真地看待分析情境。其实，在那次会谈里，A 医生一再诠释是查尔斯不把分析当回事——而事实正好相反。显然，A 医生把他的问题投射给了查尔斯，因而制造了极大的混淆。

在讨论时，A 医生变得非常防御，并认为某些发生的事并没有那么重要。他突然指出，他是在会谈结束时才给病人钱的；他对查尔斯说，如果真的需要钱买冰激凌，他可以给他。他并没有勉强对方收下。他又补充他在接下来的那次会谈，曾诠释了他要给查尔斯钱的举动威胁到了对方。他强调他当然正确地理解了查尔斯谈到的儿童谋杀犯和其他犯罪内容时指代的是什么，而且他据此做了正确的移情诠释。这个时候，A 医生并没有足够清楚地对查尔斯诠释他们两个人之间究竟发生了什么事。在小组讨论中，A 医生好像出现一种感受——病人总是向他要求得太多，把他弄得疲惫不堪。这个感觉是有事实根据的，因为多年来，这个病人一直是他最棘手的病人，而他也确实感到筋疲力尽。这表示，病人担心自己把分析师搞得筋疲力尽其实是一个符合事实的知觉，他应该已经很清楚地知道这个事实。病人幻想、担心自己把分析师搞得筋疲力尽，和他真实地知觉到他已经把分析师搞得筋疲力尽是不一样的。

这时，小组里一位成员提出，她认为 A 医生长久以来一直想要弄清楚并分析查尔斯来会谈时身上不带钱的现象，而查尔斯一而再、再而三的行为，最后终于使分析师生气了，因为这表示分析师没有改善这个情况。这个情况一直持续，当分析师突然给病人钱，可以视为分析师想要打破僵局所使出的杀手锏。A 医生同意这位成员的说法，他觉得查尔斯没有带钱给他造成了极大的压力，而他又总是制造这种情况。A 医生因此觉得一直是他在给查尔斯东西：给钱，不然就给诠释，这样就可以改变整个情况。因为他一直无法协助病人完成显著的改变，A 医生心里有了极大的不确定感，于是在那当下，他再也无法承受了。小组里其他成员也提供了他们的看法，有趣的是，当大家在讨论分析师的反应时，又笑成一团。可能是因为每个人都渐渐觉察到了 A 医生在治疗病人的过程中有多么生气、多么具有破坏性，以及他多么想自欺欺人。通过讨论，A 医生赫然觉察到自己的敌意，他说："你们坐在那儿谈论我、取笑我，是件很轻松的事，因为你们不必像我一样和这些问题大战，这搞得我心情糟透了。"在他吐露心声后，大家才比较认真地看待整件事。

● 对分析师而言，要承担所犯的错误不是件容易的事，别的不说，仅仅是焦虑和罪恶感就常常令人受不了。即使是很友善的讨论，就像在这个研讨会中一样，也得花上一段时间来理解究竟发生了什么事，并愿意接受它。我个人认为查尔斯的行为倒不是在表达他强烈需要 A 医生满足他的期待，反而更像是想把内在极大的焦虑和挫折投射到分析师内部，好让他体验他（查尔斯）所体验到的。同时，查尔斯也企图让 A 医生感到自己无法满足他的需要。他在坐车来接受分析的途中强力克制自己的欲望，最后导致巨大的移情／反移情纠结，终于使 A 医生再也无法承受，他觉得自己完全被打败了。

在这种情况下，我建议分析师接受病人这种挫败的行为。首先，病人会使尽吃奶的力气和决心，维持自己的行为不变，以防分析师认为自己能改变他或他的行为。如果分析师能接受他的行为，病人行动化的行为就会渐渐减弱。我的看法是，钱的事起因于查尔斯在放假前感受到的巨大压力。他想靠近分析师，想要从他那里得到些好处。A 医生大概是感受到这个需要了，他在会谈中看见了病人热切的渴望和紧张感。A 医生想要更具体地帮助查尔斯——买冰激凌给他——但是病人无法把分析师表现爱的具体行动视为好的、可以满足他的。查尔斯把分析师给钱的举动看成无法承受他强烈的需求，因此，查尔斯觉得 A 医生用一种具有攻击性的方式把感觉还给他，这个反应完全掩盖了分析师给予的快乐。查尔斯显然并没有被分析师给钱的举动所混淆；他很清楚自己不能收下，因为他觉得实际的状况是，小男孩觉得这个诱惑他的男人是个恨他且想杀掉他的人。这一体验显然太震撼了，查尔斯想必觉得 A 医生无法承受他的渴望和期待。查尔斯感到自己内在有股压迫感，而他偷偷相信这种压迫的力量已经跑出来并造成伤害了。

当涵容的关系崩解，分析师要能看见，病人感受到的是那个包容其情感的容器已被损毁，因此他必须建造一个非常坚固的涵容器皿。他需要一道墙或一座城堡，以免压力失控。这种自我涵容当然是不对的，它不可能成功，因为它得耗费极大的力量，伴随极大的危险。而且，一直会存在一种恐惧——担心自我包容的功能有一天会崩解。以查尔斯为例，病人已处在危险中，随时可能退回分析一开始的状态：借由大吼大叫来甩掉内在压力，并将之投注到 A 医生身上。我们也可以预测，再这样下去，分析师和病人的关系会更加恶化。我认为这个时候，病人会需要严厉地考验分析师包容他的能力。

重要的是，当任何一个分析师在行动化中犯了错时——就像 A 医生——他需要去修复它。在修复时，他必须不带太多怨恨地面对和病人之间所发生的一切事情的深层理由。否则，他就无法自在地对病人说明他们两个人之间究竟发生了什么。如果能成功做到这一点，源自病人和分析师之间互动不良的暴烈反应就会减少。借此，病人能感受到分析师涵容的功能已然修复。除非走到这一步，不然病人会一直觉得分析师这个容器已经毁损，做什么都没有办法让它复原。这样下去，分析师和病人当然会一直感到无望和无助。即使在情况好一点时，病人也常会让分析师接受各种测试。分析师需要理解并加以诠释，以让病人明白这种行为与整个情境的关联。

接下来的发展

放假过后，查尔斯说他觉得在分析中没有时间感，好像不曾放过假似的。这意指我应该永远随传随到，承担他的压力，做他压力的包容者。我们之间似乎有着某种共识，即假期中升高的压力在我出现后渐渐降低，甚至不再存在，但却未明确提及这个改变。结果，在假期过后的头几天，我们开始很难在语言层次进行沟通。过了一段时间后，查尔斯似乎比较能承认、理解他想要折磨我，他要我也去感受在放假期间他孤单一个人的感觉，以及这种感受有多么糟糕。比起早先无法意识到底自

己的内在发生了什么事，他现在的觉察似乎进步多了。接着查
尔斯第一次谈到，小时候他吃东西非常慢。他说他用慢来控制
全家人，结果吃饭时，家里总是弥漫着一股紧张感。他过去从
来没有提过这个问题。他的父母，特别是他父亲，都知道这个
问题，却从不曾提及。有趣的是，诚如我先前所说，他有一回
占用了浴室很长的时间，让父亲无法使用。那时父亲对母亲
说，儿子控制的态度对他们全家人的生活极具破坏力，他很生
气（这些话是查尔斯间接从母亲那里听到的）。这是父亲第一
次公开表达他对病人控制别人的方式感到愤怒。

● 在此，分析师似乎认为，放假前所造成的损害已经愈合了，而
分析正驶进平静的大海中。如先前所解释的，我的看法是分析
师和病人之间的干扰因素并没有彻底解决，期待这个结果为时
过早。

　　在这个阶段的某个星期一，查尔斯来会谈时显得很兴奋、
充满活力，因为他前一晚读了艾丽斯·米勒（Alice Miller）写
的一本书。他没有办法停下来，一口气读到早上5点。书名叫
作《你无须注意》（*You should not notice*）。一般情况下，查尔
斯存在阅读上的困难，很难吸收书中的内容，但是这本书却让
他欲罢不能。A医生说他被查尔斯那不寻常的热情感染，尤有
甚者，在会谈过程中，查尔斯根本没有注意到过去常困扰他的
腹部压迫感。接下来那次会谈中，查尔斯的言谈透露了对传统
精神分析的批评——显然是艾丽斯·米勒式的批评。接着，在
下一次会谈中，分析师觉得自己受到杀伤力极强的攻击。查尔
斯完全认同了艾丽斯·米勒的观点。他说，在他接受分析的8
年里，他们谈了一大堆，却根本没有切中要害。他强调，他一

直告诉 A 医生, 分析的重点应该放在他腹部的压迫感, 除此之外别无其他。A 医生报告说, 他觉得这些语言的批评和攻击已经让他越来越无法忍受。他觉得自己过去这 8 年来这么努力地理解病人, 给他最好的关注, 挣扎着继续探触查尔斯的感觉和焦虑。现在倒好, 病人对这些努力不屑一顾, A 医生觉得自己再也受不了了。

在这样的氛围中, A 医生首次说了些批评艾丽斯·米勒的话。查尔斯将艾丽斯·米勒彻底理想化的举动实在惹恼了他。他说艾丽斯·米勒放弃了分析师的身份, 写一些书并从中牟取暴利。A 医生对研讨小组报告说, 他发现他对艾丽斯·米勒突然爆发出的攻击非常明显。他补充说, 他真切地想要告诉这个嘲笑他、瞧不起他的病人, 艾丽斯·米勒放弃分析工作其实就是想放弃面对像查尔斯这类病人施予自己的压力。

● A 医生的这些看法透露出他深深地受到了伤害, 并且对病人心怀愤恨。他没有办法涵容查尔斯的行为。

A 医生解释说, 他觉得在分析情境中, 身为分析师, 他总是得自我控制, 而查尔斯却利用这一点不断地折磨他。查尔斯可能认为 A 医生必须'打落牙齿和血吞'地忍受一切, 不能表达被折磨的感受。所以, 在这次会谈里, A 医生对自己说: "既然病人对我谨慎的诠释和理解无动于衷, 继续贬低我、瞧不起我, 那么我就让他好看、给他一顿好打。" A 医生觉得他在会谈中针对艾丽斯·米勒的批评为的就是给病人以教训。

查尔斯的反应是问 A 医生身为分析师怎么会这么失态。他对牟取暴利的说法感到特别反感。他也补充说, 他从来不认为他所说的任何话会伤到 A 医生, 他非常惊讶 A 医生会有这样的态度。A 医生后来对查尔斯承认，他说的话确实让他很受伤。他还说，病人这个时候也接受了现实，即分析师也是人，他能理解事情的来龙去脉，也得被帮助。这次会谈就至此结束了。

研讨会中，A 医生补充了一些看法。他强调查尔斯曾说，他常常不把他自己和分析师在会谈里做的事当回事。A 医生的回应是："现在你告诉我你不把分析当回事，但是你已经来 8 年了。显然我们得很认真地想一想，继续下去是不是值得，因为在这种情况下，再分析下去也没有什么意义了。"

A 医生告诉小组成员，他决定做个了断，反正他已经表达了他的感受了。他们积累了太多情绪，他没有办法解决，必须说出来。成员们觉察到他好像觉得自己必须一再强调其行为反应的重要性并为自己辩护。他们把注意力放在这一点上，也批评他的态度，其实更多的是嘲笑他。A 医生强调，当真的放手一搏，他反倒松了口气。他不再压抑自己，明白地告诉查尔斯他简直是个浑蛋，他的行为是多么可怕。他甚至觉得，威胁查尔斯若再这样做，分析就得停止是一个对的抉择。（这自然引发了小组的热烈讨论，在此不再重复。）

下次会谈，查尔斯说也许他现在应该攻击分析师，然后拍屁股走人，但是那样做又太过分了。他得承认，他真的会伤到别人、会折磨别人，他不能只是随口说他的行为不会伤到任何人就可以了事。A 医生提醒查尔斯，每次他做了一个有效的诠释，查尔斯就立刻说分析师只是在炫耀自己有多了不起，以此来贬低自己，而不是真的关心他的病人。A 医生诠释说，现在可以很清楚地看见，查尔斯是在嫉羡他，嫉羡他理解事情的能力。因此，他贬低他，想要忽视他所说的话。查尔斯一直不愿意承认他嫉羡分析师，而他使用的方式是将 A 医生理想化，并告诉自己分析师不会被任何攻击所伤。因为将分析师理想化，他的嫉羡增加，他才会感受到内在有股不舒服的压迫感。而他借着投射，想甩开这些不舒服。查尔斯很认真地听着分析师的诠释，承认分析师说得很对。他说他觉得松了一口气，他听懂了分析师所说的，也很感激分析师为他做的解释。会谈结束，研讨小组的时间也到了，我们必须停在这里。

● 很有意思的是，在这个时候（情绪爆发之后），分析师似乎又重获理解事情的能力，也恢复了功能。他现在有能力清楚地解释查尔斯的嫉羡与他腹部的压迫感有关。一旦能够诠释病人在分析中对他的态度，便将病人用来避免觉察自己所作所为的防御性理想化带上台面，这样一来，分析师便得以在分析中、在病人心智中重新成为有能力的分析师。这个时候，分析才有比较好的预后效果。

　　A 医生的经历让我们看见，分析情境中的投射性认同可以是极大的助力，也可能是莫大的妨碍，而分析师随时都有承受不住（投射）而失去功能的危险。有时候，涵容病人的投射是非常艰难的任务，特别是分析师或病人被整个历程干扰得很厉害的时候，就如本章案例所示。要处理这种情况，分析师有必要先弄清楚他对病人的感觉。然后，他可以先自行修通自己这部分。把他无法承担的受伤感以及他对病人的愤恨隐藏起来，这是 A 医生的需要，也导致他的行动化——给查尔斯钱买冰激凌。对此，查尔斯即刻的反应是开始谈有人被谋害的事，发展到最后，分析师不得不承认他对病人的即刻反应确实非常暴烈。后来，当病人把艾丽斯·米勒理想化之后，分析师才渐渐觉察到他对病人的愤怒和恨意已经无法控制。这时，他才突然理解到查尔斯将他理想化的程度，特别是在病人埋怨他腹部的压迫感时。有趣的是，这个过程并没有发展成分析中断，而是让 A 医生恢复了他的治疗功能，增加了病人和分析师之间的合作。当强烈而长期的投射性认同支配了分析的过程，分析师通常会出现某类行动化的举止，就像本例所示，这些行动化需要被理解，并加以运用，这才是最重要的。

第十一章

※

投射性认同与精神分裂症患者的病态移情

诚如我在第一章所提到的，在治疗精神分裂症（或类似的）病人时，病态移情的发展及诠释是精神分析成功的必经之路。在理解此类病态移情时，最核心的工作是认识其中丰富多样的投射历程。

本章将仔细检视精神分裂症病人的移情，并以案例说明。这些案例是从我的同事那里收集来的，过去我们定期讨论精神分裂症病人的案例。本章所形成的理论并不代表最后的结论，但是，在报告两个案例之前，我要先提及一些理论背景。

过去20年来，用来探究精神分裂症病人的精神分析技巧并无多大改变，目前为止病人一周5～6次在诊疗室、医院、疗养院里接受分析。现在，病人通常已不再使用躺椅。我们不只注意病人的言语沟通，也使用他的身体语言、行动来理解并诠释关系。虽然在接受分析时严重的精神分裂症病人的沟通能力各不相同，但他们分析题材的发展路径却往往令人惊讶的清晰。精神分析病人的沟通语言与一般语言极不相同，特别是那些有妄想症状的病人。他们的语言听起来更像是梦；换句话说，他们使用的语言是根基于所谓的原发历程的（primary process）。我们有理由相信，病人也不懂自己向分析师发出的沟通，就像人们通常也不明白自己做的梦一样。因此，病人需要借分析师的思考能力，将其沟通内容转译成一般用语，好理解自己的沟通。用理论术语来说，就是分析师要涵容病人的投射性认同。

当分析师的诠释正确转译了病人的沟通，即使是严重的精神分裂症病人也常有确认其正确与否的能力。因而我所采取的观点是，即使病得很厉害，精神分裂症病人的人格中仍残存有清醒的部分，这部分还有正常思考的能力，且分析师能通过诠释来强化它。诠释有助于移情的发展，当移情枝繁叶茂之后，我发现一个有利于分析进行的论点：精神分裂症人格分裂成许多不同的部分，每个部分都联结到不同的客体，也具备不同的功能和意义。分析师通常会区分病人内在病态（psychotic）和非病态（non-psychotic part）的部分，但是严重的精神分裂症病人通常已经失去了非病态的部分。病人期待分析师能扮演清醒正常的部分，发挥思考的功能（如果分析师想要对病人有所帮助，他也必须如此）。为了发挥这个功能，分析师必须更仔细地检视病人精神病态人格所发展出来的移情内涵。经过仔细地察看，分析师会发现，病人人格中有些部分的精神病式妄想比其他部分严重。

接着，我会先讨论精神分裂症病人的典型精神病式移情（typical psychotic transference），当然是从投射性认同的角度来看，并探讨它原来与正常历程的关系。其次，我会描述何谓精神分裂症病人的妄想精神病式移情（delusional psychotic transference），接着再检视妄想精神分裂症历程的结构。我也会试着区分严重精神分裂症病人移情中病态较不严重的部分。我称此为婴儿式移情，因为它指的主要是婴儿自我（baby self）与部分客体（part-object，乳房）的关系。

我及一些接受我督导的同事所治疗的精神分裂症病人有其典型的精神病式移情。从理论的角度看，我们可以将这类移情视为一种关系，而此种关系强烈受投射性认同主导。通常，在第一次会谈时，分析师很容易注意到这种移情。它是一种很明显的、强烈的控制关系——不管是主动还是被动的形式存在。通过投射性认同，病人认为他控制了分析师的心智和身体，这样的感觉又回过头来使病人害怕，怕自己把分析师搞疯了，也造成与其投射冲动有关的偏执焦虑。他特别害怕被投射出去的部分自我和分析师混在一起，又回过头来进入他体内，使他失去心智和自我。病人相信这是实际发生的事，这种情况激起精神病式移情，最后变成一种妄想。病人真的以为自己被困在分析师内部，而且 / 或者分析师真的被困在他内部，这样的真实感觉导致了病人的混乱和恐慌。在此种情境下，分析师的首要任务是协助病人理解发生了什么，其次，再去碰触病人在移情中表露出来的婴儿期情境（infantile situation），此婴儿期情境才是麻烦的根源。

　　记住上述与理论有关的想法，现在我要报告两个案例。第一位病人名叫爱丽丝，她接受 K 医生的分析，而 K 医生于 1962—1963 年接受我的督导。以下是 K 医生的个案报告和我的想法及意见。爱丽丝在第二次会谈时就发展出受投射性认同支配的精神病式移情，而 K 医生处理得非常成功。

爱丽丝

　　在接受分析之初，爱丽丝是位未婚的 25 岁女性，这是她第三次精神分裂症发作，已被医生诊断为结合偏执与青春期瓦解型精神分裂症。当她开始拒绝进食，变得躁动不安时，院方担心第三次发作会让她越来越糟糕，甚至会要了她命。先来看看她婴儿期的发展史，爱丽丝 2.5 岁时曾因肾盂肾炎住院治疗，当时正值她妹妹出生；在那段住院时间，她几乎完全不吃东西，最后她父母把她带回家，一直照顾到她恢复健康。院方后来将爱丽丝从精神病院转到私人的疗养院接受 K 医生一周 6 次的分析。第一次见面，她和 K 医生有了接触，结束时她问他会不会再来，他说会并解释说他会固定与她见面。

　　第二次会谈 K 医生进门来时，爱丽丝坐在床上爆笑。她说："我可以从你的眼睛里面看见微笑。你相信我会想要嫁给一个当我读他的信时会如此爆笑的男人吗?"K回应说,爱丽丝觉得自己是疯了,才相信他真的会遵守承诺回来见她。她相信他之所以会来,只是因为她的微笑,认为是她的微笑把他带来见她。她的微笑现在就在他内部,在他的眼睛里面,控制着他。

● 病人所谈的分析师眼中的微笑反映出病人妄想式的"全知",而分析师只取其移情含义来回应。

　　爱丽丝回答说:"我喜欢A医生。他有一种奇怪的幽默感,这是我喜欢他的原因。A医生说他会回来,结果从来没有。"

● 问题立即显现,为什么她喜欢一个不守承诺、忽视她的人?

　　K医生感觉到她开始区分他和A医生的不同。他诠释说,她正在否认其实她相信A医生借由残酷的欺骗回应了她想要控制他的欲望(她相信这种控制是很残忍的)。现在,她很害怕她残酷的魔法会控制住她的分析师。爱丽丝的回答印证了这一点:"我对托尼(Tony)很残忍,(托尼是她在一开始提到的那个写信给她的男人)他写信给我,我爸爸强迫我要嫁给他。如果我要结婚我就会结婚,不必人家强迫我。"她嘲笑托尼一阵后,又开始狂笑。

　　爱丽丝继续说:"我生病时,我爸爸对我做了一些很坏的事。我记不起来是什么事,我想他说了一些想要占有我的话,所以我才要离开家。我和妈妈关系很好,她常跟我说一些私密的事。我和她关系很好。"然后她大吼:"我反对精神分析,我爸爸就是分析师。"(她的妄想式幻想:他83岁了;他在电话里讲话很随便、很粗鲁;他把粗野的话吼进我心里。)

● 此时，病人明显出现负向的情感。骇人的、令人承受不住的父亲形象和上了年纪的分析师联系在一起，他对她吼叫一些亲密的、粗野的话，而她必须逃开。读者可以从这些话中看见妄想式移情（delusional transference）是如何快速形成的，爱丽丝一方面害怕她把自己的感觉推进 K 医生内部，同时也害怕他把他的感觉推进她内部，使她瘫痪掉。

K 医生顺着这些的线索进行诠释，但没有触及爱丽丝担心被他强暴的部分。当下，病人眼中的分析师已不单纯是分析师，他和其父亲形象混淆不清。

● K 医生采取的诠释原则是，不诠释精神分裂症病人很快出现的性欲移情（erotic transference）。如同我在第一章所强调的，根基于古典俄狄浦斯情结所做的移情诠释并不适用于精神疾病患者（psychotic patients）。K 医生成功地诠释了病人的投射性认同，降低了病人混乱、具体的性欲移情，印证了这一点，分析也因而变得比较可行。

经过我的诠释，爱丽丝安静下来，但立即又再度将精神病院理想化成她该返回的坏的地方。此刻我理解到这与会谈的内容有关，她害怕自己的感觉会控制住我这个好分析师，也恐惧自己回去原来的地方会被控制住。稍后，这样的投射性认同更清楚地呈现，也让她担心和我混淆不清。她曾解释这个现象，说她得小心看管我，免得我做出可能会做的事。当她觉得这样的事无法避免地会发生时，她便退缩，离我远一点。偶尔有这样的状况，她觉得看见了我脸上闪过一抹笑，她觉得那笑容也出现在她脸上。她吓坏了，为了减缓害怕，她立即开始把精神病院扭曲成理想的地方。

经过3～4个月的分析,爱丽丝渐渐从严重的精神分裂症状态复原。不过,她越清醒,就越害怕 K 医生会把疯狂和混乱再推回她内部。这意味着她认为现在 K 医生收容了她的一些疯狂;在必须和 K 医生分开时,像是假日,她尤其会有这类担心。在4个月的分析后,他们第一次面对假期,病人出现了这样严重的恐惧。顺着这个思路对她进行诠释立即释放了她的焦虑,也协助她顺利地面对这次假期。

爱丽丝一例说明精神分析病人的典型移情出现得非常快,有时候会导致妄想式移情。第二次会谈,她好像就相信,自己已经借由微笑全能地进到 K 医生的心智状态中了。这也就扭曲了她对 K 医生行为的看法(他到医院来看她),看成一种性关系的进展。她相信 K 医生(与她父亲混淆了)会粗野地攻击她,她一定得逃开他的攻击。K 医生把焦点放在妄想和投射性认同上,而不是俄狄浦斯关系,成功地在分析一开始就涵容了病人的焦虑。

莎拉

接下来我要谈及一个处于严重妄想状态的病人,莎拉(Sara),她感觉自己的婴儿自我被监禁在某个世界或客体里面。这个世界充满了残酷虐待的客体,而这些客体代表的是她的部分自我,它们一直要把她拉离与分析师/母亲建立的依赖的好关系,特别是周末的时候,这种感觉就更强烈。

莎拉的分析师是接受我督导的 O 医生,O 医生经验丰富,是我的同事。莎拉是犹太人,被诊断为青春期精神分裂症。她16岁时开始接受分析,当时已经出现明显的精神分裂症症状达5个月,之前则已有两年半的时间有严重的精神病式抑郁（psychotic depression）。她一直住院疗养，并有两次接受电休克疗法的纪录。莎拉在发病前是个很聪明、讨人喜欢的女孩，从收集到的资料来看，她在成长过程中并没有创伤体验，但是在婴儿阶段母亲似乎有忽略她的情况（母亲协助父亲的家族事业）。有些治疗过莎拉严重精神分裂症状态的精神科医生，认为她的病症无法治好了。她对生理治疗没有反应，也没有办法使用普通的语言和她沟通。不过，接受分析后，情况便变得不同。她对诠释立刻有反应，也出现非常鲜活的移情。一开始，她的分析师 O 医生在移情里代表着父亲或兄长，但接着出现的移情主要对象都是母亲/乳房。

经过头几周稳定渐增的合作关系，莎拉的妄想系统开始运作。她相信她被父母卖给一个有钱有势的男人，他正着手进行一项治疗精神异常者的研究计划，并打算利用她当实验用的小白鼠。因为这个目的，她才会被拘禁在虚幻的电影制片场里，这里面没有一样东西是真的。制片场里大部分的人是临时演员，整个过程会被同步拍摄下来然后放映。这个电影制片场看起来很假，因为色彩非常单调乏味，而她赖以为生的氧气也不像真的空气那样清新。她也认为 O 医生是个临时演员，而她的父母则是她真实父母的复制品。在莎拉眼中，外在世界真实存在的只有她很喜欢的一位女老师。

莎拉把这些幻想的念头说出来后，开始变得比较友善，不过也开始抱怨 O 医生不是真实存在的人，他的颜色不够鲜亮。她也埋怨自己好像被监禁起来，她表达被监禁感时用的是这样的句子："他们为什么不喊'卡'呢？"稍后，她甚至要求接受脑白质切除手术。她也怀疑有些好东西藏着没让她知道，她曾说有一种可以让她在一秒内就好起来的药，暗示别人把药藏起来不让她知道。

在某个周末前，这种意指"暗藏乳汁的乳房"的暗示增加。她在衬衫上别上犹太黄星（Jewish yellow star）来强调这个暗示。接下来的星期一，她说她星期六晚上做了一个梦。梦里她坐在车里，车子前后都坐满了纳粹军人。在停车之前，一切都没问题，后来这些纳粹军人坐得越来越近。她先前提到她听到一个纳粹男孩的声音，告诉了她一个集中营暴行的残酷故事，逗得她咯咯笑，这是一个与残酷自慰幻想有关的妄想。这个梦似乎象征着，莎拉觉得周末暂停分析就好像是把她关在妄想系统的监狱里。她那无法控制的残酷自慰幻想变本加厉，这是梦里纳粹军人坐得越来越近所代表的意义。从这些及其他足以相互印证的信息中可以看出，莎拉的妄想世界要传递的信息，是她的婴儿自我被监禁在某个客体中，而其中充满了残酷的客体。梦里的纳粹军人代表着她内在残酷的部分自我，这部分与她想要把分析师当作（乳房／母亲）来依赖的需求正好相反。

在第一次假期前，莎拉想与真实世界接触的需求渐增。她形容第一次从监禁的牢狱里探出头来透气的体验，就像是从公交车窗里往外望，看见女孩们——可能是一对双胞胎——穿着亮丽深红的外套，这是她第一次看见真实的颜色。这种体验意味着她仍然认为自己存在于某个客体（公交车）内部，但是她现在能够看见有正常颜色的真实世界（那两对乳房所代表的是真实世界，就是那对双胞胎女孩）[1]，有了这层理解后，莎拉便摆荡在妄想移情关系（delusional transference relationship）与婴儿式移情之间。在妄想移情关系里，她觉得分析师是个迫害者，是他把她监禁起来；在婴儿式移情里，她依赖分析师就像依赖母亲／乳房一般。O 医生报告了几次会谈的过程，我要根据他的报告，摘要病人的移情情境，借以说明此种现象。

会谈一开始，有好几次，莎拉都重复说着一句话：“你是个笨蛋。”我问她这句话是什么意思，她用充满妄想的语言解释说，O 医生是个不善良的有钱人。他不好好在大学里教书，却浪费时间做一些污脏的工作。同时，莎拉也暗示她本着善心在保护着他。他做事的方式给自己树立了越来越多的敌人，这些人最后会打败他。之前，类似的主题已经一再地修通过，因此 O 医生决定不需要再重复诠释病人妄想移情中的细微投射。他开始着手处理婴儿式移情，他认为，莎拉觉得分析师／乳房因为插手处理莎拉那污脏的妄想和焦虑（特别是她疯掉的自我也不愿承认的、感觉起来像屎尿一般的绝望），将使自己陷入危险之中。莎拉认为分析师／母亲／乳房不应该承受这些污秽的屎尿，而只要专心喂养她（在大学教书）就好。做了这个诠释之后（莎拉很专注地听这个诠释），她似乎立刻又能与 O 医生进行很好的接触。她问他，为什么他要遮住自己的嘴巴，又说她想要看他嘴巴说话的样子。有了这次经验后，莎拉与 O 医生的嘴巴的关系变成与部分客体的好关系，它显然象征婴儿式移情中的乳房。

- 我认为这几次会谈过程里，莎拉是在担心她的分析师陷入险境。她先是允许自己投射所有的焦虑到他内部，特别是她的"疯"（敌人），接着她认为他会被这些她投射出去的东西所控制（他会树立越来越多的敌人）。她觉得她那疯了的部分非常残酷，而且只想要继续留在疯狂的状态。她指 O 医生在进行某个实验，毫不关心分析情境的进行（喂食／教学的比喻指的就是分析情境）。莎拉把自己的"疯"投射进分析师内部，她相信她借此把分析师纳入她的妄想系统里了，这造成极大的不安。然后她想要借着区分投射历程和内摄历程来处理自己的不安，所以她问："你为什么要插手管我的投射妄想（脏污的工作）？""你为什么不去教导那些想要吸收好东西的人（在大学教书）？"莎拉最不能忍受的是承认她的分析师愿意接纳她所投射的东西，而且他能理解其中的意义，但这些也是让她大大松了口气的部分。这使他成为她的保护者，成为对她而言非常重要的人。然而，她也生气自己因此变得弱小而依赖，这又导致她因为嫉妒，认同并取代了分析师／母亲保护者的角色。

圣诞节之前，莎拉的焦虑升高，返院治疗的频率增加。院方准许只要她想来或父母觉得需要，她就可以回来。有时候她的妄想会暂时压倒健康的部分，取得控制的优势。她更频繁地对 O 医生说教，精神分裂症的自我似乎在进行大规模的宣传活动。原本因自慰和退缩所造成的偏差影响，现在被视为处理寂寞圣诞假期的最佳工具。O 医生感受到莎拉借此来对先前获得的物理世界的真实感进行愤恨的、全能的强烈攻击。例如，她坚持："让精神异常者快乐的东西对他们都是好的。"她的姿态、口语的暗示和描述都显示她所指的是自慰。所以 O 医生接着便诠释道，她急着想告诉他，自慰对寂寞的婴儿是好的。她坚持说："待过集中营的人会变成比较好的人，因为他们见识过所有的磨难。"这些沟通内容渐渐表明病人认为她的肛欲自慰伴随着偷窥欲，会强化她爱的能力并不再渴求母亲的乳汁（即分析师的协助）。另一个听起来合乎情理的要旨是，"访客被带进病房时，精神异常者会比较快乐。"慢慢地，分析师将这些信息转译成：病人认为倘若她内在婴儿部分自我（这部分自我已经确认了"分析乳房"的价值）再次疯掉，那么患精神分裂症的她会比较好。

莎拉所传递的内容说明了妄想式的精神分裂症部分自我的强大影响力，以及它跳出来诱惑、教唆病人人格中正常部分的方式。这是精神分裂症病人内在常见的心智历程，它也说明了病人内在两股力量的斗争，其一为病人分裂的部分自我，其二为其人格中思绪较正常的婴儿部分自我。莎拉一例说明，通过投射性认同妄想移情是如何运作的，而它又如何掩盖并混淆病人重复体会到的婴儿式体验。莎拉认为她内在残忍的部分，即她的"疯"，会进到 O 医生的心智里，成为他的敌人，并打败他。

此外，病人对 O 医生也渐渐出现了正向的、婴儿式的移情，O 医生在此移情中代表着外在客体或部分客体。她必须努力协助自己将好的婴儿式情感与坏的妄想情感分开，以便从分析过程中接受更多的滋养。

性欲移情

治疗精神分裂症病人时，第二种精神病式移情的特质是他们在治疗一开始就发展出强烈的性欲移情（erotic transference）。我在第十章提过，多年前我从经验中学到，如果治疗中太早从俄狄浦斯层面诠释此类移情，病人会很快地陷入更混乱、更多妄想、更抗拒的状态。有时候，甚至会导致分析治疗无法继续的困境。诚如我在第一章所言，我现在认为会发生这种困境，是因为这是精神分裂症病人思考和感觉的真实本质。他／她很难辨别幻想和真实，分析师的诠释在他们听起来倒像是具体真实的建议，而不是对其幻想的解释。我曾说过，在早年工作经验中，当我对病人诠释他们对我的吸引力时，他们的反应是把这些诠释当作分析师对他们发出的性邀请（sexual invitations），当时我真的很震惊。我发现在这类情境中，当病人认为分析师做了一个直接的性邀请，他们会有几种反应：他们可能害羞地婉拒；以进一步的性互动积极响应；把分析师的诠释当作真的性强暴，露出被迫害的神情。这可以解释为何精神分裂症病人会因分析师太早在分析中诠释性欲俄狄浦斯移情而陷入严重的分裂状态。

为了从临床与理论的角度来理解性欲移情，我相信有必要先检验病人象征能力的病态程度，因为有象征能力才能具体地思考。我已经学会在治疗一开始就诠释自我分裂（ego splitting）和投射性认同。做到了这一部分，诠释就不那么容易被误解了，通常也就不会发展出无法控制的性欲移情。不过，过度的投射性认同（它大量地制造出与自我融合不分的客体）会阻碍象征能力和语言思考，这时诠释就不是那么简单的事。因为投射性认同的缘故，精神分裂症思考历程只能具象化；投射性认同也会造成病人倾向于发展出无法控制的性欲移情。治疗精神分裂症病人时，对投射性认同关系、自我分裂和具象思维的理解，让我坚持认为诠释自我分裂历程应先于其他任何已呈现的素材；具象思维导致持续误解与外在世界的沟通，如果其中还包括了误解分析师对性欲移情的诠释，那么整个状态会更加严重。精神病人性欲移情的起源是研究的重要议题，当精神分裂症病人的性欲移情浮现时，其内涵多半与俄狄浦斯情境相仿，而许多详细的分析研究显示，分析师在其中被病人当作是部分客体——乳房或阴茎。我已经在本章之初借莎拉的情况来说明，精神分裂症病人的内在是如何将分析师当作部分客体的。莎拉有时候注视着分析师的裤裆，有时则注视着他的胸膛。莎拉内在的婴儿-乳房关系是非常情色的，这种关系可能一直干扰了她正常的乳房体验，这种情况会在移情关系中重复出现。当强烈的情欲感官伴随着跟乳房的关系，往往会有乳头与阴茎不分的现象，包含了对乳房功能的妄想及与母亲有妄想的性关系的幻想。另一方面，婴儿体验到自身的弱小、需要乳房喂养，也会激起强烈的全能、嫉羡、残酷施虐的感觉。伴随其中的性欲感使自慰幻想更复杂。这些幻想常会导致精神病人产生一种妄想——自己取代乳房 / 母亲的角色。在这种情境下，乳房和母亲都被病人视为充满诱惑、挑逗、并带给人挫折的客体。

　　事实上，莎拉一例特别清楚地描绘了这个历程。她接收了令人兴奋的母亲角色，特别是在分析期间遇见周末假日时。她对待 O 医生像对待婴儿一般，又用一些问题来奚落他，像是："你喜不喜欢我的女朋友？"（女朋友指的是她爱上的一个女人）之后，她会问他要不要吸她的乳房，同时摆动一些姿势来嘲笑他，并限制 O 医生做诠释。其他时候，她的欲望会以抚弄她的乳房或展示她的锁骨来表达，锁骨通常代表令人产生性兴奋的乳房，某种程度上可能和外阴部混淆了。同时，她还忽视并嘲弄 O 医生说："哦，你还在这儿啊？"在这样的情况下，分析师单方面微不足道的小错误似乎会增加性欲兴奋。身处婴儿式移情中的莎拉坚信，她无所不能的自慰幻想力量已经进入 O 医生的心智和身体里，完全控制了他。举例而言，莎拉会突然不停地嘲笑并模仿 O 医生不经意的肢体动作或脸部表情，偏离他平常的行为。她会用一种很搞笑的方式逗他笑；或是站起来拿东西给分析师，问他那是什么，借此引发他做一些动作；或是指着他身后的东西，想要他转过身去。如果 O 医生掉入陷阱里，她就会很兴奋，她会用身体或手的自慰动作来表达她的兴奋。偶尔，O 医生似乎在这种移情中扮演父亲的角色，因为病人会开一些和阴茎有关的笑话，像是："医生，你有一个大玩意儿哦。"不过，我们可以渐渐明白，病人在通过性诱惑，勾引母亲/分析师放弃原来喂养的角色，这可能是病人受挫或嫉羡的结果。

要说明性欲移情与投射性认同的关联以及它所造成的困境，我得先引述莎拉接受分析的细节内容。O 医报告过，把妄想系统放在一边，移情若发生于婴儿体验的层面，分析师代表的主要是乳房或她可以依赖的某个人。他觉得，精神分裂症历程的核心似乎是自慰式自恋兴奋（masturbatory narcissistic excitement）。其目的在于替换全然依赖乳房的需求，或是在妄想中取代令人兴奋的母亲角色，或将母亲/乳房/婴儿关系翻转过来。下面，我要在 O 医生报告的某些段落中加入一些我的看法。

在我要报告的这次会谈的前一次，莎拉说："他们认为可以掌管这个世界，其实，真正拥有的人才是真有权力的人。"我问她这是什么意思，她用妄想式的语言解释说，这场实验的主导者计划控制整个世界，但是随着属于她的人民总数增长，他们会把真正的权力给她。O医生认为这意味着莎拉原先被迫害的感觉已转变成无所不能的全能感，她接收了全能者的角色。O医生认为之前有证据显示病人对他建立了好的感觉，把他当作喂养的母亲，他诠释病人内在的婴儿部分认同了好乳房，并全然接收有分析能力的乳房（analytic breast）的角色。在病人拥有自己的乳房的同时，分析师面临的危险是空有乳房的外形，但内部干扁、无力，且受制于她。就在圣诞节前，病人出现了这些移情内容，O医生觉得这意味着他会完全依赖她，无法离开她。他补充说，这可能导致莎拉中断治疗，事实上，不久之前这样的事差一点发生。莎拉在治疗中全面接收了乳房，她相信这样一来她就可以自己做任何事，再也不需要治疗了。她曾表示，每个人都知道人人平等的道理，说："用我来当实验的小白鼠是不公平的。"O医生对莎拉诠释道，这是她内在婴儿自我的抗议，她在埋怨她需要分析，却不常感受到被需要。换句话说，分析师认为在这个点上，已碰触到病人婴儿式自我对重要的、她需要的母亲/分析师的怨恨。

● 我注意到O医生在这个阶段专注于诠释婴儿式移情，他不谈病人有意识要传递给他的妄想移情。我想到的是，在此时，O医生应该记住莎拉抱怨他不够关心她、他在利用她谋取自己的好处，而不顾她的利益、放她一人面对弱小而无人保护的处境。他强调说莎拉已成功反击此种感觉，她因而觉得自己是可以被爱的，也更加坚强。我认为莎拉说的人人平等，以及用她来当实验的小白鼠不公平等这些话语，是在继续埋怨她觉得自己被利用了、不被关心、好像低人一等。她在宣告自己被爱、被关心的权力。我会选择顺着这条线进行诠释，也许再加上，如果她觉得自己可以被爱，却又明白她仍需要O医生（她觉得他对她很重要），这会增加她自觉弱小的感受。顺着这条思路想下来，O 医生接着就要清楚地表明，他觉察到莎拉认为他是个优越的、硬心肠的、利用她来满足私欲的人。我认为莎拉对他很生气，因为在她的感知中，O 医生的意见只是在显示他自己的重要。她认为他只不过是在炫耀自己。

O 医生报告说接下来那次会谈，莎拉第一次带了发带，但对于这样的改变，她想不出什么要说的。分析师诠释：这个发带就像是好的内在乳房，它的功能就像是接受分析，可以使她的想法井然有序。O 医生说除了说明分析的功能（帮助她的心智运作）外，还有其他的素材在其中。他认为病人带上发带也在显示上次会谈的诠释（针对"威胁要中断治疗关系"所做的诠释）对治疗有帮助，强化了好的关系。O 医生把这些非言语的沟通化作语言之后，莎拉第一次沉静下来。然后她说："一次残忍行径就是一步倒退，就像一次仁慈行径就是一步前进。"她的手做出自慰的动作。她继续说道："一个长大拥有财富的有钱人，若是浪费时间，为了赢而嗑药，像是给马嗑药增加马力，似乎不算是擅用生命，（用手指卷她的头发）倒不如像清道夫发展他的智慧。至少他还跟人在一起，做一些有用的工作。"

O 医生想起以前病人提到的残忍行径指的是残忍的肛门自慰。卷她的头发也是她曾用来表达自慰含义的动作。这样看来，她的反应似乎意味着，她用发带要传递的是事情已经产生进一步的变化。在妄想系统里，那个有钱人通常指代的是实验的主导者，所以 O 医生在表明收到她对实验主导者的嘲讽评论后，试着让她看见，她好像仍在对其婴儿部分自我喊话。她宣称自慰用的手指对其心智的发展可比嘴里妈咪的乳头要有用多了。这个想法隐含在自慰动作中，卷动头发则表示做有用的工作。O 医生面质她上述的宣告是错误的，让她明白，她用手指卷动头发的时候，似乎是用手指再次取代了发带代表的分析治疗（后者代表着维持其心智完整）。

● 我认为莎拉的意思是她需要用发带来维持其心智完整。不过，她显然极不确定自己究竟要往前还是往后。然而，她知道残忍行径是一种退步，她想要进步，但我不认为她清楚自己该怎么往前走。她可能觉得她得用自慰的幻想来达到进步的目的，因为在这个时候，她对 O 医生很不确定。我认为，她对那个浪费时间的有钱人的评论是在攻击实验的主导者，而这个主导者是病人内在幻想出来的人物，同时也是指分析师。当时，她觉得 O 医生是那个喊话的人，她称此人为了赢而嗑药，他却认为他是在做有用的工作。她认为他的做法会把她逼回残酷的幻想里，过去她一直努力想挣脱这些幻想。她觉得，只要能够感受到一些仁慈，就有进步的可能。

　　O 医生做了前一个诠释后，莎拉动手调整她的发带，调整她的裙子，扣上口袋的扣子，然后说："你是个笨蛋。"分析师问她这是什么意思，她解释说 O 医生应该知道精神错乱的人不会知道自己精神错乱了。O 医生回答说，他知道也同意这点，但他提醒她，现在的困难是她内在的婴儿部分自我。她并不想知道她依赖着"有分析能力的乳房"，是他从外面帮忙才能维持她的精神正常。他将这点联结到莎拉幻想中的好父母，上次会谈出现的这部分是用来建立好的联结。然而，静默一会儿后，莎拉说："可是你是个笨蛋，因为你竟然兜售毒品，你可以带着氧气罩到外面去卖你的毒品。"O 医生认为氧气有时候象征的是精液，他因而认为这段内容指的是莎拉突然困惑起来，弄不清楚乳房、乳头和阴茎的关系。在这次会谈之前，曾谈到过几次氧气以及父母之间的性关系，所以 O 医生试着辨别婴儿心智中混淆的状况。她的婴儿自我卡在母亲的乳头和父亲的阴茎之间，母亲的乳头在她嘴里，她依赖这样的关系，但却与自慰成瘾搞混了；在她的感知中，父亲的阴茎在周末时会进到母亲的嘴巴里，喂她、修补她。她的命令"你可以带着氧气罩到外面去卖你的毒品"指的是她的婴儿自我宣称，阴茎可以用更好的方式来服侍她，而不需要仰赖有分析能力的乳头。当"爹地"分析师的老婆比当"妈咪"分析师的婴儿要好。

- 我认为，此时 O 医生已意识到莎拉非常困惑不解。他试着要澄清她的困惑，协助她处理这些混淆不明的想象。但是莎拉似乎仍坚持他是个笨蛋，尤其是他居然贩卖毒品，这实是够笨的了。换句话说，莎拉必然已经清楚地觉察到状况不对。她自己意识到这是个喊话（宣传口号），而这个活动绝不只单单源自她，她要 O 医生勇敢面对并认识这个错误。莎拉坚称精神错乱的人根本不知道自己精神错乱了，这句话是在向 O 医生求救，要求 O 医生提供更多协助。她要 O 医生帮助她澄清困惑，好让她有能力区分其精神病式的幻想与正常的意念，她非常渴望、需要他的帮助。如果这个解释是正确的，指控贩卖毒品便是在控告 O 医生——他才是那个做宣传口号的人，结果也把她给催眠、搞昏了。它使她昏沉，以至于想不清楚。

　　O 医生区分毒品和氧气是正确的做法。这样一来，混淆的部分才能进行清楚的诠释。然而我认为，病人不断重复地提到毒品及控告是在提醒我们，用心倾听病人重复地控诉是非常重要的。她在埋怨 O 医生。倘若他能理解病人的这些控诉，他就能意识到他的错误和不解之处，并能对莎拉进行更清楚的诠释。事实上，他将氧气诠释成给予生命的东西（精液），是与父母之间的性关系有关的，带有性内涵。这样一来，便将性欲移情摊在台面上。

　　一阵静默后，莎拉说："你很无聊，非常无聊。"分析师问这是什么意思，她解释说意思是"带着毒品的无聊鬼"，她一直看着她的手臂。分析师再进一步探问，莎拉说她手臂上曾经打过针。她问 O 医生那条静脉叫什么名字。他告诉了她，她说："哦！我还以为是不一样的。"她兴奋起来。O 医生才意识到他犯了个错，然后他诠释道，病人的婴儿部分自我现在正在宣告，这会儿她可是得到（分析师爹地）阴茎（注射针筒）的妈咪了。他承认自己当时像个护士一样地回答她的问题是错误的，这个举动具体呼应了她当时的想法。他也解释说，这个婴儿假装是妈咪，也就把婴儿被（分析师妈咪）抛弃的恐惧藏在背后了（病人觉得分析师妈咪会在即将到来的圣诞假期离开她，再也不回来了）。这个时候，出现了极有趣的内容。莎拉低头去绑鞋带，调整她的发带，然后解释说："它一直滑掉。"O 医生解释说，她的意思是他滑了一跤（指分析师犯了错），如果他可以把自己的心绑好、绑紧（指认真扮演好妈咪和爹地），就不会滑倒。那么她就会比较安全。

● 我认为 O 医生此时的诠释比较具有区分性，对病人帮助较大。不过，病人在调整发带时说的"它一直滑掉"是很有意思的。O 医生的诠释把这句话解释为他犯了个错。不过，莎拉指的不只是一个错误，而是他犯的各种错误。她说的是"它一直滑掉"——像我之前的澄清说明。因此，若 O 医生也能谈及他犯的其他错误，对病人会更有帮助。他或许可以特别提及莎拉一直重复说他在给她毒品，指的是他那些令人困惑的诠释，她觉得那些东西好像他在故弄玄虚，弄得她无法好好思考。无论如何，上述报告的内容使 O 医生更清楚地理解到他所犯的错误，并使他后来做的诠释能切中要领。

此时，莎拉越来越安静，越来越困，像个婴儿。她越来越能碰触到内在的婴儿部分，感觉到有人喂养她——她打哈欠，眼皮眨巴眨巴显出睡意。她还看了看手表，强调会谈得准时结束，显示她不想再引诱 O 医生犯更多的错。离开诊疗室，莎拉在等候室见到母亲后就开始取笑她，一直到走到街上还在继续。

● 这是很有意思的现象，诊疗室里，分析师借由诠释绑鞋带、发带一直滑落等，很快重建婴儿／乳房的关系；诊疗室外却马上逆转，病人仍然在诊疗室外行动化，嘲笑着婴儿／母亲关系。

　　在此所呈现的素材包含许多重点，无法一一细谈。它主要说明，在挫折的情境下，像是假期前，跟分裂历程有关的全能自慰幻想是多么容易与婴儿自我依赖乳房／乳头混淆不清。当婴儿越来越生气于自己需要乳房、乳头，跟父亲阴茎之间的混淆就会增加。这又会强化病人认同性欲化的母亲，逃避依赖倾向。上述内容说明分析师的错误怎样导致严重的行动化，O 医生回答了病人有关静脉名称为何的问题，也就证实了婴儿全能宣告自己就是母亲的真实。这意味着正常的婴儿部分自我及它跟乳房之间的良好关系完全不见了，自慰兴奋变得暴烈起来。其实从莎拉的回答可以看出，她已经注意到分析师的错误，因为她说："我还以为是不一样的。"莎拉在这个特别情境下所显露的兴奋不是那么严重，这有两个原因：第一，O 医生立即意识到自己的错误，并仔细地分析了病人对母亲妄想式的认同；第二，在分析中，O 医生很少犯错，而且妥善处理了移情现象。于是，病人便得以发展出与代表母亲的人真实安全的关系。这也说明了为何莎拉对他的错误那么惊讶。

经过 15 个月的治疗，O 医生报告此时发展出来的移情现象如下。

周末之后的星期一，病人通常会出现与周末性兴奋有关的咯咯笑声和笑话。这已经形成一个模式，经过一个周末，病人从分析师（象征全能的外在客体）身边退缩至性器或肛门式自慰的兴奋里。病人不会用语言来表达这个历程，而是用行动来显现。星期二，她通常会显得比较沉静，常用手指压住嘴唇一角，好像要圈住它，看起来像是要把她的嘴压得离 O 医生更近一些，后者代表的是乳房。星期三，她通常忙着编发带，好取代先前丢掉的那个。发带在之前的会谈中代表的是把好的内在客体留在安全的地方，指的是澄清思考并返回神志清明。较好的联结一旦建立（在星期二编织发带象征着建立了好的联结），抑郁就会变得明显，一些内在的情绪动摇着她。到了星期五，当她又开始担忧周末的到来，发带就又开始滑落，经过她的耳朵、眼睛，最后掉落在脸上，她的样子变得有点好笑。这个时候，压住嘴唇的手指改变了；她开始抚触嘴唇，用手指玩着她的唇。O 医生很清楚这个动作代表着自慰，他告诉她，好的分析关系再次有了变化，在周末前又变成自慰关系。她对分析师这样说的回应，是用很强烈的美国腔（O 医生是美国人）说："结束、出局（Over and out）"，承认了她收到他的诠释。

● 读者大概能预期，不论病人多么合作，按这个情况看来，在有任何进展之前，这种重复的情形可能会继续很长一段时间。从我们讨论的这个观点来看，除非有外在的干扰，否则在这礼拜里，性欲移情确实是大量减少了，这才是重要的部分。

我所描绘的性欲移情，会干扰分析历程中发展出的正向非性欲乳房关系，而后者是正常发展和分析进展的基石。我试图清楚地说明，性欲移情主要源自挫折、嫉妒，特别是怨恨、嫉羡，而脱离与乳房建立良好的关系。精神分裂症病人会很全能地迅速把自己置于母亲或乳房的位置，借此重复早年婴儿时期面对的情境，幻想着自己就是母亲，就是个可以结婚的成年人等等。这是婴儿全能的妄想性幻想，因此治疗的重点是不断让病人理解这点，好将他带回非妄想的状态，并在这个状态下与分析师互动。分析师的这个举动通常又会导致病人的怨恨，因为这又让他感觉到母亲／分析师看不起他，如果分析师未能及时做诠释，病人很容易又落回全能妄想中去。此外，还要分清楚，精神分裂症的妄想式性幻想和非性欲乳房关系顺利建立后所发展出来的俄狄浦斯情境，是不同的两件事。

精神分裂症病态移情的发展很危险，即使分析师想办法要涵容它，还是会遇到各式各样的外在问题。为了说明它可能引起的困难，接下来我要讨论安置与管理精神病人不当时会产生的后果。我还是用莎拉为例来说明。

O 医生报告了在分析过程中几个因安置不当或侵犯分析历程造成的干扰。不过，在病人渐渐与乳房建立起良好的治疗性移情后，这些干扰就渐渐减弱。这些干扰包括：父母的忽略与愚昧；在治疗过程中，与分析师一起合作的非心理治疗取向的医院工作人员所造成的困扰；分析师技术性的错误；新的鞋子；分析师表达时的动作和手势；在应该诠释病人的问话时却回答她的问题；太鼓励病人躺在沙发上；以及社会事件（普罗

富莫事件 *；盖茨克和肯尼迪的死亡）都对治疗有影响。我举两个例子。

第一个干扰是治疗一开始，分析师告诉莎拉的父母，分析费请用邮寄的方式寄给分析师，免得干扰病人。然而，她的父母一而再、再而三让莎拉把装了分析费的信封转交给分析师，此举一定干扰了治疗的进行。每次带钱来给分析师，她会谈中的妄想内容就会增加。莎拉会提到实验的主导者，或是表现出她是个妓女的样子数着恩客给她的钱，掀起她的裙子，摩擦某个东西等等。在这些情境下，她内在的婴儿自我会断言，分析师／妈咪根本就不关心她、对她毫无兴趣，所做的一切只是为了钱。所以，她接受妓女／母亲的角色，表现出她只对钱有兴趣，没时间照看婴儿的神态。

当然，我们很难说服父母（特别是教育程度较低的父母），让他们意识到精神分析式处理（管理）精神分裂症病人的分析治疗很重要。治疗一开始，通常要给父母非常仔细的说明及劝告。

第二个例子是莎拉偶尔会接受医院里某位精神科医生的诊治，这位医生某个无心的举动造成心理治疗中持续了将近一周的躁动不安。莎拉的状态已经足够稳定，能够待在家里好几个星期，但是万一受到父母或她自己的干扰，她有权要求医院暂时让她住院。这些突发情况发生时，O 医生会在往常在诊疗室里见她的时间去病房与她会谈，但是因为需要走一段路的关系，见面的时间会稍短一些。

某个星期二发生了上述紧急状况，莎拉因为觉得脑子晕晕的、心情抑郁，自行要求住院。周末后的星期一，O 医生在病房门口遇见病人的精神科医生，他看起来忧心忡忡，急忙把 O

---

* 普罗富莫事件（Profumo Affair）是一件发生于 1963 年的英国政治性丑闻，该丑闻以事件主角——时任战争大臣的约翰·普罗富莫命名。——译者注

医生请进会谈室。O 医生一下子紧张起来，担心发生了什么严重的事。结果原来是莎拉的父母探问治疗费用能不能少一点，O 医生很快结束话题，前后花了约 3 分钟。当他们一起离开访谈室时，莎拉正好就在门外看见了他们两个一起出现。那天的会谈中，莎拉先是很沉默，看起来非常慌乱不安。分析师向她解释整个状况，话里并未责怪精神科医生。莎拉的情绪稳定了一些，随即出现优越的神情，语带批判地说："当你在别人面前谈别人无法眼见为凭的事情时，结果就会变成每个人都有份。"稍后，她以充满妄想的语言来解释这句话的意思。她相信这是实验电视转播的一部分，最后的结局将是每个人都变成她的朋友、O 医生的敌人。O 医生从婴儿式移情的思路来诠释，他说，病人的婴儿部分觉得，因为父母不小心，她亲眼看见了父母之间性器官的实际交媾。她认为这对她来说太刺激了，任何婴儿看了这种场景都会受到伤害。她在这次会谈中言行充满挑逗；她露出大腿，流里流气地看着 O 医生："你在想什么？……你真坏啊……你长得不难看嘛。"分析师整个小时都在诠释撞见他和精神科医生一起出现对她造成的影响，以及这件事如何强化了她对乳房的性欲关系，乳头 / 阴茎的混淆再次出现，以及她如何认同了妓女 / 母亲，等等。

接下来那次会谈是在 O 医生的诊疗室进行的（病人在两次会面之间回家了）。在前来诊疗室的路上，她领头走在母亲前 9 米处，像急行军般。结束时，她无法控制地表现出嘲笑、欺凌人的样子，这是莎拉过度性兴奋时的状态。下一次会谈结束后，她离开诊疗室走到 O 医生的前院，从窗户探看诊疗室，兴奋地笑着。撞见分析师和精神科医生在一起，对她来说象征着原初场景（primal scene），这件事连着好几次会谈，在病人的移情中以各种形式影响着分析。病人和 O 医生的治疗性互动慢慢地恢复，她的态度渐渐认真并稳定下来，开始盯着 O 医生的嘴巴看。这个时候，O 医生的嘴主要代表着病人与乳房的部分客体关系，象征病人与乳房之间非性欲的良好联结。这周结束前，她还有一点责怪 O 医生。认为不管怎么样，他是这件事的罪魁祸首。她说："他们在法院里会先问你的名字，如果你不是真的，那么要怎么回答他们呢？每个人都能控告你，特别是控告你的残忍，因为所有的证据都摊在阳光下了。"这些内容显然都与她亲眼见到的那件事有关，这些话也表明了她被那件事激起的性兴奋及偏执妄想。唯有慢慢在移情里重新建立良好的治疗互动。

莎拉一例说明了治疗精神分裂症病人的两个重要条件：一，分析师必须保持警觉，诠释妄想移情；二，分析师必须谨慎检视病人对分析师的批评及跟妄想移情的关系。过早诠释婴儿式移情或俄狄浦斯关系可能有严重的不良影响，如果分析师还忽略了妄想移情，那么情况会更加严重。

注释

1. 这一代表意义和其他精神官能症病人的梦很一致，在这些梦里，双胞胎女孩往往代表着乳房。

第十二章

＊

分析精神分裂症病人时的投射性认同
与反移情难题

　　本章我要说明理解分析师反移情反应的重要性。分析师的反移情反应是理解精神分裂症病人沟通内容的主要工具，这些沟通借由强烈的投射性认同来进行。暴烈的爱恨情仇、严重混淆的感觉、心智严重未整合的状态等等，都能通过原始的投射性认同传达出来。有时，分析师并不容易理解这样的投射性认同内容。当病人传递的情绪特别暴烈时，分析师也许会觉得完全招架不住，甚至无法发挥涵容的功能。这个时候，病人往往会通过原始催眠力量（primitive hypnotic force）进行非言语的沟通。分析师可能因而产生防御性反移情反应，例如对病人感到愤怒。只有在事后，他或许才能理解到这其实是跟挫败感有关的绝望和忧伤。我接下来要谈的，是在分析中分析师感受到的、令人困惑的投射。这其实是对分析的攻击，一种可以完全摧毁分析关系的反沟通（anti-communication）。精神官能症病人往往能够感知到分析师沮丧的反移情，而精神病人其实也可以感受到。精神病人常常夸大其分析师沮丧的程度，把它们想成分析师被不当对待。分析师要早一点诊断出这类妄想，因为病人很可能会为了保护分析师，而做出自杀等过度行为。

　　在我的研讨会中，N医生报告了一位青春型精神分裂症（hebephrenic）病人，她叫玛丽亚（Maria）。N医生第一次在诊所见到玛丽亚时，她21岁。她在16岁的时候出现明显的病症，发病之前，她在学校的表现一直很好，没有出现任何异常的状况。16岁那年，她的学业表现开始下滑，和母亲的关系也有了变化。她变得很固执、暴躁，行为举止变得非常幼稚，还说有人在她脑子里讲话。一开始，她被诊断为青春型精神分裂症，直到确定她有幻觉现象之前，医生并不是那么确定其病名。确定了病名后，医生开了抗精神药给她吃。这段时期，玛丽亚下定决心要撞火车自杀。直到3年后才有人为她安排心理治疗，那个时候N医生在精神科诊所工作，病人的母亲来找N医生，请他用精神分析治疗玛丽亚。那时，玛丽亚开始用烟头烫自己，又用剃刀刀片割伤自己。一开始，N医生拒绝用精神分析，他担心精神分裂症病人无法接受。不过，3年后，当玛丽亚用刀片自伤的行为更加频繁，N医生便开始一周和她分析4次，并加入我定期的研讨会。

　　这个阶段有关玛丽亚的个人发展史，我只提一件事，即她有一个弟弟和一个妹妹：弟弟小她2岁，妹妹小她4岁。玛丽亚出生的时候，父亲病得很重。他癫痫发作，医生怀疑他脑中有肿瘤，后来动了脑部手术将肿瘤移除。玛丽亚的母亲在怀玛丽亚及玛丽亚出生后的第一年中，应该都在担心她丈夫的疾病。这是玛丽亚自己告诉分析师的。另外一个创伤情境，是她10岁左右时有个叔叔自杀。而她母亲和这个叔叔似乎有染。她的母亲是个很专制的人，极爱说话，常常像洪水一样滔滔不绝，让别人受不了。她的父亲感情丰富，但非常软弱。玛丽亚似乎非常喜欢她父亲，但又看不起他的软弱。接下来是N医生的报告以及我的看法。

　　　　N医生第一次在个案讨论会中报告这个案例时，特别强调治疗玛丽亚对他来说非常困难、令人疲惫。她说话的方式十分混乱、沉默的时候很多，要听懂或甚至听见全部内容是非常困难的事。一开始，他因为无法理解她在说什么，偶尔会问她。然而，她的回应多半是沉默10～15分钟，他不得不停止这样的询问。一直到很久以后，才能偶尔问问她说了什么。撇下这部分不谈，N医生觉得其实病人很用心地要让他理解她，她常常生气自己让别人无法理解。有时候，她会给N医生自己手写的记录，此外，在表达自己时，她会用象征的手法，其中充满神奇的意念、想法或描绘。例如，她给医生看她画的画，图样幼稚天真，还带来心形巧克力、珠子给医生看。

N医生举了一个她怎么进行语言沟通的例子："我做的每一件事好像都很危险，就好像我着火了一样，胡说八道；我做的事总是错的，否则事情就不会发展成今天这个样子；有人把门关起来了，那表示我和这个地方都不准继续这样下去。我应该。我觉得迷惑。现在就觉得有一点。我爸妈就是埋怨我老是这样说话。哦！我现在又生气了。这根本就不存在。不过那个句子是真的存在。可是它不可能在存在在真实世界里。但是，它以某种方式存在。但是它根本就是胡说八道，病态或是像胡说八道。当然它是那个样子。对。事实上，很长一段时间以来，我再也没有办法理解任何事。因为对我来说，没有时间，感觉像是没有时间。如果有人真的在观察，就只有被观察到的事实。"

● 这是精神病人典型的口语表达方式，他们用力想要表达活在这么不安的状态有多糟，弄不清楚什么是真的，什么不是真的；什么有意义，什么没有意义。她觉得像被人判了刑（像是她父母），得继续活在一个根本没有意义的世界。

N医生继续报告说，分析过程里，只有某些片刻能解读玛丽亚那充满象征用语的思考和语言。当他能理解她的具象想法，就比较能理解她。她在思考的时候，总会注意到外在世界的声音，并将它视为有意义的个人知觉；她的幻听影响着她的心智状态。

● 暂且不谈理解玛丽亚的困难，经过分析，她显然有所进步。她开始能离开医院生活一段时间。她甚至能够完成中断的学校教育，能够读书，甚至参与看护及儿童照顾的研讨会。N 医生发现，跟他在一起时她很惊讶自己的行为举止还是精神病人的样子。

在接受分析时，玛丽亚显然觉得自己还是个很小的孩子，并想在诊疗室的地板上爬来爬去。她认为自己是 N 医生家里的一分子，并经常称呼他"爹地"。事实上，她还在签名时用他的名字。在这段时期，玛丽亚很少坐在椅子上。她坐在房间角落一把大椅子的后面，避开直视 N 医生，甚至坐在根本看不到他的地方，还用长发遮住她的脸。

分析的另一个困难是玛丽亚会伤害自己的头，她有时候会用头去撞暖气管或硬地板。N 医生觉得自己被迫一定要阻止她伤害自己。他觉得玛丽亚有非常残忍严苛的道德观，导致她经常对自己施以严厉的惩罚。他也观察到这些自我伤害的行为尤其会发生在她觉得分析师非常友善的时候。某次会谈，在非常用力地用头去撞地板后，她清楚地表达了这个意思。撞完地板，她安静了许久，当从自伤的惊骇中恢复过来时，她说："你为什么要对我这么好呢？"显然，她希望在这样混乱且难以理解的谈话后，N 医生会生气、会责备她、还会打她，就像有时惹恼妈妈时，妈妈会有的反应。

另一次会谈，再次出现玛丽亚能清楚说明自己行为的意义的刹那。例如，她坚持角落是她该坐的地方；当感觉很糟时，她知道她真的是很糟糕、令人讨厌，那么就必须坐在这么低的地方。但是，她也承认有时候她就像是个只会爬的孩子，不能说话，只能四处玩着。这个时候，她很高兴 N 医生可以接纳她的本相。

N 医生说当他开始能理解玛丽亚的某些举止并诠释给她听时，会注意到对此她很有反应。她现在经常能正常说话 5 ～ 10 分钟之久。

● 玛丽亚的行为举止及对分析师的反应让我想起其他病人，他们也完全仰赖分析师的理解来找到通往正常思考与言语能力的路径。

经过 3 年的分析，N 医生报告了一些近况。他告诉小组成员，玛丽亚在圣诞节后去度了两个星期的假，其间出人意外地打了电话给分析师说她过得很好。她问他是否能再多留一周？N 医生说他答应得太快了，而玛丽亚则很快挂断了电话。

假期过后，玛丽亚没有回来。N 医生非常担心，后来听到镇上另一家精神医院的医生说她被拘留在那儿，因为她企图自杀，同样是用割腕的方式并割得很深。这位医生觉得玛丽亚还太虚弱，不能离开医院，所以没有回来接受治疗。N 医生报告了玛丽亚去度假前 10 天的会谈内容。

玛丽亚仍不直视他，但是他们已经对此有了许多理解——例如，她认为目光接触对他们来说非常危险。虽然有所进展，但是某些造成重重困难的症状使分析胶着不前。N 医生接着报告会谈一开始所发生的具体经过：玛丽亚一副暗沉沉且失神的样子，N 医生立刻冒出一个念头："哦！又是个难搞的混乱会谈。"会谈充斥着很长的静默，许多无法理解的内容，混乱的语句。玛丽亚说她又听到一串不同的声音，特别是门被打开的极大声响。这些声音从 N 医生隔壁房子里传出来。在她的想象中，这些声音和她有关系。它们有特别的意义，是她妄想出来的意义，即 N 医生在给她信号，告诉她，他在。早先她曾提过，最爱的那只狗死了之后，她曾听到声响。后来她唯一要好的朋友就去了南美洲，这件事非常困扰她。N 医生知道，这些幻觉的意义表明分析师需要安慰病人他还在她身边，他便将病人的注意力带到他确实还在她面前的事实，但她好像在听到这些声音后又开始担心某些事。

● 这个诠释还相当模糊。根据 N 医生所报告的内容，我们大概可以得到一个印象，玛丽亚正在计划着度假之事，同时也开始担心分析师在她不在时会陷入抑郁状态。还有一个暗示是，她害怕分析师会死掉，因为她的狗死掉后，她听到了声响。

N 医生诠释后，玛丽亚的响应是继续不悦。她以第三人称的方式说话，她常用这种方式来拉大彼此之间的距离。她喃喃自语着，听起来是在责骂人，但 N 医生完全听不清楚她说的话。他渐渐意识到，玛丽亚心里对他很失望。他便直接面质她说："我相信你是在谈我的事，你在责怪我，因为之前发生了一些让你很失望的事。"玛丽亚立即笑了，她提醒 N 医生，很久以前，事实上是 5 年多以前，她和另外一个病人一起酝酿自杀的想法及计划。当 N 医生到病房探视时，她们会很仔细地把他放在她们的自杀幻想里（N 医生解释，在 5 年前，他常常用谈笑的方式谈她们自杀的这件事。有一次他说："如果事情真的糟到这种地步，那我们 3 个一起自杀算了。"）。玛丽亚知道那个时候分析师是在讲笑话，但她也正确感知到她和另一个病人搞得他很不安。私底下，他对她们越来越不耐烦、生气、觉得她们无药可救，玛丽亚接收到了这些信息。N 医生告诉研讨会小组成员，他很惊讶玛丽亚记得这么远的事，远在他开始做分析之前。

开始对玛丽亚进行精神分析后，他没有意识到在玛丽亚眼中，他之前做精神医疗的样子和后来做精神分析的样子是多么不同。他解释说，他相信玛丽亚现在提起这么久远的事，是想要清除先前累积的误解。显然，当时他那种开玩笑的说话方式令她极不安，她现在提出来是要提醒他，她有能力注意到他对她的负向感受。N 医生觉得玛丽亚就好像在说："你难道就不能解释一下，为什么那个时候那样对我？"她要他想一想这件事，并做出解释。N 医生对小组成员报告说，在玛丽亚讨论自杀想法时，他对她说："我现在更加认识你了，当然就比较容易理解你的想法。但是在 5 年前那个时候，我还没办法碰触或感受到你的感觉。我现在很担心我当时的态度对你造成的影响。"讲完之后，玛丽亚直视着他。他觉得会谈的气氛好多了，因为她开始能清楚地表达自己。她告诉他，之前她对他感到失望的几件事情都是类似的。例如，她问："在我已经不需要待在病房的时候，你为什么还要把我关在病房里那么久？院方要把我安置到另外一家医院或另外一个病房的时候，你为什么不阻止他们？"她所有的抱怨都蕴含着一个问题：他这么做是因为对她感到厌烦了吗？他再也不能忍受她了吗？这是他弃她不顾的原因吗？

● 我认为这个时候 N 医生要问自己一个很重要的问题，即玛丽亚为什么在此时提及这些事情。他觉得把这些怨恨全搬到台面上，让他有机会进行澄清，是极具正向含义的事。但是，他和她讨论这些事情时的态度，显出他并未意识到，这些长久以来困扰着她的事情仍与此时此刻有关。面对即将到来的假期，它们可能具有非常重要的信息。换句话说，她是否很害怕他现在会变得极为沮丧，并对她感到厌烦？这是否是最急迫需要与她讨论并澄清的问题？

在上述提到的会谈内容中，玛丽亚计划要自杀，搞得 N 医生很不安，这是个非常重要的信息。当时，他说了个自杀的笑话来除去他的焦虑。不过，他现在犯了同样的错误：他看待玛丽亚传递的信息不够认真。我认为他说他现在更认识她，更理解她，是过度乐观了。我的感受是 N 医生很惊讶于玛丽亚记得的事，也对自己当年处理的方式感到震惊。因此他才需要对病人保证，现在情况比较好了——对他而言。事后诸葛亮总是比较容易，然而当病人提起过去发生的事时，分析师一定要问一个非常重要的问题：是什么样的此时此刻的情境，引发了病人提及这些问题？我猜想，玛丽亚很害怕 N 医生对她感到厌烦，觉得她无药可救。因此，向玛丽亚保证情况已经改善，恐怕只会引发她更多的恐惧。分析师对病人做的保证、要她安心的话语，在病人的感受里其实是一种隐藏的攻击。回头检视 5 年前 N 医生所开的玩笑，当时他并不清楚其意义，但他知道自己的态度所隐含的对病人感到沮丧、无望、不耐烦、愤怒等情绪，病人都收到了。

N 医生继续报告了假期前同一周稍晚的一次会谈。他强调玛丽亚又用非常晦涩难解的语言说话，他觉得自己几乎得从她发出的声音里把她的意思抽出来，他决定让她继续用这种方式讲话，一直到会谈结束。他认为自己是在给她喘息的机会，让她用自己的方式讲话。然而，要结束的时候，他觉得非常生气，也稍微表达了他的生气。他说："你为什么一而再、再而三的用这种让人莫名其妙的方式跟我讲话？"她听了，抬起头来，直视着他的脸说："可是我也一直莫名其妙到底发生了什么事啊。"她继续说："不只是别人让我莫名其妙，想不清楚事情，我自己也莫名其妙我是怎么回事。有好多字和想法，有时候是句子，完全不相干，我想不出来它们是什么意思。我试着要写下来，又没有办法集中精神，那些字啊、想法啊来来去去，把我搞糊涂了。"N 医生做了诠释，试着把这些意念联起来。她回答说："我妈妈也讲过这样的话。昨天我们在听电视，我妈妈就一直打断它。她老是一直要说她心里在想什么，结果就没有办法听电视。"他接着诠释说，也许她一个人的时候，她妈妈也一样会干扰她。玛丽亚同意。

下一次的会谈是假期前最后一次会谈，N 医生没有做记录，但他清楚地记得谈话的内容，不过记得不够多，不确定她谈了哪些要去度假的事，以及她有多么害怕自己是 N 医生沉重的负担。也许她对他而言太沉重了。他解释说，这也是为何不管他有什么表现，她总爱频繁探问他的感觉的原因。她提到她做了噩梦，不过她不想谈，可能是梦到他死了。无论如何，她有一种强烈的感觉——如果她对他施以太大压力，他就会生病。N 医生认为她母亲打断人的行为可能与玛丽亚害怕母亲也干涉她和父亲的关系有关。但是她解释说，她并不同意这个说法。她和父亲的关系很好，父亲是个很安静的人。相对来说，她和母亲的关系才是更重要，也更令人不解的。

● 从放假前最后的两次会谈可以看见，玛丽亚表达了很多焦虑，她很担心 N 医生会对她的进展程度感到无力。她害怕他会死掉。他把最后的诠释焦点放在玛丽亚的母亲和父亲身上，但忽略了玛丽亚梦里传递的巨大焦虑——担心他会死掉。在这样的情境下，诠释此时此刻的移情是防止病人焦虑失控的首要步骤。毕竟，分析师已经借由对玛丽亚生气透露了他的无力感。

实际的状况是他对玛丽亚的无力和愤怒已经失控，使她更加忧虑他会在假期间死去。

玛丽亚所谈的那个令人不解且干扰人的母亲，当然是有意思的主题。然而当时她这么做更大的目的是吸引愤怒的分析师的注意，并试图平息分析师的怒气。问题是，如何以精神分析手法来处理这么困难的处境？在这样的情境下，我认为分析师要先意识到他把病人难以理解的喃喃自语看成病人对他的攻击，这会导致充满敌意的反移情，并想要摆脱病人。其实在假期前的最后一次会谈里，玛丽亚那种讲话方式更像是一种沟通，是为了从分析师那儿得到帮助，而不是攻击他。面对玛丽亚这样的病人，分析师一定要做这类诠释，因为这样一来会减低她无以名状的罪恶感。她害怕她那令人不解、困惑的说话方式会让分析师无力、失去功能，就像其内在母亲对她说的那些令人困惑的话给她的感觉一样。

我要特别强调分析师的负向反移情，分析师无法理解玛丽亚的话语时，明显地出现了负向反移情，这又对她造成了深刻的影响，促发了她的妄想，加深了玛丽亚的害怕。她害怕 N 医生无法处理她的问题，最终会因深感无力而杀了他自己，她对他的焦虑仍在升高。有人觉得她的反应超乎寻常的激烈，后来出现的一些证据使我们更清楚地看见她的妄想内容（即她认为 N 医生在以死要挟她）与她感知到的分析师反移情有关。在小组讨论中，N 医生比较能表达，因为不能明白病人如此讲话的深层含义，他感到强烈的不悦和愤怒。假期里，玛丽亚以强烈的手段表达了她的自杀意图。这个举动背后的幻想内容是在分析中慢慢形成的，而启动它的点则是分析师太快地同意她延长圣诞假期。N 医生意识到他在当时确实对玛丽亚感到厌烦，很高兴她要求延长假期，他也可以多休息几天。9 个月后，N 医生再次于研讨小组里报告玛丽亚的状况。

至此，她已接受5年分析。她坐在我对面的椅子上，不再逃避面对我。她通过了某个重要的考试，找到了一份工作，目前自己住，但仍与家人保持联系，尤其常与母亲联络。但她埋怨母亲频繁地给她打电话，搞得她不得安宁。

N 医生提醒大家，这对母女的问题还是集中在玛丽亚说的话常让她妈妈听不懂，她常常在电话里就发起火来了。她母亲是语言教师，喜欢说话且声音很大，常用很正式的修辞，她命令她女儿说话要像自己一样好。

分析工作有一大部分在帮助玛丽亚把脑子里的分析师影像和母亲分开。玛丽亚希望分析师比母亲更理解她，她也觉得N 医生能允许她有时候像婴儿一样，因为他理解她的沟通、她的婴儿态度和婴儿式语言，这些她都以非言语的肢体语言来表达。当他用玛丽亚的沟通方式来面质她时，她能清楚地表达，且能维持一段时间，但接着就又会落回那寂静无声的沟通方式里。她认为自己是分析师的女儿的这类幻想近来较为改善，她也能辨认这类幻想是病态的。不过每当她紧张或有压力时，妄想的现象还是会出现。和先前的不同是，现在她的幻想通常能在会谈10分钟后就消失。以前这样的幻想是牢不可破的。

● 我想读者可以看出，当玛丽亚的病情好转时，她那混乱的沟通方式仍然持续，她的妄想和幻想也是。已经过5年的治疗，这样的现状有可能意味着分析走到僵局了。病人有很明显的进展，却持续其妄想症状，这意指预后状况不好。

玛丽亚有一些和宝马汽车有关的妄想内容，N 医生和她母亲都开这个牌子的车。最近发生了一件事，她看见一辆黑色的宝马车停在诊所前面。这部车上有两个字母，D 和 H，她看了很担忧。病人的想象渐渐清楚，这两个字母让她想到死亡（Death）。N 医生说他知道玛丽亚常常谈到死亡，但是其隐喻太复杂了，他一直弄不懂是什么意思。他把注意力放在她害怕他会死或他会出什么意外上。他也理解她害怕他会死是因为她觉得自己太坏了，这让她想起 9 个月前她自杀的事。

N 医生提到，某次会谈玛丽亚想到她曾住过几个朋友家，他们有不少华格纳的音乐录音带。华格纳和希特勒有关，而希特勒则是个不折不扣的大坏蛋。她想起最近她在读歌德的小说《浮士德》（Faust）。然后她变得很奇怪，说一些听不懂的话。N 医生慢慢听懂她正在大声读《浮士德》。当麦菲斯特（Mephistophele，魔鬼）出场的时候，她觉得她就是麦菲斯特，突然就变成了魔鬼，然后她讲话的样子舒缓下来。她说她知道这只不过是戏，可是也许它并不是戏剧，也许在她用母亲说话的样子说话时，或是她埋怨自己像母亲一样具有侵略性时，她就是或变成了她母亲。然后她突然说再下去的事她都不知道了。狂怒且充满埋怨的人究竟是她（病人），抑或是她母亲？这再也不是一出无伤大雅的戏剧，她不是在扮演麦菲斯特，她就是麦菲斯特，她是充满侵略性的坏母亲。N 医生理解到这个情况，并做出诠释。她似乎理解了，接下来是短暂的比较清楚的谈话。但是后来她又变得混乱起来，对自己所说的话很不确定。她说她害怕自己真的会变成母亲，或是魔鬼。

N 医生谈了一些他用的技巧。他解释说，他说了像是："你为什么马上说你就是魔鬼？你为什么立刻觉得自己变成了像魔鬼一样危险的东西？也许你可以注意到你内在有相当多的恨和攻击。"他报告说，当他这样说给病人听时，她想了一会儿，说："也许是因为我都用一种绝对的方式来想事情。好或坏，黑或白。有些是黑的，有些是白的，黑和死亡有关。"此时，

她看见分析师书桌上有4支原子笔。这让她想起分析师家里的
4个成员，她相信自己也是其中的一员。她说，分析师买4支原
子笔绝非偶然。她接着很痛苦地说，她还是想要成为分析师家
庭里的一员，想要属于这个家。N医生说要是他再诠释这部分，
她会不舒服；现在她因为理解而感到痛苦，他若再提醒她，只
会触痛她的伤口。

● 在此，重点是注意到分析师发挥直觉性的敏锐，善用他的反移
情：他在报告中流露出他觉察到病人很容易因他而受到伤害。
我认为玛丽亚提到黑与白的问题时，她注意到了一个极重要
的关键点。当她谈论着黑与白及变成魔鬼时，她立刻必须重新
想象自己是分析师的家人。这意味着她仍然将她的问题强烈
地区分成好与坏，黑与白，爱与暴烈的恨。这会阻碍任何正常
修复性的思考。只有好与坏的感觉能够整合，减少分裂，才能
慢慢走向抑郁（并伴随着正常思考、修复性冲动和功能）。如
果达不到这个境界，病人以狂躁来修补，就会产生妄想修补
（delusional reparation）的危险，这就能解释为何病人立即幻想
她是分析师的家人。分析师必须先理解这个问题，在分析中一
再地向病人解释，才能协助病人创造联结。借由非常详细的诠
释，病人渐渐得到协助，能克服其思考历程的严重断裂，特别
是当她觉得分析师非常理解并关心她的时候。

　　我认为N医生当时没能理解这个问题并不是移情造成的。
他似乎理论知识不足，不知道精神病人常固着在人格发展的早
期阶段。好、坏客体和想法必须严格区分开来，彼此分裂无关。
如果这个问题没有好好修通，分析就会陷入僵局。在分析中，
分析师展现其整合及汇总各部分的能力（其涵容功能），是帮
助病人克服其早年发展缺陷的关键。

病人发现自己内在有分裂的问题时，通常会很害怕这是无法解决的困境。他们因而极易落回以躁狂来修补（manic reparation）的境况。这是一种妄想形成（delusion formation），又回过头来使他们更忧虑问题无法解决。分析师必须让病人知道她已注意到这个问题，并协助她理解，她的关注和分析师的协助会渐渐帮她找到较好的解决方式。意识层面的困难之一，是当她对自己感觉不好时，她会觉得自己整个人都是坏的。她没有办法意识到，在让事情好转一事上，罪恶感也是有帮助的。

分析师接着谈到病人害怕独处，有时恐惧强烈到她会希望邻居来敲她的门，好让她知道有人在那儿，当她觉得天地间只有她一人时，她感觉糟透了。

在研讨小组里，我向 N 医生指出，我认为玛丽亚在独处时不只觉得自己糟透了，她还担心就是因为她这么糟，才被人抛弃、孤单一人。这才是她对独处感到极端惧怕的原因。也可以说病人觉得如果她很好，那么当然就不会有人丢下她一人。似乎在感觉到自己独自一人被留下时，她很容易觉得被人迫害，并且会出现攻击的态度和举止。还有一个危险是她可能无法同时承受好与坏，因为她的好感觉和坏感觉不是被分裂的互不相干，就是混淆不清。如果她开始感觉到不知道什么是好，什么是坏，就可能会让自己变成全坏。变成全坏比不确定自己是好是坏要容易。所以当玛丽亚为了防止自己落入好坏混淆不清时，很可能会再次觉得自己完全是坏的。

若好与坏的感觉太靠近，常会引发混淆不明的焦虑，此时好坏感觉无法辨别。问题就出在这个混淆不明的焦虑上。在此情况下，异常的分裂恐怕会增加，而病人可能会觉得当魔鬼比陷入混乱要好。因此，在治疗边缘型人格及精神病人时，理解此混淆不明的焦虑是绝对必要的。这也是精神病人和边缘型人格病人在分析中无法有所进展的原因之一。我要强调，这类病人在独处时无法体验到焦虑和罪恶感，以至于无法修通这个问题。因此有分析师在场提供协助是必要的。分析师首先要在心智状态中将病人所表达的焦虑整合在一起，他必须自己先体验这种焦虑、担忧和沮丧。分析师辨认出其重要性，先将病人的焦虑承受下来，并持续与他的思考和情感接触。唯有如此，他才能慢慢开始用病人能够理解并应用的方式，将问题重新呈现给病人。在讨论时，N 医生回答说，他知道我所解释得一点也没错，虽然病人无法用言语表明。他接下来的报告谈到病人的妄想焦虑。

　　　　N 医生举了个例子来描述玛丽亚那次会谈的举止。像往常一样，她带来很多信息和小抄，塞在一些小小的纸袋里。她让小纸袋掉在地上，发出很大的声响。她踮起脚，再让自己从相当高的位置撞进椅子里，发出极大的声响。N 医生诠释说这可是相当有攻击力的噪音。她意有所指地说："好吧，那我就尽量有攻击力一点，越大声越好。"玛丽亚转了一圈，看看分析师。他心想，今天的分析会很棘手。他诠释说，她好像很烦躁且对他很愤怒。她回答说："我为什么不能生气，我昨天和今天都得在下午五点来这里，只因为你改了我的时间？"玛丽亚继续说，她认为 N 医生改时间是为了让她遇见其他病人。她于是决定相信这些病人都是来帮助他的。玛丽亚觉得他就是用这种方式来操纵她。

● 换句话说，玛丽亚相信，N 医生无法独自治疗她，他需要帮手，她是个太棘手的病人，太难治疗了。

　　　N 医生诠释说，她似乎感受到自己是个很难治疗的病人。因此，他才需要增加助手来帮助她好起来。N 医生意识到在这种情境下，他往往得处理非常强烈的反移情感受，她的这些反应常会惹恼他。他必须不断告诉自己，他是分析师，他要保持冷静，不能太沮丧。

● 分析师要常常反省自己的反移情，理解为何病人会引发他的这些情感，这是非常重要又具挑战性的工作。然而，我认为分析师对于自身被激起的情感若无充分的理论性的理解，也不理解为何问题会一再重复，那么被激起的情感和其所带来的危险会越来越多（这是我在研讨会中试着向分析师解释的部分）。从 N 医生对病人行为的描述中可以清楚地看见，她想借由行为把她的生气投射到分析师身上。她意识到自己在生气，可是不知道拿它怎么办。投射她的怒气是要他感受到她的怒气，并在他内在加以处理修通。另外一层意思是，她要他感到内疚，因为他改了会谈时间，她对此很不高兴。

　　　玛丽亚继续提醒 N 医生她住院时的会谈时间："早些时候，你难道没有带巧克力棒和录音来我的病房，把它们放在我床上吗？"N 报告说，这句话指的是过生日那天，她一直相信她在床上发现他送来的礼物，这是她想象出来的，但她仍然坚信这件事是真的。现在，她则觉得 N 医生在跟她玩某种游戏。他说，他记得那个时候自己好像比较能帮助这个病人。

● 从这些内容来看，病人显然感觉到，分析师心里有些不敢面对的事，他也不会解释明白。

　　玛丽亚变得非常沉默，安静了一段时间。然后开始谈起她的乔治叔叔，她父亲的弟弟。这个叔叔在病人14岁时自杀了。她很害怕他的自杀是与她妈妈之间悲惨的婚外情有关，他们两个人都无法处理这段关系。有时候，玛丽亚的母亲好像会跟她谈乔治叔叔，并解释说她和乔治彼此相爱。当时，N医生说，他理解玛丽亚也很害怕他自杀，怕他认同了这个乔治叔叔，这又和死亡的问题有关。他说，他觉得玛丽亚害怕的是他会因为她不够爱他，而他又非常渴望她的爱，最后终于无法忍受而自杀。正当他们讨论时，玛丽亚注意到N医生明显动了动他的头，好像在点头一样。他承认确实是，而他对她的观察很感兴趣，因为玛丽亚从来未如此清晰地谈论他的反移情。

　　玛丽亚后来更清楚地说，她相信N医生已经爱上她。他诠释说，这样他便能理解乔治叔叔的处境。他现在也知道为何玛丽亚认为他不能公开给她礼物，而得把礼物放在她床上，她认为这是为了隐藏他的爱。他也解释说，他此刻理解到她为何想要拥有结束治疗的主控权，她是为了要让分析师活下来，消除任何她认为与此有关的、分析师的自杀式抑郁。她坚信死亡一定会发生，因为他无法处理他对她的冲突情感。

　　N医生补充说，他现在知道了，玛丽亚认为他已爱上她的这个幻想与她9个月前的自杀行为有关。他提醒小组成员，当时她打电话给他，说她过得很好，显然是为了让他高兴。但是他此时理解了当时自己太快同意病人想再多放几天假的请求。他承认当时她说要多留几天时，他松了口气，因为长久以来一直觉得这个病人的行为是他的重担，也引发他的愤恨，特别是她那种叫人难以理解的沟通方式。他意识到当他同意病人多放几天假时，他就没有涵容住病人的投射，而这又造成她无法面对的处境。她想要杀掉自己是为了保护分析师不受她伤害，是为了救他的命。

● 玛丽亚幻想分析师爱上自己，其实是个逆转，是把自己强烈的需求和挫折投射到分析师内部。当 N 医生明白了发生了什么事后，他便知道当时不应该诠释这个投射，也理解到关于这个现象他还有许多困惑不解的地方。

分析走到这个阶段，N 医生已与病人建立了较好的接触。他涵容她的功能比较好，病人比较能表达自己的困惑、混乱。我认为弄清楚"分析师爱上她"这个念头是属于父系移情（paternal transference）或是母系移情（maternal transference）是很重要的部分。在讨论过程中我感受到的重点，是玛丽亚从不认为她能满足母亲渴望一个完美孩子的需求。她总觉得母亲很依赖她，而她（病人）却一直无法满足她。例如她说话声音太小，因此总是惹她生气，让她失望。接受分析期间，病人不断重复的行为和她在与母亲的关系中的表现非常相似，特别是她安静、令人莫名其妙的说话方式，让她母亲和分析师都听不懂。分析师被玛丽亚惹急了的样子，以及他需要清楚的信息来理解她等等，也和她母亲对她的感觉一样，她母亲现在甚至经常给她打电话。这个举动告诉玛丽亚，她母亲仍然需要从她那得里到帮助和信息。所以玛丽亚幻想分析师爱上她恐怕不是源自俄狄浦斯关系，而是更早阶段与母亲的关系。这份关系以一种混乱的方式重演于移情关系中。

下次见面，N 医生报告说玛丽亚变得更加混乱，还出现疑病的症状。她的疑病症状以斥责怪罪分析师的方式表达出来，换句话说，她认为自己患有极危险的内在疾病，却尚未被诊断出来。

● 玛丽亚的沟通非常有趣且重要，因为她清楚地说明有一个尚未被诊断出来的内在状态。她要分析师负责，也让他知道他应该检查这个威胁她的、未知的内在状态。

　　N 医生说他知道如果病人去医生那里做检查，病人相信医生会认为："哦，对，你这个接受精神分析治疗的病人，精神分析师从来不会好好检查病人心里出了什么问题"——意指 N 医生很没有用。N 医生在此谈到某次会谈，他要用这次会谈来说明某些尚且模糊不明的部分。

　　玛丽亚有个小她 2 岁的妹妹和小她 1 岁的弟弟。这个弟弟最近回到家里来，玛丽亚对此感到很高兴。她找了一张做了些记录的小纸条，然后喃喃说些 N 医生听不明白的梦。她想到自己想谈的两个梦。一个梦里有火和水。第二个梦里有个年轻的女人和一个男孩，他们两个都病了。他们必须去医院接受治疗。女人到医疗病房，男孩到精神科病房。女人很快注意到男孩到精神科病房接受治疗对他不好。第三个梦里有两个人和一条船。

　　N 医生诠释说，梦里的女人和男孩似乎都代表着玛丽亚。在梦里，她和自己疑病妄想的部分保持距离，因为她说她内在有一个真实的疾病。她同意这点："我宁愿自己是身体生病而不是精神生病。"他回答："你其实很想说'我真的是身体病了，你却一直没注意。'"接下来的会谈里，她没再提与这些梦有关的内容。N 医生说，这个例子正好说明，他常觉得会谈里很多信息都漏掉了，他对会谈不是很满意："当类似这次会谈的情况出现，我会试着问病人问题，可是事情却越来越糟。"

● 这是分析师被留在混乱状态的典型情况，这个情况很困扰分析师，他想要从病人那儿澄清一些信息，但他必须承受这样的混乱不明，即使很困难，也得要承接下来。

小组里有个成员建议，澄清病人想要甩掉混乱，然而同时也害怕混乱得更厉害是很重要的。他进一步解释：我们身为分析师会说病人内在很危险，而且是未被诊断的、未被认识的东西，但是病人说她比较希望自己接受生理药物治疗。这可能表示，一定有通往危险内在问题之路，其人格中也有一些正常的部分，内部没有疯狂，只需要被理解。这个病人必然觉得当她在精神病房时，N 医生像她一样被困住了、发疯了。他们两个都疯了，都神志不清。事情就这么绕啊绕，绕成一个圆；他们哪儿也去不了，而身为分析师，若只是进入她的世界却不能清楚思考，那真是一种折磨。

● 我同意这个看法。它意味着，病人身处绝境，她无法和分析师一起逃出牢笼，她总是一再被丢回混乱中。换句话说，她的疑病妄想内容（身体病得很重）是用来对抗混乱状态、对抗跟分析师的共谋的。它所隐含的意义不只是玛丽亚想要甩掉她的病所以扮演防御的角色，也暗示她对自己跟 N 医生的关系感到绝望并恐惧，因为他们强烈共谋，这样她就没有机会能好起来。事实上，玛丽亚坚持她想要理解此种内在的情境，她想要深入它；也想要告诉 N 医生，他是分析师，也应该努力深入它，因为它很重要。

N 医生同意应该进行澄清，并强调玛丽亚一直注意到她的混乱和他自己的混乱确实非常相关。她因而决定离 N 医生远一点，这个时候的他陷在无法理解的情境里无法自拔，而她则觉得自己一再被拉回此种状态。但是现在，问题已转化，她仿佛知道有什么东西从未知的精神问题转化成为身体内的危险因素。倘若问题被这样区分并分裂开，造成的危险是恐怕无人能理解那到底是什么。这又会导致类似自己是分析师的家人之类的妄想。

通常，想要从某个被捆绑的状态挣脱出来是极重要的、应该被理解的现象，因为它隐含着对混乱状态的焦虑（confusional anxieties），如果这一焦虑被投射进分析师内部，而分析师未能清楚诊断出来，会导致病人产生巨大的需求，想要找出一条生路。妄想就是在这个时候形成的。以玛丽亚为例，她的妄想采取的是抑郁的形式。之前，它的形式是坚称她是 N 医生家中的一分子。N 医生在小组里说，他理解病人将问题转移到生理上，不只是这是让她觉得好一点的防御方式，也包含了她相信这样对 N 医生也比较好，可以将他从混乱和沮丧中救出来。N 医生接着还相当清楚地讨论了病人抑郁状态的其他原因。现在他似乎更能理解整个现象了，我认为他已经不再混乱了。虽然这种情况需要时间来厘清，不过目前病人身上的危险确实已经移除。

N 医生简短地介绍了接下来那次会谈。玛丽亚寄出了许多申请当专业看护的求职信，但大部分都被拒绝了。她说，如果她不能找到专业看护的工作，那么一两年后她就会到国外去找工作。N 医生诠释说这似乎又是个她需要离开他的暗示。之前，她在谈这类事时，听起来都像是想离母亲远一点，但这次，他认为它指的对象是他。对于这点，玛丽亚似乎部分同意，但她突然问 N 医生知不知道哪里有人在做音乐治疗。她读到音乐治疗对精神分裂症病人很有效。N 医生诠释说她真的觉得自己需要其他的治疗。音乐治疗不需要语言，她觉得这种治疗会比他的解释要有用。她立刻回答说，她很害怕他会出事。

等心里的想法大声到连住在对面的邻居朋友都听得到时，她所害怕的事就一定会发生在 N 医生身上。N 医生诠释，她觉得心里想的真的会变成公开的。她说："你说，这些想法真的就是我嘴里发出来的声音，还变得越来越大声。"（当这些念头变得非常大声时，她必须反驳自己，并对自己说："这是什么？你在想什么？"）N 医生诠释说看起来病人好像在生自己的气，但事实上她是在生他的气，而这让她想起母亲对她的埋怨。玛丽亚说："不只是一些埋怨的话而已，还有一些困惑的感觉。如果我对你不满的时候，我不确定它是否也是对我自己不满，我现在弄不清楚。"她补充说，她可能会不断想到 N 医生的太太和某个阿姨，想到 N 医生被她折磨得很惨。她觉得她把他的生活搞得一团糟，用她的想法和埋怨削弱他的能力。正是这些对他的攻击使她害怕他会死掉，或无法处理这些情况。

● 本次会谈中病人的进展相当重要。毫无疑问，N 医生包容病人投射的能力进步了，特别是在包容其混乱状态方面，他协助她脱离跟他纠缠不清的困局。她仍然害怕她的攻击，但如同她自己所言，她不再听到别人的声音，而是知道那是她内在的攻击想法，很大声、很清晰的一些想法。这些念头还是会使她混乱焦虑，但混乱焦虑的程度减少了，因为她说她现在比较有能力想一想她（心智）内部是怎么回事。这或许也意味着，她变得越来越关心自己在想什么，因此，在上次会谈结束时，她发现即使只是想想"服药也许有助于减少她的混乱不安"也能有助于减轻她的混乱困惑。因此，她觉得她并不需要服药。

多年来，我发现许多精神病人——包括疑病患者——的核心问题之一是对于混乱状态的焦虑。有趣的是，病人自己意识到这个在后来几次会谈中变得非常明显的疑病症状，是她用来对抗混乱状态的防御方式。

在研讨小组中，我们越来越清楚玛丽亚的核心焦虑是她的声音，她的声音渐渐转变成混乱、攻击、折磨人的一些想法。它们具有操控并混乱 N 医生的力量，会阻止他发挥功能来理解病人。她也相信这些声音会让 N 医生很痛苦、很沮丧，以至于他一定会死去。这种混乱显然是由投射性认同非常原始的催眠形式造成的，其中混淆了爱与恨的感觉，这种巨大的情感会吞噬病人和分析师。这让玛丽亚感到不安，不知道自己感受到什么，在做什么，以及她的想法是在反对分析师，还是反对她自己。她最根本的恐惧是在这个状态里，她完全与分析师纠缠不清，除了死亡找不到出路，这又导致她幻想着自己的死能够保护或拯救分析师。

玛丽亚的有些妄想内容——像是她深信自己是 N 医生家中的一员——似乎不只是保护自己免于痛苦与挫折，也是逃进理想境界的方法。她幻想与 N 医生合而为一，可以神奇地帮助他们逃离毁灭混乱的关系；幻想自己的身体患了严重的疾病，也是为了逃离与 N 医生无望的混乱、纠缠的关系。

讨论会结束时，N 医生说玛丽亚最大的问题已渐渐清晰，他知道分析师最重要的工作之一是清楚地将他理解的内容重复地告诉她，他也明白在诠释中正确联结这些数据非常重要。他需要让她感受到，N 医生再也不会被她的焦虑吞噬，他已不再困惑。他能够勇敢面对病人的问题，而不会被摧毁。这意味着，分析师要有足够的自信，相信通过病人与分析师的关系以及他对病人的理解，能解决病人的问题。

在这类情境里，最重要的是我刚才说的：分析师明白最核心的、应该诠释的是什么。如果太琐碎，看见太多的重点，又因自己尚未充分明白便向病人探问这所有的小细节，那么病人会变得非常焦虑。他立即会觉察到分析师的不安和困惑不解，然后焦虑会急剧增加。这个技巧在分析里是没有用的。要成功地治疗这类病人，分析师要专注地观察核心的议题。以玛丽亚为例，核心议题是担心自己心智混乱而产生的焦虑，我们可以从分析师的混乱中辨认出病人的混乱，他必须愿意承受模糊不清所带来的焦虑。第二个任务是辨认出病人对于让分析师混乱有多么绝望和焦虑。病人几乎无法忍受这种现象，因为它意味着病人和分析师都无法处理这种不确定。唯有冷静的思考才能澄清这些问题，也才能慢慢找到建设性的解决方法。

在这次研讨会结束后9个月，N医生报告玛丽亚进步很多，她的妄想和混乱行为都消除了。

第五部分

总　结

第十三章

✳

精神分析理论与技术的改变

本书所呈现的内容是许多临床经验积累的成果。我将在本章中强调我的取向中的关键部分，以及我是如何修正自己的想法的。

从一开始对精神医学有兴趣时，我就对那些很难治疗的、被认为无法治愈的病人特别好奇。因此，我对精神分裂症病人和其他精神病态病人越来越有兴趣，这部分我已在第一章提过。当分析工作渐渐有所进展，我越来越想知道精神分析的治疗反应，以及是什么因素造成治疗的失败或僵局。我有很多机会可以思考这问题，因为过去30年来，常有一些病人在来见我之前就已经接受过分析，但却毫无起色甚至变得更糟。在第七章中也谈到了我自己治疗工作的两次失败体验。现在，大家都接受精神分析治疗有时会激起病人潜在的精神病态历程，这是导致分析失败的原因。分析师需要很小心地来修通它，而修通的过程可能会是非常骇人的体验。我已渐渐发现并接受分析发展出僵局的原因有很多（而不只是因为爆发了精神病态历程），因此需要仔细检视每个案例的内容，才能了解具体问题是如何发生的。我关注的重点是僵局的预防及修通，并将分类摘述我的一些看法。

嫉羡

克莱茵（1958）注意到，过度的嫉羡不只会经常导致负向治疗反应，偶尔还会造成分析中的僵局，使病人的病情严重恶化。当时，我和其他克莱茵取向的分析师相信，通过仔细分析移情中的嫉羡，可以预防分析中的僵局。然而，随着时间的流逝，我的经验告诉我，这个做法只会偶尔有效——在处理非创伤性的严重全能自恋病人（如第四章的亚当）时是有用的。但我也发现，嫉羡或害怕被嫉羡，虽然确实会抑制童年的发展、减慢分析的进展，造成许多困难，但只是众多造成僵局的因素之一。嫉羡和害怕被嫉羡必须放在病人整个情况中审视。我的意思是，不只是早年婴儿跟母亲、乳房的关系中的嫉羡，还包括实际上对男人或女人的嫉羡。男人嫉羡女性的功能及其生育能力，这是值得注意的事。女人嫉羡及竞争的对象则是阴茎、阳刚及男性的功能。在人类的发展中，不可避免会激起嫉羡的感觉，孩子或分析中的病人一定会有觉得自己微不足道或低人一等的时候，孩子或病人会觉得（有时是真的）自己被父母、其他孩子或分析中的分析师看轻。我的经验是当病人在分析中感受到被接纳、被帮助，并感觉到自己还有思考成长的空间时，嫉羡便会渐渐减少。因此，不该太频繁地诠释嫉羡，重点应该放在帮助病人承受因嫉羡而引起的痛苦、不适、羞愧，因为这些感受会限制爱的能力。严重的挫败必然会引起嫉羡，分析中引发的主要问题是病人觉得很羞愧，因为分析师比他自己还要理解他。分析师必须帮助病人理解，分析中的进展全靠病人和分析师的共同努力，以及分析师能在正确时机进行适当的诠释。过分的诠释嫉羡，或过分看重分析师的贡献多于病人，经常会导致僵局。

毁灭式自恋

　　第二个引发僵局的原因是病人被毁灭式自恋掌控，以静默来掩饰，阻碍分析的进展（如同我在第六章所述）。我要强调，分析师一旦识别出了这种力量，情况就会比较乐观。当分析师诠释病人内在毁灭力量的静默催眠力（表现上则以无害的面貌呈现）时，病人会越来越能觉察自己内在所发生的事，使病人瘫痪及影响分析进展的现象也会减弱。觉察这种控制力量有助于病人言语化他内在所发生的事，借此，分析师才能协助病人减轻被禁锢的感觉，因为公开的内在攻击比起令人混淆且伪装起来的催眠影响更不具威胁力。病人渐渐能区分"内在有谋杀欲求的攻击"与"自身对于外在客体的愤怒及谋杀感觉"。当分析达成这一任务时，虽然还有很多工作要做，但僵局已经被克服了。

　　过去这些年来，我还渐渐明白了一种跟死本能有关的现象。我总觉得有一些攻击力量在对抗生的力量，当我发现毁灭式自恋（如前所述）的重要性时，我渐渐清楚了这个跟（生）对抗的力量。然而，最近我注意到有些病人会埋怨自己内在的死寂，它们显然与攻击不同。这类病人有种令人讶然不解的特质，他们无法思考或谈论这些抑制他们转向追求生命的因素。当偶尔意识到自己对死亡的恐惧时，他害怕到不敢谈论它，仿佛它是个天大的秘密。因此，当死亡力量以死掉的怪兽模样出现在梦中时，他们根本不敢看，也不想知道。我认为这一现象跟弗洛伊德对死本能的观察有关，他发现，死本能总是静静地、秘密地出现。这是跟死本能有关的典型现象，它们会营造神秘、隐而不显、不可说的氛围，但同时又充满巨大的力量和危险，让人无法抵抗。我发现，诠释病人的毁灭力并不能动摇或让病人意识到这一死亡力量，唯有在将它诠释成令人迟钝或死气沉沉的东西时，病人才觉得分析师所说的是有意义的。我从未能在短时间内修通这种死寂的感觉，但我发现，通过注意个案麻木的行为、神秘感以及对于未知的惊骇，我渐渐能帮助病人清晰地观察到其内在所发生的事。他们能在心中意识到某些死寂或谋杀欲的存在，最后，谋杀欲会出现在病人的梦里。一旦显露出来，就可以看见此谋杀欲主要是冲着病人而来的。此时，就比较容易在分析中处理这一问题。病人会渐渐明白他恐惧的是什么，也显示他希望可以受到保护，免于被此力量攻击。同时，也就能理解病人之前对攻击感觉和想法的模糊联想了。换句话说，病人变得越来越能意识到他有攻击的感觉，而这些感觉的对象经常是他自己。我相信，若要防止僵局的发生，在分析过程中分析并承认这一死亡力量是绝对必要的。

混乱、共谋及历史的角色

关于僵局，我想谈的第三部分是复杂的移情和反移情反应，这会造成分析师和病人的思绪混乱，或是以对治疗有害的方式共谋。例如分析师长期误解病人的挑拨行为，造成强烈的负向反移情及恶性循环，最后导致分析的僵局。我在第二章末谈到了这一点。在此我要提及另一个案例，这个案例更能说明我想谈的主题。最近，有位分析师在接受我督导时报告说她的某个病人很难缠，她觉察到自己内在逐渐形成非常强烈的负向反移情。她觉得自己再无法忍受她的病人，很想甩掉她。其负向反移情的主要原因是，病人无法说话或拒绝说话，她每周来会谈4次，每次只说几个字。当分析师试图做诠释时，病人的回答通常是"不是，不是"或"我不同意"。仅限于此，没有别的了。

病人是位22岁的年轻女性，曾被诊断有精神疾病，可能是精神分裂症，曾经接受过2次分析。第一次分析，分析师放弃了她。第二次，病人在分析过程中变得非常愤怒，拒绝再接受分析。目前这位分析师是第三位。病人的母亲主动找到分析师，她非常关切女儿的状况，愿意尽一切努力来帮助女儿。接受面谈时，她告诉分析师她总是把女儿理想化，觉得女儿是她这一生中最珍贵的礼物，她说女儿是个很棒、很顺从的孩子，从来不会给她惹一丁点儿麻烦，是她生命的全部。然而，5年前，这个曾经在学校很活跃、品学兼优的女儿的情况开始恶化；她在学校的表现越来越退缩，学业成绩也开始下滑，所有的考试都不及格，也无法专注在任何事情上。

首次跟病人会面时，分析师对她解释说，她认为她内在有一部分生了病，觉得需要人帮忙处理这部分。病人对于分析师这么说感到很惊讶，她接受了分析师的建议，到精神科医院去就诊并住了一段时间，她的精神科医生开了一些抗精神病的药给她。她母亲一周4次从医院接她来接受分析。第一年里，病人在诊疗室里没说几个字，但在外面的生活开始有进步，甚至可以回学校上课。然而，分析师实在不知道该拿这个"让人挫败的病人"怎么办。

当我听到分析师报告她跟母亲面谈的过程时，我心里开始有幅清楚的画面，这个母亲借由强烈的理想化，给了她女儿许多压力。这必然会让孩子觉得自己不应该存在，得将自己完全献给母亲。她完全没有存在的空间，显然也没有力量对母亲说"不"。我认为，分析师必须改变她心中对病人的印象——一个对她充满攻击和敌意的生病的孩子。这让她非常痛恨，使她没有空间让自己发挥功能来做病人的分析师。我认为病人把内在健康的部分带到分析中，这一健康的部分现在正试着要让自己强壮起来，试图对她说"不"，她想反对分析师／母亲，因为分析师／母亲老是告诉她，她得做个好孩子，遵从母亲或分析师要她做的事、说的话。我指出分析师若一直将病人这些健康的埋怨当作病态的表现和攻击，就会有充满敌意、被拒绝的反移情危险，而事实上这已经发生了，因此分析只会走入僵局。倘若分析师能将病人的行为视为一种对其自身遭遇的自然反应，她便能看见病人带到诊疗室来的健康部分自我，她努力要对母亲的影响力说"不"，这样看来，病人实际上是在和分析师合作。

在此，我要强调我对这类病人的态度；特别是过去五六年来，我分析工作的方向皆以此为主轴。我喜欢仔细察看病人与家人的关系，试着理解分析师此刻在移情中被病人指派的角色。以上讨论的这个病人在移情中的行为（就其背景脉络而言）几乎很少是负面的。唯有在分析师误解病人的问题时（在其历史脉络上），她的负向反移情才变得令人无法招架。就其情况而言，病人一定会觉察到分析师渐渐升高的负向感觉。她必然感觉得到分析师声音里的烦躁、苦恼、沮丧，甚至绝望。过去，我也犯过相同的错误，误判了病人在分析中的态度。为了避免再犯，现在我会尽量评估病人过去和现在的环境及她与分析师的关系，以避免将病人内在健康和病态的部分弄混。借由评估病人目前与分析师的关系以及他／她早年的环境来察看病人的问题，可以帮助我们理解分析中营造出来的氛围。我现在认为，如此仔细地评估是理解病人内在心理现实的重要途径。

分析师的弹性

分析师要理解，分析情境和移情不只受到病人过去体验的影响，也受到分析师的观点、行为及反移情的影响，我认为这一点非常重要。我对分析负向移情及攻击的看法有了重大的改变。我现在认为，在分析病人的攻击时，分析师必须非常小心评估病人的脆弱度和防御的状况。例如，分析师必须注意病人有多么害怕被拒绝，因而需要将分析师理想化，以营造亲切的气氛。若分析师太快打破这样的理想化，病人会很快地开始说一些安抚的话，或会用退缩或变得很批判来防御自己，以免自己崩溃。病人的这些反应代表着分析被扭曲了，陷入胶着。在分析受创病人时，若遇见这类反应，就会使分析负向移情变得特别复杂，分析师必须谨慎查验病人提供的素材。过多面质很可能是错误的，因为它会制造过多激怒人、使人混乱的素材。

　　通过精神分析历程，病人内在世界最重要的部分会渐渐显露出来，所有的分析师都相信他们在分析中要帮助病人发现其内在精神真实（psychic truth）。然而，在实务上，他们的做法却各不相同。我认为他们常常使病人对分析师的理想化太快地幻灭。原则上不要干扰病人对分析师的理想化。病人要先能够在分析中达到一定的进展，才能接受分析关系的起起伏伏，才能面对迎面而来的挑战，处理令人无法承受的绝望和空虚。病人需要能对分析产生极大的信任，才能开放自己。因此，在面质病人的理想化之前，我会试着衡量病人能够承受的压力有多少，并确认病人不会太快被置于过多压力之下。当病人进入危机状态时，应该尽快协助他 / 她对所处情境有所觉察。这是病人意识中渴望得到的，也只有在危机状态中才能比较容易地碰触到病人的心智真相。

　　我目前治疗态度的关键是分析不该过于僵化。重要的是，分析师要进入病人的世界，而不是造作地与之疏离。比如分析师试着控制自己的声音，好让它听起来不带有情绪，这对病人是有害的[1]。我清楚记得有位分析师用不带感情的声音说话给病人造成的不良影响。病人深感被分析师拒绝，而他是这么欣赏这位分析师，分析师造作的态度使分析体验蒙上一团迷雾。你不得不承认它是个失败的分析，而导致失败的原因正是分析师的造作。

　　重点是，病人要能体验到分析是活泼有朝气的，而分析师要能意识到分析情境及技巧本身就可能会使分析走向死胡同。许多病人很难接受分析的情境（特别在治疗一开始的时候），比如：躺在躺椅上、分析师用诠释来沟通、不直接回答问题，等等。其他跟分析设置有关的挫折也会激起病人强烈的情绪。当这些情绪太难承受，或病人感受到危险时，他们会封锁感觉来防御自己。分析师的重要任务是保持对此现象的警觉，并协助病人不要压制自己的情感体验。身为分析师，必须要理解我们对病人产生的影响有多强烈，特别是我们向病人呈现自己的方式，例如说话方式。很多病人很注意听分析师的声音，借此衡量其情绪质量，比如是温暖的还是冷漠的。偶尔，他们会完全只注意分析师的声音，而没注意他话中的意义[2]，关于因分析师而造成的僵局，我还要强调的最后一点是分析历程的双向性。我同意许多其他分析师的观点，反移情是分析工作中很重要的部分。它帮助我们理解病人所言和我们所感之间的差异。我们使用反移情来理解病人，并渐渐觉察有时候病人在情绪体验中所传达的和他所说的是完全不同的事。这是我们发现内在精神现实的重要工具。然而，我们应该同等看重，身为分析师，我们也会在音调中表达出和话语沟通中不同的信息。我要再三强调，分析不是单向的历程，而是两个人的互动。

移情与妄想的形成

现实的扭曲、妄想与幻觉的形成一直是令人不解的问题，但是经过过去这10年，我发现当分析师在治疗情境中成功观察到妄想的形成时，就能证实在病人和分析师之间移情／反移情的严重搅扰是构成妄想的核心。如我在第十二章所呈现的，它能被清楚地观察到并加以描述。这类观察对理解精神分裂症的病因及提高用精神分析治疗精神分裂症病人的预后效果有重要的影响。

我经常观察到分析师无法理解精神分裂症病人的某些核心沟通方式，这会对精神病人造成不利的影响，因为这一现象重复了婴儿／儿童和其父母（特别是婴儿期和母亲）之间的误解。病人在描述跟母亲的关系时，会清楚描绘出这种误解，然而这样的觉察对病人的影响微忽其微。治疗的关键似乎在于观察、理解并克服此种误解的重复，这种误解以极隐微的形式出现在移情中，并使分析师产生强烈的反移情反应，而此种反应常让人非常困惑。在第十二章，我详细描述了N医生听了玛丽亚那令人困惑不解的沟通后所产生的强烈反移情。病人用妄想和幻觉来保护分析师和病人免于承受分析师反移情引发的可怕焦虑。一旦分析师能够辨识自己的反移情反应并接纳它，反移情造成的不良影响立即消失，同时病人呈现出来的精神病症，如妄想和幻觉，也在几周内就消失了。此种惊人的改变还伴随着病人思考及理解能力的进步，也终止了她一再落入精神病态思考的倾向。

混乱状态

在治疗精神病人时，若要避免治疗走向僵局，最根本的是理解混乱和焦虑的婴儿期源头，以及在分析技巧使用上所蕴含的意义。在混乱状态里，爱与恨、好与坏客体都混淆不清，使发展中的婴儿遇上无力招架且几乎无法克服的问题，这一现象会不可避免地在精神病态中重新显现。我相信，早年婴儿状态的重复是造成移情和反移情纠缠的主要因素（如同先前几章所讨论的）。病人为了逃避此种扩展到分析体验上的令人无法承受的焦虑，而产生了思考上的混乱，并形成妄想。当然，此种重复是借由极强烈的投射性认同来完成的。借此，病人将那无法承受的焦虑传递并投射给分析师。有些时候，病人用非常暴烈的方式投射这些焦虑，使分析师感到被攻击，觉得不舒服或愤怒。有时，这些反移情反应是成功的治疗必然会有的一部分，但是病人在感知分析的反移情时会将它夸大，而导致妄想。例如，本来害怕分析师因他而沮丧、焦虑，却将其夸大为坚信分析师已经自杀，而且就要死了——病人认为分析师完全无法处理他的投射。在这种情况下，如同第十二章所描述的，病人会觉得要为分析师的生命负全部责任，并以非常混乱且妄想的形式来沟通这一困局。

老茧和薄皮的自恋病人

有许多自恋病人的自恋结构如同一层老茧（thick skin），使他们对深层的感觉极为迟钝。为了避免产生僵局，分析师必须在分析中以坚定的态度对待这类病人，并面质他们的自恋态度和嫉羡——特别是因嫉羡而贬低分析师和分析本身，以及任何被帮助的欲求。治疗这类病人时，不断地重复诠释和面质似乎是不可避免的，虽然在很长一段时间，这样的重复似乎对病人没有任何影响（参见第四章）。然而，当诠释开始触及病人时，他们会有松一口气的感觉，即使这样的触碰会令他们感到痛苦。

比起那些有老茧的病人，有些自恋病人的皮比较薄。他们过度敏感，很容易在日常生活和分析中受伤。此外，分析师若错将薄皮（thin skinned）的自恋病人当作厚皮的自恋病人来对待，病人会严重受创。特别是若分析师一再重复诠释病人行为中毁灭的部分时，分析本身和病人都可能因此趋近崩解。这类病人结束分析时，病情可能比先前更糟。根据我的经验，薄皮的自恋病人在儿童期时，常在自我关注这方面重复严重受创。他们常觉得自己非常卑微、羞愧、脆弱，而且被每个人拒绝。在青春期及之后，通过其优秀的智慧和体能，他们通常会很成功或至少足以隐藏其自卑感，因而常在生活中得到认可和成就。通常，他们的生活功能很好，但是偶尔的崩溃会表明其自恋人格结构的不稳定。跟此类病人工作，分析师要理解病人在某些领域会有过度补偿和优越的倾向，这一倾向会再次激起病人想要胜过并报复父母或手足（他们让他感到渺小和羞辱）的感觉。当这类病人工作上很有成就，或婚姻幸福，或养儿育女很成功时，他们感到愉快和自豪，分析师要知道，他们的正向自恋（positive narcissism）在维持其人格结构的稳定上扮演了重要角色。然而，分析师若在分析中过分强调其自恋中的毁灭力量，不但不能修通病人的自恋结构，还会让病人自惭形秽，更加自卑。治疗薄皮的自恋病人时，过分强调其毁灭特质是非常危险的做法，因为它可能会抑制或增加病人建立满足的客体关系的困难度。我发现（如同我在第七章所提出的艾瑞克一例），治疗此类病人时最重要的任务是让病人觉察到他们跟内在毁灭式自恋部分自我之间的冲突（这部分是病人未加指认的），以协助他们留住其自恋组织中的正向部分。

我希望没有误导读者以为这些薄皮病人很容易治疗，因为基本上这类受创和脆弱的人很难面对任何创伤或失败。分析师在进行分析时，必须特别注意不要犯一些会羞辱或贬低这类病人的错误，增加病人的创伤体验，这类错误很难补救。

出生前后母亲的投射

我要强调的是——先前已经提过——我们必须严肃看待一个问题，即儿童及成人的某些困扰显然是由出生前后母亲的投射历程造成的。关于这个议题，已有许多分析师和分析师加以阐述，如 Bion（1957）、Steiner（1975，1982）以及 June Felton（1985）。因为 Felton 对这些问题的研究最详细，所以我想简要地提一提她的观察。

在仔细观察自闭儿童及其母亲后，Felton 发现母亲的心智中有某些部分受到严重的搅扰，让她尴尬不已，她下了很大的功夫把这部分逐出意识之外。然而，当她怀孕后，这些不该被意识到的、深埋起来的历程受到激化，以一种莫名的方式渗透到孩子内部。Felton 称此种历程为渗透压力（它在形容此项以心智现象为主的现象时，其实并不是个令人满意的词），这一现象伴随着一些尚未被深入探究的子宫内在生理历程（intra-uterine physiological process）。渗透一词意味着某些东西通过胎盘中血液的流动，经母亲传送给胎儿。这样的解释当然正确，但并非是准确的，不过我们很难找到一个词可以像描述生理渗透一样，清楚地描述在心理层面的类似历程。

面对从母亲而来的渗透压力，胎儿似乎是完全无助的，他无法避开这一压力。这一压力掌控着母腹中的胎儿及日后的儿童，而这一历程在生产后还会持续，它阻碍儿童与母亲建立正常的关系。借由同时观察母亲和孩子，Felton 搜集到证据，说明儿童思考及感觉的方式是如何被击倒并扭曲的，让儿童无法找到与其自我的关系：一种可以让他存活、进行正常动作的关系。我们希望 Felton 能及时出版她对这些历程的研究。

我这么强调早期投射历程的重要性，是因为我坚信，出生前的母胎体验确实影响了某些病人，他们受苦于子宫内的某种氛围，此种氛围和母胎生活经历给人的联想与美好、和谐、舒适相去甚远。这类孩子从一开始就对自己的母亲有着恐惧，他们担心自己得随时防范骇人的东西的侵犯，这让他们非常惊恐，需要隔离母亲的影响力。此种现象在孩子出生后就可以观察到，有时甚至在一出生就出现了，并且导致了严重的哺乳困扰——孩子避免和母亲接触。孩子会走路之后，这一现象就更明显了。Felton 指出，这些问题可能在出生后立即发生，也有可能在日后的生活中显现出来（如同比昂所言）——像是潜伏期、青春期甚至后来的阶段。他描述这些搅扰会突然袭来，使人无力招架，个体身在其中也很难理解这突如其来的症状是什么意义。当儿童或成人借由投射此种渗透压力中的某些内涵来沟通时，他们经常显现出自己对这些沟通内容的陌生及困惑。倘若分析师试图面质他们所传递的内容，他们会觉得被迫害，并相信分析师把自己的问题投射到他们身上，而不是在诊断他们内在的现象。这种情形在临床上非常重要，因为若将其视为具有毁灭式的坏的倾向来分析，那么当分析师进行这类诠释时，这些儿童会越来越觉得受到迫害。分析师要让他们看见，他们体验到发生在自己身上的某些毁灭及困扰的力量，而他们想要在分析师身上得到帮助，协助他们找到比较正向、良善的内涵，不再受骇人的无名困扰。当孩子因内在一些无法辨识与理解的东西寻求协助和理解时，若分析师无法提供空间让他自己发现内在的部分，那么孩子的焦虑就会增加。特别是在跟孩子工作时，分析师会发现孩子想在分析师内在找到好母亲的需求渐增，他们满脑子想着怎么可以找到一个好的内在空间来潜入，同时又惧怕这个空间是有毒的、有害的，是需要逃脱的。

前一阵子，有位儿童心理分析师 K 医生跟我谈及他正在治疗的一个孩子。这个孩子出生后就患有严重的腹泻，严重到得立即就医、住院好几个月才把她的小命救回来。孩子在医院时差点没命，她母亲去探望她，看见孩子全身变成暗蓝色，觉得她大概就要死在医院里了，于是坚持把孩子带回家自己照顾。回家后，孩子腹泻、无法控制大小便（甚至连眼泪也无法控制）的情况仍并未改善。孩子四五岁时，因为大小便失禁所造成的异味无法正常上学。从家族史中得知，母亲在跟家人取得联系之前的几年都过得很悲惨，后来家人又全死在集中营里。怀孕时，一想到自己要生一个活生生的孩子，她就觉得无法承受。怀胎十月她都处在抑郁中，生产后仍然无法复原，不过她和丈夫拼尽全力想把孩子救回来。

治疗这个 6 岁孩子困难重重，她几乎不说话，仍处在完全失禁的状态。虽然分析师一周只见她一次，但她努力提供给孩子温暖、接纳的治疗气氛。渐渐地，在治疗时小女孩开始玩耍了。一开始她还是无法控制自己，眼泪不断涌出，还流着鼻涕，发着烧，整个人看起来糟透了。不过，情况渐渐有了改善。有趣的是，对这个孩子来说，玩水变得越来越重要。一年后，帕特里夏（Patricia）玩得越来越起劲。第一年她会玩水，但不会玩得流连忘返。现在，她似乎完全被水吸引了心神。她在一个很小的房间里玩，房间里有个水槽和水龙头，她渐渐学会如何用这些设备。有一天，她让水溢出水槽，然后突然注意到水槽下有个盆，她把盆装满水，再冲去拿了一个洋娃娃，把它压进水里，水溢流一地，她喊着说："流出来了，流出来了。"神情显得很愉悦。她脸上的表情让 K 觉得这个孩子好像突然醒过来了，仿佛过去冰冻起来的一些体验突然融化了；现在它开始流动，生命也在她内部流动起来。K 也认为，她能够让水流到地板上，还能这么高兴，是因为她感受到被涵容，并第一次有了涵容的能力。K 觉得这次会谈中有很重要的事发生，当帕特里夏下次再来时，她不再流口水，失禁的情况也改善了。她开始在会谈中画画，她第一次画了一个闭合的圆。聆听 K 报告这个奇妙的过程时，我深受感动。我认为治疗中孩子玩洋娃娃的体验，使她找到一个地方——母亲的子宫，代表着分析师，而她在其中感到安全，在她开始觉得自己是安全的那一刹那（这意味着她找到了生命），她发现自己活了起来——被生育出来的活生生的。之前，她全身每一部分都在流出不同的液体，完全无法找到一个可以让她感到安全的空间。我们要记得这类很重要的体验，这也表示对这类病人而言，分析的氛围必须能让他们渐渐感到安全和接纳。这类孩子的体验和母亲内在有较密切的关联，而不是乳房；分析师若只诠释病人对乳头、乳房的正负向情感，而未考虑孩子的母腹体验，大概很难贴近他们。我想借由最后这个例子告诉读者，以开放的态度面对出生前的体验是非常重要的。这类体验有助于理解某些造成僵局的症结。若我们能以开放的态度来观察，大概会发现越来越多的证据表明在我们与病人的关系中有这些复杂而原始的元素。

注释

1. 我不认同 Greenson（1967）所建议的分析师应该展现出他真实的情感。我认为分析不应该伪装自己的感情，但也不必展示它。

2. 当然，有些分析师的声音确实比其他人更没有情感，这可能会造成不小的问题。他们可能不知道此种不带情感的声音会对分析造成多大的伤害。

附录

※

历史回顾——精神分析对精神病状态的治疗

过去50年来（1937—1987），精神分析取向治疗精神疾患的方式经历了重大变革，直到目前，仍没有一套整合的心理病态理论或处理精神病的治疗技巧。在治疗精神病人时，许多分析师发现有必要对弗洛伊德发展出来的古典精神分析技巧进行一些修改。弗洛伊德是在与精神官能症患者工作的经验里发展的精神分析技巧，这些技巧依赖于和病患建立治疗联盟、病人固定来接受治疗的能力及其自由联想的能力。这类病人有能力发展出神经症性移情及其他移情，分析师可针对这些移情进行诠释，而病人也有足够完整的自我和分析师合作。弗洛伊德认为这些技巧并不适用于精神病人，这一信念影响了许多分析师，他们认为精神病人无法发展出移情。尽管如此，越来越多的分析师试图通过一些方式来接触到精神病人的心智世界，甚至希望借由这些接触改善精神病人的症状。弗洛伊德（1933）曾经论及精神分析理论观点与治疗技巧之间的密切关系。

我相信治疗精神疾病患者技巧的改变一定受到分析师本身的理论观及人格的影响。倘若不将重点放在症状的改善，而强调澄清精神病症的治疗，那么清楚定义出贴近精神病态的方法就很重要。治疗师必须问自己，他是因为不理解精神病人而改变精神分析治疗方式，还是因为相信自己对精神病人的精神病理有了更深入的理解，而这一理解带来了技巧上的改变。事实上，许多分析师在对精神疾患的病理有了更深入的理解后，发现古典精神分析技巧无须修改。我将尝试说明我所要描述的治疗技巧的部分理论背景，借此展现修改精神分析技巧的理论基础。

治疗精神分裂症病人时，修改精神分析技巧是件很普遍的事。若治疗对象是躁郁症患者则没那么普遍。因此，以精神分析取向治疗躁郁症病人的文献并不多，相反却有许多文献描述如何用精神分析治疗精神分裂症病人。因此，在本附录中，我将把重点放在精神分裂症病人的治疗上。

首先，我将要概览弗洛伊德对治疗精神病人的观点。弗洛伊德对理解精神疾病的病理学有许多基本贡献，也治疗了一些精神病人，其中偶尔会有几个成功的案例。例如1905年，他本来想治疗一位躁郁病人，后者当时处在抑郁后的空窗期。然而几周后，在她躁狂起来时，治疗就中断了。直到1916年，弗洛伊德才报告了两个类似情况的成功案例。1905年，他写道：

> 精神病人因为处在一种混乱的状态中，且有深层的抑郁，所以不适合接受分析，至少不能用目前已发展出来的方式治疗。但我认为若对治疗技巧做适当的修改，也许可以成功克服此种不适合精神分析治疗的特质，并能开始尝试治疗精神病人。
>
> （SE 7:264）

弗洛伊德认为分析师对于病人应有所选择，他认为应该只治疗那些具备正常心智状态的病人。弗洛伊德认为精神病人的自我不够强壮和整合，无法维持治疗联盟并与分析师合作。他认为精神病人的自我无法控制病人不稳定的冲动和行为。他相信接受精神分析需要有坚固的自我，因为在精神分析治疗中，自我是控制病症的基石。

这一观点跟他晚期提出的理论类似，他提到在开始精神分析导向的治疗前，必须确定病人具备某些正常的自我功能。1916年，他更详细地说明了这个观点，并把这一看法用在他正在发展的自恋的重要性理论中。其中，他提到一种自恋状态，即主体将欲力从客体身上收回，放进自我中。他认为这是导致病态精神分裂症及躁郁状态的主要因素，他说：

> 自从我们开始用自我欲力（ego libido）的概念思考心智状态时，就越来越能理解自恋精神官能症（narcissistic neuroses）；我们的任务是尝试对这类疾病做动力式的说明，同时借由对自我的理解，对心智世界有更完整的知识。
>
> （SE 14:422）

他继续写道：

> 我们用来理解心智世界的自我心理学（ego-psychology）不能奠基于主观的自我知觉，而需根基于对受搅扰、已崩解的自我的分析资料……然而直到目前，我们在这方面并无太多进展。分析移情精神官能症的技巧很少能应用在自恋精神官能症上。你很快就会知道为什么。用相同的技巧治疗自恋精神官能症时，在治疗不久后就会发现自己好像面对着一道墙，使我们不得不停下来。甚至在治疗移情精神官能症时，我们也会遇见阻抗，但我们可以一点一滴地去除它。但在面对自恋精神官能症时，则无法征服这些阻抗。
>
> （SE 14:422-423）

稍后，他继续写道（p.423）："我们必须根据不同症状修改治疗技巧，但我们无法知道是否能发现适当或成功的方法。"

　　他接着讨论手中关于治疗精神病人的资料，显然，他希望借此激起大家对自恋病理学或治疗自恋状态的研究兴趣。然而一些悲观的结论层出不穷，例如1916年，他说："妄想症、抑郁病人及早发性痴呆或精神分裂症病人对精神分析导向的心理治疗没有反应，证明了精神分析对这些病人无效"（SE 14:438-439）。他继续以移情精神官能症说明自恋精神官能症无法接受精神分析：

　　　　观察显示，那些身陷自恋精神官能症的病人没有移情能力，或只有些许移情能力。他们以不在乎的态度（而非敌意）拒绝分析师。因此，他们也无法被分析师影响，对分析师讲的话毫无兴趣、不受动摇，所以无法被治疗，我们运用在其他病人身上的治疗机制便无法用在这类病人身上。

　　　　　　　　　　　　　　　　　　　　　　　　（SE 14:447）

　　弗洛伊德解释此种缺乏移情的现象源自病人放弃了客体及对客体的情感投注，而客体欲力（object libido）则被转化为自我欲力。16年后的1933年，他再次提出以精神分析导向治疗自恋精神官能症的局限，并警告大家，不要对其治疗结果过度热衷。这时，他对于生、死驱力之间的本能冲突有了更多的理解，根据新的理解，他补充道："有时候，某一特定本能内涵力量大大强过我们所能激发起的另一种本能力量，这种现象常见于精神病人"（SE 22:154）。他再次讨论分析治疗的有限性，并认为治疗成功与否跟病症类别有关，又确认分析治疗仅能应用在移情精神官能症病人身上："任何与此有关的情况，例如自恋或精神病状态，都多少不适合使用精神分析"（SE 22:155）。由此可见，在这两篇导论讲座（发表于1916和1933年）之间，弗洛伊德对于用分析治疗精神病人的看法似乎越来越悲观，这一渐增的悲观可能跟他晚年越来越关心的议题有关，包括精神分析对严重病人的适合度、本能的威力以及在严重病人身上观察到的毁灭（死亡）。《可终止与不可终止的分析》（1937）一文中对此有更详细的说明。

在《精神分析大纲》（*An Outline of Psycho-Analysis*，1940）一文中，弗洛伊德再次讨论了对精神疾病的治疗，此时他把这个主题联结到他越来越理解的自我心理学。他解释道，精神分析师必须在病人的自我中找到有用的联盟，为了与病人的自我联结，病人的自我必须拥有：

> 相当程度的连贯整合，对于现实的要求有一些理解。但是在精神病人身上，我们几乎找不到这些特质……因此我们必须放弃尝试治疗精神病人——或暂时放弃，直到我们找到一些适用于这类病人的方法为止。
>
> （SE 23:173）

然而，稍后他在《精神分析大纲》一文中，针对这点又做了些反省，他说"许多深受精神疾病搅扰的病人，其心智中会有个角落隐藏着正常的部分"（SE 23:202）。接着谈到他认为所有精神病人都有分裂的自我，他写道：

> 你可以这么想，所有自恋精神官能症患者身上，都有精神分裂的现象，于是存在着两种心智态度，其一是正常的，会考虑现实问题；其二则受本能影响，使自我跟现实分离。这两种状况同时并存，问题在于哪一个比较强。若是后者较强，或变成比较强的，则精神病症的必要条件已经具备了。倘若二者强度互换，那么妄想病态显然便有治愈的可能。
>
> （SE 23:202）

弗洛伊德将精神病人的自我分裂区分为正常部分自我与精神病

态部分自我，这是理解精神病态病理的重要基础。由于《精神分析大纲》（1940）在弗洛伊德辞世后才出版，因此他本人无法澄清他对自我分裂的重要观察是否影响了对于使用精神分析治疗精神病人的悲观看法。克莱茵对于自我的分裂历程有详细的研究。晚期，Federn、Katan、Bion 和 Rosenfeld 也将人格区分为精神病态及非精神病态的部分并加以探讨。

当我们回顾弗洛伊德对治疗精神病症的贡献时，可以感受到他对于治疗精神病人持悲观的看法，然而他仍透露出的一线期待是，也许我们能找到治疗精神病症的方法。悲观主要源于他认为精神病人无法形成移情。根据他的自恋理论，当欲力的对象由客体转向自体时，客体表征就完全被抛弃了。他在治疗精神病人时遇到某种极端僵化且阻抗改变的现象，并将此归因于同一种历程——自恋。他认为精神病态历程的全能，例如妄想和幻觉，是为了尝试再次得到外在世界的客体，但是对这个客体的欲力也会同时抗拒诊疗室中的分析。弗洛伊德所描述的另一个困难是，他认为精神病人的自我是不完整的，他们无法在分析中和分析师合作。弗洛伊德意识到太强烈的本能是精神病症的主要特质，但却未讨论不同部分自我之间一些特殊的精神病态冲突，如生、死本能理论发展出来的爱与毁灭部分自我之间的冲突。他认为精神病的主要冲突是自我和现实之间的冲突。

分析师在分析精神病人时所观察到的移情现象

弗洛伊德强调严重的自恋病人——所指的常是精神病人——无法被分析，因为他认为精神病人无法形成移情关系，因此将弗洛伊德的结论和其他分析师的体验做比较是必要的。

分析师和精神病人之间移情体验的摘要

Federn 强调精神病人可以和分析师形成移情关系，但这一关系很不稳定。他有个重要的发现，即事实上精神病人非常渴望制造移情，不管是借由健康的部分自我或病态的部分自我。稍后我会详细解说这一部分。

Bullard 强调精神病人的移情会严重摆荡，就像精神官能症病人一样，但会比较强烈，且常被小心掩饰。例如藏在无动于衷的面具下或敌意的猜忌中，这使得许多分析师相信精神病人是不可能被分析的。

Sullivan 也强调精神病人有能力形成移情。他借由人际理论跟精神病人沟通，借此理解病人的自我系统，他认为精神病人的自我系统常是崩解的。

Fromm-Reichmann 描述了精神病人对分析师的严重猜忌和不信任，他们常试图介入分析师的个人生活及其世界中。他批判了一些企图用诠释攻破病人防御系统的分析师，不过在晚期，他建议治疗历程必须探讨医患关系及病人对此关系的曲解。

许多分析师也谈到精神病人的自恋移情。Abraham 原先认为精神病人无法形成移情，直到1912年他改变了这一看法。他描述了某个病人自恋自大的状态。1913年后，他开始观察到精神病人的移情。1912年，他注意到抑郁病人有能力建立足够的移情关系，所以分析是可行的。若仔细阅读 Abraham 对病人的描述，会发现他一定是对病人的自恋移情行为进行了诠释，才使病人渐渐发展出一些正向客体关系反应。

另一方面，Waelder——第一个提出自恋移情的分析师，不直接诠释自恋移情，而把它当作理解病人的工具，以此帮助分析师更容易承受病人。

Pierce Clark 意识到了精神病人中的自恋移情，但他建议不要诠释此种移情，而是根据所观察到的移情内涵，在病人的许可内跟病人互动。因此分析师必须仔细聆听并理解病人呈现的内容，不使用分析诠释，而以情绪共情的方式以确保病人内外和谐。

Stern 提到一种移情状态，根基于病人未被满足或无法被满足的自恋需求，这些病人常把分析师当成神，视之为全能万能的。他发现，当分析师在病人眼中变成一个有敌意且残忍的客体时，其移情内涵便会贴近精神病状态。

Cohn 很仔细地研究自恋移情，他观察到在自恋移情中，因为投射的缘故，病人常很难辨别自体和客体。他说明，有种自恋移情内涵是分析师在病人眼中成了其部分客体，就好像他是病人的粪便。

Searles 很详细地描述了精神分裂症病人的移情内涵，她认为精神分裂症的移情表现出一种原始的自我组织，很类似婴儿生活在部分客体中的体验。

Stone 强调歇斯底里的病人的移情和自恋移情中的原始现象不相同。有时候，当分析师与病人的自我混淆时，移情会变得特别自恋。

Edith Jacobson 强调了抑郁病人的强烈移情所造成的问题。这类病人只活在分析师的氛围中，隔离与其他人的关系。这类病人常会有强烈的自虐-施虐移情，有时候会威胁分析师要退缩到自恋的状态中去。

Winnicott 一开始说他不用改变分析技巧就能分析精神病，这意味着他分析了呈现在正向和负向移情中的精神病态现象。后来他改变其观点，认为精神疾病起因于环境的缺陷，同时他也改变了分析技巧，强调分析师必须弥补病人早年环境的匮乏。

Bion、Rosenfeld 和 Segal 延续克莱茵所提出的早期分裂历程的见解，如投射性认同和妄想焦虑，借由分析了解精神病、抑郁及精神分裂症病人。他们都提到在分析精神病人时遇见的精神病式移情。

Rosenfeld 于1954年说道，诊疗室里展现的分析历程与病人慢性或急性移情息息相关，他渐渐观察到某种移情精神病。他强调当急性精神分裂症病人用爱或恨接近客体时，似乎就跟这客体混淆了。Stone，Stern 及 Bion 也强调过这个问题。

以上引述的分析师们对于治疗与理解自恋或精神病式移情所做的贡献，将在接下来的讨论中更完整地描述。Abraham 对于治疗精神疾病有很重要的贡献，特别是在处理躁郁方面。早在1907年，他就谈到早发性痴呆或精神分裂症的病理学及其治疗，他注意到歇斯底里症和早发性痴呆有类似的内在冲突，例如想象怀孕（The imaginary pregnancies）(1907a: 55)。他也提到跟性心理有关的强迫思考和歇斯底里的怀孕是很类似的(1907: 55)，强调强迫思考是许多病态最主要的特征。1908年，他研究歇斯底里和早发性痴呆（即精神分裂症症）之间的不同时，做出以下结论："因为我们追溯移情感觉的根源是性（sexuality），必然会得到一个结论，即早发性痴呆（精神分裂症）摧毁了性欲移情的能力，即对客体的爱"(1908: 69)。他认为：

> 早发性痴呆中的消极（negativism）是移情最彻底的一种反面（译注：没有移情）……当试图分析此类病人时，会再次观察到他们缺乏移情的状态，因此不考虑用精神分析来治疗此类疾病。
>
> (1908: 71)

Abraham 描述了病人对于客体的兴趣及渴望，但当他们得到后，客体就不再对他有任何作用。在讨论这类病人对客体缺乏兴趣和升华力时，他认为精神分裂症的性心理特质显示这类病人已回到早期的自我性欲阶段，而其病症就是自我性欲行为的外显。Abraham 对精神分裂症病人的许多观察都已得到证实，例如，精神病人满脑子都是被自我性欲激起的自慰幻想。

1913年，Abraham 在报告他所分析的一位患有妄想症的精神分裂症病人时，改变了原先的观点，不再认为精神分裂症病人缺乏移情能力，他说："在接受治疗的过程中，病人很快就证明他有能力建立移情关系。"（1913: 191）1916年，他又报告了另外一位精神分裂症案例，他说："这类病人可以接受精神分析，就像精神官能症病人可以接受精神分析一样。"（1916: 254）以上这两个案例都是在消除了病人的许多抑制后，才有相当的进展："许多病人的谈话内涵非常接近意识层，在某些状况下，他们能完全不带阻抗地表达。"（1911: 152）

1911年，Abraham又报告了6个接受他分析及研究的案例，他们都处在躁郁状态。他很快就在这些病人身上发现移情现象，其中有一位已经身处重度抑郁20年。在报告此案例时，他对此病人的治疗只进行了2个月，"但是，在接受治疗期间，病人不曾出现抑郁状态，倒是呈现过两次躁狂的状态，不过还是比之前轻微许多。"（1911: 154）

另外一个案例则显著呈现了精神分析的治疗效果，这段治疗只持续了40次。第6个案例则在进行了6个月时就已几乎成功完成治疗。他说这些治疗显然有很好的结果，结案6个月后的追踪显示，这些病人的病症并没有复发。Abraham提到，要跟这些病人建立移情关系通常很困难，因为他们身陷抑郁，逃离了现实世界。然而，他在报告某个案例时强调，简单诠释病人生命中某些特定事件并协助他们进行联结，便能成功"与病人在心智世界中建立关系，这是其过去不曾做到的"（1911: 153）。在另一个案例中，他讶然发现，在克服许多抗拒后，他成功解释了一些主导病人思考的想法，并观察到了诠释带来的效果。治疗初期的进展及其后的疗效全是去除抑郁的产物。

在分析进行的整个过程里，他明显观察到病人的进展与诊疗里分析的进展密不可分。他建议，对于那些在躁郁之间有空窗期的病人，精神分析最好在这段空窗时期开始。总的来说，Abraham知道这个研究结论有限，但他对此篇论述仍然非常乐观。他说："精神分析可能能带领精神医学走出治疗的疑云"（1911: 156）。

1924年，Abraham 进一步地细微观察躁郁病人。特别有趣及重要的是他对病人在诊疗室中的行为及对病人在分析师诠释后的反应的意见：例如"我们都知道抑郁病人根本无法接受分析师对其思考方式的批判：当然，其妄想思考使他们努力抗拒分析师的干扰与介入"（1924：455）。Abraham 说有一次，当他尝试进行诠释时，某位病人说他没听见分析师说的话。他又描述另一个有自恋移情的病人，这个病人常以高傲或瞧不起分析师的神态走进诊疗室，并以优越的态度质疑精神分析。另一位病人则常在傲慢与习惯性自卑之间摆荡。他认为患有抑郁症的病人有能力建立足够深的移情关系，使分析师能尝试治疗他们。除非病人能真的与分析师建立移情关系，否则改变几乎是不可能的。1911年，他强调这些病人有能力对分析师的诠释做出反应，他观察到某些病人对他人及所处环境的自恋、负向态度，以及他们对这些人及环境的极度愤怒会有所降低，这是以前从未发生过的事。

不同于弗洛伊德的观点，Abraham 发现，不管在接受分析期间躁郁症病人的自恋行为有多强烈，他都有能力建立移情关系，而且仅通过分析师的诠释，就能产生相当程度的改变。

1935年以前，仅有少数分析师尝试治疗精神病人。他们最关心的是病人的自恋状态所造成的问题。Waelder（1925）试着为治疗自恋精神官能症找到理论及实务的根基。他假设精神疾病可能源自边缘型人格，或隐藏在边缘型人格中，他可以观察到由边缘型人格转化到精神病的过程。他提出自恋潜抑（narcissistic repression）这一概念，并认为自恋潜抑是使欲力退缩转向自我的根源，也是发展出精神病的基础。他进一步提出另一个观念："本能联盟（union of instincts），指的是自恋和客体欲力结合，使人在现实中将自恋和客体欲力联结起来，防止病态精神症状的形成"（1925：29）。

Waelder 用案例来说明其理论。他坚信，在精神疾病刚发作时，若能运用退隐到自我的欲力，使本能与升华以某种兼容于现实的方式结

合，而且倘若此结合能与客体欲力历程（object libidinal process）有关
（后者又能通过分析获得），那么，我们或许能找到方法来治疗已经发作
的精神疾病。他将治疗这些病人的治疗课题描述为自恋的升华。在讨
论移情时，Waelder 提到，能有效建立起来的移情都是自恋移情。他尝
试澄清，治疗意图的主要特质是针对尚未演变成自恋固着（narcissistic
fixation）的人格，也就是比较健康的部分人格进行介入，治疗必须仰赖
这一部分的人格。从实务来看，治疗开始时会经历一段很长的被动期，
分析师在这段时间要找到治疗的介入点。一般而言，分析会与自恋移
情一起发展，分析师必须跟紧病人的自恋状态，避免因病人的理想化自
恋而受挫，把重点放在满足与现实有关的自恋需求上。Waelder 强调自
恋病人对自我的认知及他在意识层面影响自己心智的能力：

> 面对精神分裂症之类的精神病，理解其防御机制是协助
> 病人复原的有力工具，甚至比治疗精神官能症还有力。所有
> 对自我的认知都有助于病人在被分割掉的不同倾向之间建立
> 沟通……协助病人理解其病因，就足以治愈他，这是罕见的
> 案例。

（1925：278，275）

Waelder 是少数谈到自恋移情的分析师之一。他显然并未用它来作
为移情诠释的基础，而是作为理解或容忍病人的工具。当 Waelder 讨论
精神病的防御机制及将彼此隔离切断的倾向时，不由得使我们想起当
代精神分析所主张的不同自我之间的分裂，以及对分裂机制的诠释。诠
释精神病或边缘精神病态中的分裂机制是当代精神分析用来治疗精神
病态自我的主要技巧。

1933 年，Pierce Clark 也对治疗自恋精神官能症及精神病症贡献
良多。他认为自恋是阻挡任何治疗方式的主要障碍，它也阻碍自恋精

神官能症患者的重新适应。他主张：“使用一般的分析技巧帮助这类病人，有益于我们学习自恋所呈现的许多状态，然而却无益于治疗自恋病人。”（1933b，304）他在这篇论述中谈到自恋固着理论，以及如何借由心理治疗来处理并克服自恋固着的现象。他观察到自恋自我的发展并未超越婴儿时期渴望爱的保护和支持的阶段，而这类病人比起非自恋病人需要更多的依赖。他的理论指出，虽然自恋病人需要比较长的时间发展其自我，但是他们会渐渐试图从退缩状态中出来。他坚信分析师必须能满足自恋病人的需求。换句话说，分析师的角色应该是“温柔、完全给予的母亲”。在实务上，这意味着分析师要放空自己，倾听并理解病人呈现的素材，他们更多的是以情绪共情而非分析诠释来处理这些素材的，唯有如此才能确保病人的整合感。作者认为建立了这样的关系，也为日后一般移情分析打下了基础。通过这种支持性技巧，自我便有机会以自己的速度恢复原先中断的成长。文中他曾问道：“这样被动且完全给予的分析师会不会只是强化病人的理想化，而不能增加他对现实的检验力以及把能量用来升华的能力？（1933b: 310）”为了平衡这样的困境，Pierce Clark 建议，分析师提供的自恋认同必须渐渐加上现实的层面。他强调，自恋移情一旦建立，治疗的程序就跟分析精神官能症移情非常相似。“自恋的壳必须破开，以便显露出真正的脆弱，及底层的恐惧和依赖（1933b: 318）。”

　　Pierce Clark 提出了几个精神疾患的案例加以说明，但未谈及这些治疗过程中任何显著的改善。他的理论和方法与之后有兴趣治疗精神病人的分析师的看法有许多相似之处，如 Fromm-Reichmann 早期试图治疗精神分裂症病人，Winnicott 晚期对治疗精神病人提出的理论和建议。

　　Waelder 与 Pierce Clark 对自恋移情的观点有某些理解，然而他们对于病人在诊疗室中的自恋态度或行为并没有太多兴趣，这部分Abraham 有详细的说明。他们两位都建议分析师改变其行为，以配合自恋病人对爱、支持和满足的要求，以便营造并维持自恋移情。

　　Stern（1938）谈到一种根植于病人未满足及无法满足的自恋需求的移情。这类病人常把分析师当作神人，无所不知、无所不能。这使他们觉得接受分析是件很安全、很快乐的事，好像在极乐世界里，但却没有任何觉察。Stern 强调，这类病人对于分析师的扭曲知觉是非常具象的，因此必须很谨慎地处理病人对分析师的负向移情。当病人眼中的分析师转变成充满敌意或残忍的客体时，病人的移情内涵常会趋近一种精神病态。因为分析师所代表的好、坏客体被全能化了，所以任何有批评意味的话都会严重干扰到病人。分析师一旦变成坏人，病人很容易就会退缩回去。Stern 观察到，在自恋移情中，病人从未认同分析师，而是借由投射历程，把理想自我投射出去，再反过来认同此自我概念。他特别强调病人投射到分析师身上的"理想好"与"极度坏"的意象都带有全能的意涵。

　　Cohn（1940）非常仔细地检视了移情中的自恋现象。他认为一般而言，移情可视为一种自恋现象，而自恋官能症的移情只不过形式较原始罢了。他观察到在自恋移情中，病人常很难区分主体和客体，这是投射机制造成的。他认为吞并、排除和投射等机制与器质性的固着（organic fixations）有关。这一机制必须被带到意识中，否则可能被夸大。他提了几个自恋移情的临床案例，例如，有位抑郁病人对待分析师就像对待自己的粪便。这是他无法区分自己和分析师的原因之一。在分析中，分析师渐渐明了病人不只是将他的排泄物、他的肛门感官投射到分析师身上，他也投射自己的阴茎，而使自己觉得失去了它。在讨论某个精神分裂症案例时，分析师说这位女病人只对一本她正在撕的书感兴趣。有一天，她突然猛烈攻击分析师，就好像要把分析师撕成碎片似的。他对分析师说："你不能离开我，我全心全意在你身上。"接着又落回茫然状态，分析师则陷入困惑中。分析师后来说，他当时未意识到病人是在全心全意地注意他而不是书本，他现在知道当时病人对他产生了非常原始的移情。对于大部分临床案例，他着重强调病人在自恋移情中所使用的投射机制。后来许多治疗精神病人的分析师也都强调自恋移情中投射机制与主、客体不分的重要性（Searles，Rosenfeld，Bychowski 等）。

Bullard、Federn、Fromm-reichmann 以及其他几位分析师都谈到，治疗精神病人时会遇见强烈移情。Bullard（1940）说，精神病人常有严重的移情转换，类似于精神官能症的移情，然而因为其强度及隐藏在小心伪装的冷漠或充满敌意妄想的面具下，许多分析师都相信分析精神病人是不可能治疗的。Bullard 强调精神病人外显及内隐的焦虑，并详细说明要如何处理这类问题。若这些问题未得到理解就浮上台面，就会威胁分析的进行，影响已存在的治疗合作关系。他也提到，精神病人强烈且偏执的敌意暗指病人的焦虑，它具有防御的目的。他用案例说明处于强烈负面偏执移情的病人如何把一些东西丢到他身上，并坚称分析师在折磨他。他发现只要分析师觉察到病人焦虑的真正原因，病人就会觉得被理解，那么即使是这么严重的负向移情也会减缓。Bullard（1960）很仔细地说明如何分析医院的严重偏执病人。他的病人一开始显然是没有任何自省力的，而且很排斥治疗。Bullard 以接纳病人的偏执态度作为治疗的第一步，并且不试图营造造作的正向移情，他认为这样做会严重损害治疗效果。Bullard 的贡献很重要，因为相对于许多其他治疗精神病人的分析师而言，他认为我们可以在诊疗室里理解并分析精神病人的负向移情。

Federn 从 1905 年开始治疗精神病人。1943 年，他在精神疾病病理学及治疗精神病人方面做出了极大的贡献。他发现，精神病人也能和分析师建立移情关系，不过这种移情很不稳定。他因此而发展出不同于治疗精神官能症病人的分析方法。他强调在治疗精神病人时，要谨记这类病人能够接受精神分析是因为：第一，他们能够形成移情；第二，其自我仍有一部分具备觉察异常状态的能力（不过这是个不稳定的因素）；

第三，其人格有一部分仍期待跟现实世界有接触。精神病人渴望与其健康或扭曲的部分自我都能建立移情关系。

> 人格中精神病态的部分所形成的移情是很危险的，它会导致攻击与摧毁，也可能将客体神化……因着其中深植的恐惧，攻击和神化两者都可能中断病人与分析师的接触。
>
> （1943: 137）

Federn 在比较精神疾病与精神官能症的治疗时说，精神病人的正常阻抗已然瓦解，必须借由精神分析来重新建造。为了重建精神病人的阻抗，Federn 建议分析师放弃一般的精神分析技巧：

> 首先要抛弃自由联想，其次要抛弃分析正向移情，第三要抛弃激化精神官能症移情，因为它会很快发展成精神病式移情，此时分析师会变成迫害者。第四，放弃分析潜抑中的阻抗，不去触碰病人的恐惧症，因为它们保护病人免于面对深层的恐惧和冲突……在分析精神病人时，不要增加其退化程度。
>
> （1943: 155）

他强调，任何一种精神分析导向的治疗在处理精神疾病时，都必须注意正向移情的建立（且不能使之消散），以及在移情转为负向时所造成的治疗干扰。因此，Federn 强烈主张，没有纯熟的技巧以及愿意付出的协助者（最好是女性）来照顾病人在诊疗室外的状况（特别是在负向移情阶段），精神分析是无法对精神病人发挥治疗功能的。在讨论精神病人的爱恨交织及其呈现在移情中的样貌时，Federn 强调分析师必须理解爱恨交织已被两三种自我状态取代了。这些分裂掉的自我状态的强度会有高低变化，也因而影响病人对分析师的正向及负向移情。

Federn 建议，在治疗精神病人时，分析师应放慢速度，甚至试着阻止仍在潜意识中的心理情结自发性的释放。除非病人的自我能够在正常状态下重建，否则治疗只会增加精神病人的混乱。Federn 在治疗精神病人时，会善用病人还能与现实及外在客体接触的那部分，也就是残存的正常自我。他描述对病人的态度时，这样写道：

> 精神分析师皆认同，对精神病人来说，幻想就是真实。他（分析师）也分担病人的悲伤和恐惧，在这一基础上得以理解病人。确定病人感觉到被理解后，分析师再将现实呈现给病人。然后才面质病人躲到幻想里是为了避免意识到挫折、悲伤或忧虑，并指出病人这样做是基于深层的恐惧、冲突和挫折。
>
> （1943: 159）

Federn 的重要技巧是，当病人的自我界限有了改变之后，对病人进行意识教育。例如，他向病人解释，因为某些自我界限失去其理想的情感贯注，因此想法和记忆都被看作真实的，而不再仅是思考而已。他强调病人有能力学习区分正常情感贯注与情感贯注退缩（cathexis withdrawn）的自我界限。不同于弗洛伊德，他相信失去现实感是精神病的结果，而非起因。Federn 对潜伏的精神疾病进行了仔细的研究，他注意到，处于潜伏期的精神病人在接受精神分析治疗期间，其病症会外显出来。他确信精神分析常会使精神病态抑郁及躁狂发作，他建议在这类情况下应立即中断自由联想。他学会避免唤醒潜伏期的精神病症，但是却渴望接手那些被其他精神分析师唤醒的精神病人，他说许多病人是以前的病人及弗洛伊德转介来的。

　　就历史角度来看，Federn 对治疗精神病人的贡献有其特别意义，主要因为他是第一位使用精神分析导向心理治疗法治疗精神病人的分析师。其次是，Federn 将心理治疗重点放在对于精神病态自我的细微研究，特别是健康部分自我与病态部分自我的分裂，弗洛伊德在《精神分析大纲》（1940）一文中描述了他对自我分裂现象的观察。值得注意的是，Federn 认为精神分析导向治疗无法影响精神病人的精神病式移情或负向移情。

Federn 显然不想治疗病人人格中的精神病态部分。他的治疗方法比较偏向压制或潜抑精神病态的产生，因为这些精神病症会压倒病人的人格。对于 Federn 的治疗方法，更好的说法是尝试帮助病人分裂其人格，并否认其中精神病式的部分自我。因这部分自我会暂时压倒比较健康的部分自我。弗洛伊德在《精神分析大纲》一文中，曾讨论此种分裂历程对于精神病人的复原的重要性。

直到1930年，精神病人的心理治疗发展一直非常有限，但1935年后，大家对这一议题的兴趣显著增加，特别是以精神动力观点来治疗精神分裂症。在美国，这股潮流主要源自 Harry Stack Sullivan，而英国则以克莱茵为主。

Sullivan（1947）在马里兰州 Enoch Pratt 医院为精神分裂症病人设置了心理治疗部，借此研究精神分裂症病人的人际关系。他发现即使是严重的精神分裂病人也能够对所谓的治疗团体有反应。在这样的团体中，医生、护士及所有协助者致力于协助精神病人重建人际关系。事实上，大部分的病人都能从这样的治疗中复原出院。在许多研讨会及发表的论文中，Sullivan 强调了精神分裂症病人的病源及精神分裂症病人跟分析师建立移情关系的能力。他不同意许多精神分析师的看法。其理论发展的基础表达如下：

> 当人类存在于人际关联的领域之外时，就没有了发展可言。从最早的产后阶段开始，婴儿首先学会感受到照顾者借由共情表达出来的赞同与不赞同，每个人一生中都维持着某种程度的人际关联，不管早期心智健康的状态如何；因此，精神分

裂症病人的人际关系只是部分的崩解。

（引自 Fromm-Reichmann，1948: 162）

一位被 Sullivan 的工作所启发的分析师是 Frieda Fromm-Reichmann。她在 Sullivan 的指导下，继续从事从德国就开始的精神病人的治疗工作。她在靠近华盛顿特区的栗子屋疗养院观察并治疗严重的精神分裂症病人，渐渐发展出自己的治疗方法，而且持续了 20 年。我们可以观察到她对精神分裂症病人的平复如何渐渐改变了她的治疗技巧。在第一篇文章（1939）中，她强调，晚期发展为精神分裂症的病人有更早期的严重创伤。婴儿时病人处在一个极度夸大的个人自恋世界里，在这一状态中，婴儿觉得自己的渴望可借由魔幻的想象来满足。她认为，早期的创伤体验缩短了自恋安全期，使精神分裂症病人在日后的生活中对挫折特别敏感。结果，这类病人便借由尝试重建婴儿期的自闭妄想世界，来逃避无法承受的现实生活。

Fromm-Reichmann 描述，当这类病人觉察到分析师企图侵犯他们的隔离世界和私人生活时，会产生极度怀疑和不信任。病人得用好几个星期、好几个月的时间来测试分析师，直到愿意接受分析师。不过在这之后，他对分析师的依赖会很强烈，但同时还对分析师的作为非常敏感。一旦分析师没有满足病人的期待，将导致其强烈的失望，病人再次体验到早年的挫折，最后引爆强烈的恨意和愤怒。根据这样的观察，Fromm-Reichmann 建议，治疗精神分裂症病人需要一段很长的准备期，最好从例行面谈开始。治疗开始时，分析师既不要求病人躺下，也不要求病人自由联想。分析师只要病人舒舒服服地对治疗产生足够的安全感，以放弃其防御式的自恋隔绝，并依靠医生恢复病人与外界的联系。分析师的功能是试图理解并让病人感受到他的关心，而不企图用诠释来证明它，因为精神分裂症病人自己比任何人都知道其行为举止的潜意识内涵。分析师以相称于病人沟通方式的肢体动作来响应病人，让病人感受到他的理解。总的来说，她建议治疗精神分裂症病人的基本原则就是营造完全接纳的气氛。在治疗精神分裂症病人的实验期，Fromm-Reichmann 采取的治疗取向是根基于自恋受伤的发展理论（此论点与 Pierce Clark 之前提出的观点完全相同），他强调助长病人对分析师的正向移情，以仿制早年全能魔幻的母婴关系。此种助长正向关系的论点主要源自 Federn 的建议，他主张促进正向移情，避免导致负向移情反应的挫折。

Fromm-Reichmann 稍后在其论述中（1948，1952，1954）修改并批评她先前的论点。她说：

> 精神分析曾经认为必须以极大的关怀和谨慎来对待精神病
> 人。我们以为这是帮助病人克服对人际关系的怀疑及抗拒跟
> 人接触（包括精神分析师）的唯一方法。
>
> （1948：164）

现在，她批评这种典型的医患关系过于强调精神分裂症病人内在拒绝人的孩子自我，而忽略了他退化之前的成年部分的自我。她也觉得，敏感的成年精神病人可能会认为这种绝对的接纳是分析师的施舍或不尊重，病人可能会将它解释为分析师的焦虑。她建议治疗历程必须包括探究医生与病人之间的关系，以及病人对关系的曲解。换句话说，原先被强烈批判的移情分析，现在完全得到平反。她也批判自己之前的治疗方法过于谨慎，她如此说："太多宝贵的时间用在过分谨慎的等待，等待病人准备好接受一个或另一个主动的治疗介入（1948：169）。"她同时建议分析师详细探究精神分裂症症状学及其产物；她采用与 Sullivan 相同的思路补充说："从心理活动角度看，躁狂症包括精神分裂症外显症状，可以说是病人无法承受焦虑的结果。同时，病人试图消除此焦虑、不让自己觉察到它的尝试（1948：170）。"

　　1954 年，Fromm-Reichmann 讨论到精神分裂症病人的敌意对其自身人格造成的毁灭效果，并将此现象和自闭状态及部分退化进行联结："这一理解帮助我们重新建构治疗理论——精神分裂症病人的焦虑来源与一般人一样，都来自依赖和敌意的基本冲突，只是精神分裂症病人的冲突被夸大了，令自己招架不住（1954: 194）。"她探讨婴儿或儿童（和后来的精神分裂症病人）内在的愤恨或暴力[Sullivan 称之为坏的我(bad me)]，是针对早年体验中感受到的毁损他的坏母亲（the bad mother）所做的反应。这便能解释精神分裂症病人为何更关心自己是危险的、充满敌意的人，而较不在意自己对身边的人造成的伤害。在说明精神分裂症病人于依赖这个主题上的冲突时，她谈到依赖需求与渴求自由之间的紧张态势。病人恐惧亲密，他们对自己所重视、依赖的人隐藏着敌意而产生了焦虑。她强调这些感觉必须在移情中加以修通。

　　在其《精神分裂症病人的心理治疗》（*Psychotherapy of Schizophrenia*，1954）一文中，Fromm-Reichmann 强调人格中非病态部分的重要性，她主张："我们借由强调人格中的成人部分，来接触其退化的部分。不管它有多么不成熟，即使最严重的精神病人也会有这部分的人格（1954: 195）。"分析师训练此成人部分的人格加入治疗历程与分析师一起努力。即使在她后来的实务工作里，Fromm-Reichmann 在使用诠释上仍十分犹豫。她的治疗工作倾向于指导并引导病人理解、觉察其病症的动力。Fromm-Reichmann 后来修正她早先的错误——分析师成为退化的精神分裂症病人的理想母亲。在后来的实务工作中，她专注于检查移情现象中精神分裂症病人的冲突与病态的外显，这个方向的改变使她的治疗工作更贴近英国分析师们的研究（参见 Segal，Bion，Rosenfeld 等）。

　　另外一位华盛顿区的分析师 Seales 在栗子屋疗养院工作了 13 年，这一期间，她在治疗精神分裂症病人方面有极重要的贡献。他的某些论述，如《精神分裂症心理治疗中的依赖历程》（*Dependency Process in*

the Psychotherapy of Schizophrenia，1955），是在与 Fromm-Reichmann
密切合作的情况下完成的。他强调治疗的困境来自投射所造成的移情
状态。病人因自己的挫折和愤怒，把分析师视为一个有敌意、拒绝的人。
他认为病人抗拒依赖是因为它意味着放弃全能幻想。病人借由投射其
依赖需求到分析师身上，以对抗自己的依赖。这样一来，他便害怕分析
师对他有所求，于是在态度上变得好胜、傲慢。稍后，Seales 在其论述
（1963）中更仔细地谈及移情问题。他相信，"精神分裂症病人的移情是
极原始的自我组织的表现，它类似于掌管活在部分客体的世界里的婴
儿会有的知觉组织（1963: 661）"。他描述分析师的三个任务：第一，"分
析师必须成为病人的一部分，并以此来运作"（p.667）。第二，他必须
在部分客体的层次上，催化病人的个体化。这个层次，"克莱茵学派的
分析师视之为被病人投射性认同主宰的移情阶段"（p.661）。分析师的
第三个任务是辨识并诠释病人此刻较分化且统合的完整客体。这个过
程可使病人的精神病态移情渐渐转化为精神官能症移情。Seales 强调
治疗共生（therapeutic symbiosis）阶段的重要性，他认为在这一时期，口
语的移情诠释是一种障碍。他解释说，严重的慢性精神分裂症病人无
法使用甚至聆听言语沟通。这一时期的病人把分析师当作其自我，也
没有足够用来理解诠释的自我功能，而且会投射各式各样的部分客体
移情角色到分析师身上，分析师要能忍受，甚至要能享受它。若分析师
能够忍受病人的原始客体关系，病人就能通过认同分析师发展其自我
强度（ego strength）。仔细观察此共生期的移情，Seales 说他很惊讶地
发现病人是如何与自己保持关系的，或者更确切地说，他们如何把部分
的自己当成客体并与之保持关系。Seales 并未详细讨论自我或自体的
分裂，然而他的论点说明了他已经观察到其他分析师所发现的历程，例
如自恋移情或分裂并投射部分自我到客体身上。他也研究了精神分裂
症病人思考历程中的具象化特质，此种思考历程常导致移情上的困境。
例如，病人真的认为分析师就"是"他的父亲或母亲，而非"像"他父亲

或母亲。

Seales 细微观察精神分裂症病人的移情，其细致程度令人赞赏，他也意识到移情中投射及投射性认同的重要性。然而，我认为他犯了一个严重的错误，即他相信分析师应该进入共生移情（symbolic transference）——一种相互依赖的状态。在其中，分析师依赖病人如同病人依赖他，并经常毫无顾忌地表达他对病人的爱与恨。Seales 训练自己细致地使用反移情，我觉得他有时候反而被这些反移情给牵制了，而未能充分认知或看见病人的投射中诸如要跟分析师建立双向关系的渴望，同时忽略儿童与成人的差异。我认为 Seales 的行为是与病人在诊疗室里行动化了，而未分析精神病人内在重大的冲突，他们无法依赖成人（却觉得成人太高傲）的问题，以及他们想翻转婴儿-父母关系的企图，或试图诱惑分析师跟他们相互依赖，使分析师失去进行分析的立场。根据我的经验，这样的行动化不能增强自我强度，只会使精神病人既存的自我更加脆弱。

本文当然无法详列所有对治疗精神病人有贡献的人，在此我只能简要谈一谈 Stone 对精神病态移情的看法，以及 Edith Jacobson 与精神病人的临床经验。Stone（1954）对治疗精神病状态的贡献是，他强调歇斯底里的"移情爱"不同于自恋移情——一种较原始的现象。精神病态的移情很容易穿透或压倒其人格，如同精神病症威胁压倒其自我一般。Stone 意识到，单是病人内在对自己的强烈情绪的恐惧，便会迫使某些病人留在疏离状态中。然而，此时移情若有所突破，病人会出现试图突破边界或想控制并虐待分析师的需求，倘若无法完全掌控分析师，则变成对分析师的完全臣服。有时，当病人将分析师跟自己混淆了，或认为分析师在各方面都像自己时，移情可能变成彻底的自恋。他强调原始毁灭倾向及把分析师当作全能神人的需要。他建议，在病人幻想分析师无所不能时，病人会对自己的原始毁灭攻击感到罪疚。我们可以称这类移情为精神病式移情。在讨论分析师的态度时，他认为决定性因素在于分析师能否长时间忍受病人强烈、折磨他人及被折磨的移情压力，以及可能会有的反移情，并且永不放弃希望。在培养病人的正向移情方面，Stone 认为精神分析师的态度只需做些许的调整，以让病人能承受在移情中出现敌意时的压力。他不相信分析治疗会危害精神病人，因为他不认为有所谓潜伏的精神疾病会在分析中被刺激出来。这一观点显然与 Federn 相反，遗憾的是，Stone 并未列举临床实例来说明。

Jacobson 的贡献主要在于躁郁状态的治疗，不过在治疗精神分裂症病人方面也有一些贡献。在分析抑郁状态时，她强调分析师无法避免地会成为主要的爱的客体及抑郁冲突的核心。随着分析的进展，病人可能发展出更严重的抑郁状态，其主要特征是自我及本我的深度退化。她发现，抑郁病人企图通过所爱客体的神奇之爱，来恢复已失去的爱与运作的能力。若无法从外在得到这样的协助，他们便会从所爱的客体及客体世界中退缩，并继续在自己内部挣扎。根据她的经验，躁郁症的治疗通常始于抑郁状态，因为病人在躁、郁之间的空窗期及躁狂阶段时并不会来接受治疗。抑郁病人倾向建立立即、强烈的关系或是完全没有关系。她觉得抑郁病人通常会先出现假移情，并会持续好几个月；紧接着则是潜藏的负向移情伴随负向治疗反应；第三个时期会出现危险的内摄防御与自恋退缩；最后阶段则是冲突的解决之道。移情关系中最困难的时期，是当病人只活在分析师的气息中，并从其他的人际关系中退缩。移情幻想带有渐增的矛盾色彩，其中的主题是施虐与受虐，而作者特别强调病人竭尽心力企图挑起施虐-受虐关系。病人利用分析师的内疚感，在潜意识中恐吓分析师，希望借此得到所渴望的回应。若是失败，他会转而试着引出分析师的权力、严厉或惩罚的愤怒，使病人从严厉超我的压力中得到支持或释放。她相信在病人自恋退缩的威胁下，分析师必须表现出对病人日常生活的兴趣，特别是他升华了的部分，这部分她举了实例说明。她也强调抑郁病人特别需要分析师以理解的态度对待他，这种态度与过分慈悲、同情或再保证不同。

在《精神病态冲突与现实》（*Psychotic Conflict and Reality*，1967）
一文中，Jacobson 解释道，她所治疗的精神分裂症病人主要是漫游焦虑
型（ambulatory type），而她的治疗方法旨在避免严重的精神病态退化。
精神病人常会利用外界来防止其自我、超我结构的崩解。她同意弗洛
伊德的观察"精神病人放弃了现实，并以新创造的幻想现实来取代。"
只发生在病人无法利用现实完成其目的，并用来协助他们化解其冲突
的时候。她进一步说明，若精神病人能借由投射性认同历程，将不明及
无法被接受的部分自我投射到适当的外在客体时，他们便能继续保持
神志清楚，直到他们不能控制这些客体为止。

Jacobson 意识到病人跟这些重要客体之间的退化自恋本质，以及病
人自己与客体表征之间极微弱的界限。在谈及她与一位病人的分析体
验时，她说她允许病人按着他的需求来使用她，她调整自己的情绪态度
与行为来满足病人的渴望——如温暖、亲密或疏远，她说："我让他'借
用'我的超我和自我，把我当作他内在的'恶本我（bad id）'、他的病，
投射他的罪疚感、错误和软弱到我身上，或把我变成他需要的理想健康
部分（1967：57）。"从她的描述中，读者可以清楚地发觉，这类病人不只
投射其问题到她身上，而且还会在实际生活中付诸行动。她说她会避免
对病人在移情中或实际生活里的行动化作深度的诠释，直到病人自己
认为危险已经结束。待时机成熟时，她会诠释他先前呈现的素材，这时
候的诠释会有惊人的效果。她认为治疗不在于修通病人在移情关系中
呈现的早年自恋投射性认同，因为她担心这么做会激发精神病态崩溃。
Jacobson 的方式与 Waelder 早期的尝试有许多相同之处，Waelder 在治
疗自恋精神官能症时，会将它跟客体欲力联结，借此引出自恋升华。

回顾英国本地以精神分析导向治疗精神病人的历史，我们必然会
想到先驱者克莱茵的贡献，她分析症状严重的儿童和成人，借此探究
早年婴儿期的发展。1935年和1946年，她在发表的文章中详细地描
述了客体关系、防御机制以及两个正常发展阶段的防御——她称之为

抑郁位置（Depressive position）和偏执-分裂位置（Paranoid-schizoid position）。偏执-分裂位置出现于出生后到4～6个月，抑郁位置随后而至。个体出生后的几年内，都在修通这两个心智位置。她认为在偏执-分裂位置上，焦虑的内容主要以被害的感觉为主，这会引发特定的防御方式——如分裂，个体将好、坏的部分自我分裂，并投射到客体身上，再通过投射性认同的历程，认同这些部分自我。这一历程是理解自恋客体关系的根基。她说，如果偏执-分裂位置的发展进行不顺利而且婴儿无法基于内在与外在的理由进入抑郁位置会有的抑郁焦虑冲击，则会产生恶性循环。若被害的恐惧和分裂机制过于强烈，自我就无法修通抑郁位置。这又会导致退化，并增强早年的被害恐惧和分裂现象。这便是日后发展成各种精神分裂症形式的基础。另外一个结局是强化了抑郁特质，而在日后发展出躁郁疾病。

Winnicott（1945）在其论述中讨论到他治疗过的十几个成年精神病人，他说弗洛伊德的精神分析技巧可直接用来治疗抑郁及疑病病人，并不需加以修改。根据他的经验，如果仔细考虑分析工作中的移情变化，这套分析技巧能将我们引至原始的元素。

Winnicott受到克莱茵早年观点的影响，特别是与抑郁位置及躁狂防御机制有关的部分。谈到原始的前抑郁关系（pre-depressive relations），他清楚地指出，当这些内容出现在移情关系时他会加以诠释。1959年，Winnicott大幅修改了他的观点，包括理论和实务。他强调，精神病态起因于早年环境的缺陷，他说："缺乏有助生长的环境（facilitating environment）导致个体人格发展及自我建立发展的缺陷，而最终的结局就是精神分裂症"（1959：1935-36）。因为他认为精神疾病是一种缺陷疾病（deficiency disease），所以他相信退化至早期婴儿状态（他称之为依赖），可被视为个体自愈的能力之一。在分析中，"退化是病人给分析师的指标，它让分析师知道该怎么做，而非该怎么诠释"（p. 128）。通过行为举止，分析师必须修补病人早年环境中的缺失。Winnicott 这个观点在理论及实务上，都与 Pierce Clark、Fromm-Richmann 早年的实验及建议相同（1939）。在讨论分析师面对精神病态移情的态度时，Winnicott 强调，分析师如果进行诠释，而不等待病人自己发现问题，这是很危险的。他觉得当分析师做诠释时，病人会觉得分析师是个"非我"（即一个有别于我的客体），分析师会变成危险人物，因为他知道得太多了。Fromm-Richmann 同意 Winnicott 不用诠释来治疗精神病人的立场。然而，诚如我所指出的，她稍后对自己早期此种保留、谨慎等候并保护精神病人的态度有所批评。她发现这种态度不仅不必要，而且会伤害治疗，因为它过分强调病人的婴儿式无助。

当有些分析师（如 Winnicott）不再继续用克莱茵的方式来治疗精神分裂症历程时，却也有另外一群分析师深受鼓舞，像是 Rosenfeld、Segal 和 Bion，他们特别欣赏她的分裂机制理论，并继续使用精神分析来治疗精神分裂症病人。

Rosenfeld（1947）描述了他分析一个有人格解体症状、但不必住院的精神分裂症病人，有一阵子他认为病人的自恋退缩及自我解体是无法被处理的，直到他发现病人以某种分裂机制来防御自己，对抗移情中任何痛苦的感觉，治疗才出现转机。她常常无法有任何感觉，并相信已经失去自己。详细追索这种体验，可以找到她将部分自我分裂掉，再投射到分析师身上的历程。她也感觉自己进到分析师内部，在其中完全迷失了自我。这一感觉引起偏执焦虑，因此反过来觉得分析师进到她内部，使她无力招架。因此，病人的自恋退缩是一种为了对抗偏执焦虑的努力，以及对亲密的恐惧的防御，后者跟害怕被侵入有关。

1950年，Segal 以古典精神分析技巧治疗一位住院的急性精神病人，这是空前之举。即使病人有严重的幻觉，她仍诠释病人的防御和其呈现的内容，特别强调其中负向和正向的移情。与 Federn 相反，她深入病人最焦虑的核心，分析所有重要的阻抗，并诠释其潜意识素材。她强调想要有进展，分析师一定得让病人意识到目前尚存在于潜意识中的内容。她发现精神分裂症病人常能容忍自我中的想法和幻想，这些想法和幻想在精神官能症病人身上则被压抑下来。同时，他们也会压抑幻想和现实之间的联结，而分析师必须诠释这些联结。她也说明，压抑的内容常常跟日后抑郁特质的婴儿期体验有关，这些原始的体验会以意识的方式在分析中再次出现。在分析治疗初期的移情时，她说，病人充满被害的恐惧，并且需要一个永不改变的好客体。病人试着相信，他已在分析师身上找到这样的特质。然而，为了保有这个信念，他必须使用所有的防御机制："若是我让他失望，他会否认自己有任何挫折，并将我分裂成好与坏的部分，坏的部分将被内摄进去，成为充满敌意的声音，或是再投射到医院的医生身上（1950: 27）。"

治疗之初，病人跟现实脱节，无法领会治疗的本质，并一再要求分析师给他保证。Segal 的目标是，即使没有病人的合作，分析师仍要维持自己的态度：

> 为了维持治疗时的态度，我会先要病人接受我的诠释，而不是满足他的各种需要……我试着在每一个诠释中让他知道我理解他渴望我给他什么，为何他在这个时候特别想要这样东西。我也会在这样的诠释之后，诠释我的拒绝对他的意义为何。
>
> （1950: 272）

她渐渐明白病人持续需要分析师的保证，为的是跟分析师结盟，一起对抗迫害者——通常指的是医院的医生。她详细说明了，她是如何将病人分裂掉并投射到医院的医生们身上的负向被害移情带进移情情境中并加以处理的。Segal 也讨论到分析师是否应该在某些危急时刻——当病人严重渴求保证时，安抚那些严重精神分裂症的病人。这一问题一直是分析师们争论的议题，许多分析师会去安抚病人，如我先前提到的 Fromm-Reichmann、Searles、Federn、Pierce Clark 和 Winnicott。Segal

坚信分析师若是给予同情和保证，当下他/她就成了好客体，然而要付出的代价却是病人继续将客体分裂成好与坏，病人的病态防御也会增强，这使日后的负向移情变得无法掌握。在这篇论述中，Segal 指出，在分析急性精神分裂症病人时，所面临的某些技巧困难源自他们的具象思考障碍。这些病人无法使用象征，这导致病人常误解诠释，将分析师的诠释听成具体的威胁或行动。

1952年，Rosenfeld 描述了他在医院分析的一位有严重幻觉的精神分裂症病人，他强调精神分裂症病人极特异的客体关系："每当急性精神分裂症病人靠近他所爱或所恨的客体时，他似乎立刻与这个客体混淆不分（1952b: 457）。"他观察到，精神分裂症病人有种想要将正向或负向部分自我植入分析师内部的冲动，以及他们对抗此种客体关系的防御机制，这是多数精神分裂症病人典型的移情关系。他也讨论了言语诠释的重要。在指出分析师对病人的沟通要有直觉的理解的同时，他也认为分析师应该能够将他在潜意识辨识出来的内容意识化，再以病人能够理解的方式传达给病人：

> 这是所有精神分析师的核心工作内容，然而在治疗精神分裂症病人时，这个部分更加重要。因为这类病人失去了大部分的意识功能，所以，倘若没有协助，他们无法在意识层面理解其鲜活的潜意识体验。

> （1952a: 117）

Rosenfeld 强调，在急性精神分裂症状态里，病人会将其自我完全放进客体内（接受分析时就放进分析师内），只留下极少部分的自我在客体外。这会阻碍大部分的自我功能，包括说话和理解语言的能力，也会使病人无法体验他与外在客体的关系。此种历程所造成的严重焦虑，可能导致病人无法清楚表达，并感到混淆、困惑、抗拒或退缩，也可能使他无法理解一般的会话。Rosenfeld 强调，我们若使用诠释来贴近病人，并且这些诠释能够触及他的焦虑，那么我们是可以得到一些回应的。他的行为会有所变化，或他会开始愿意说话（1952a）。在本篇论述中，Rosenfeld 发展出精神病式移情概念，而这是 Federn（1943）先前介绍过的概念。然而，Federn 主张分析师要避开精神病式移情，因为它无法被分析，Rosenfeld 则肯定辨识精神病式移情的重要性，并主张用诠释来修通它。

自 1950 年起，比昂便对精神分裂症病人的心理病理学及治疗做出了重要贡献。他强调，他并未"背离治疗精神官能症的精神分析做法，总是谨慎诠释移情的正向及负向面"（1954: 23）。他寻找证据，以确定病人沟通中所蕴含的意义，同时也注意自己的反移情反应。他研究精神分裂症病人的语言及其存在问题的思考方式。举例而言，他强调精神分裂症病人使用语言的三种方式："一种行动的方式、一种沟通的方法，以及一种思考的形式"（1954: 24）。他澄清说，使用语言和思考全靠口语思考能力，大部分精神分裂症病人因为严重的分裂和投射历程而丧失了口语思考能力，仅存其中极粗浅的部分能力。在分析情境的移情中，病人常把口语思考能力投射到分析师内部，结果引发对分析师迫害他的恐惧，病人相信是分析师夺走了他的能力，同时又害怕自己早在发展早期就丧失了这一能力，这又使病人更加需要退化（去夺回它）。病人觉得，缺乏口语思考能力就等于丧失心智。比昂以他的分析取向很鲜活地描述了分析师跟病人之间的沟通互动，说明了分析师的言语诠释在处理精神分裂症病人严重的言语化及思考困扰方面的重要性。

1956 年，比昂详细论述了对于精神分裂症移情的理解。他强调精神分裂症病人内在处于优势的毁灭冲动是如此强烈，以至于控制了爱的冲动，将它变成虐待。如弗洛伊德所言，他也强调这类病人对现实的恨。然而比昂补充，病人对内在现实本身及任何对内在现实的觉察也充满恨意。而因为这两种基本的困难，病人一直生存于被消灭的恐惧中。

在讨论病人对分析师的移情时，"一种薄而没有内涵，但黏腻纠缠的移情"，他说："病人与分析师的关系是早熟的、太快且强烈依赖的。"（1956:37）当病人因生活压力或死本能而加深上述关系特质时，便会同时出现两种现象：

> 首先，以分析师为客体的投射性认同变得活跃起来，造成Rosenfeld所说的痛苦且混淆的状态。其次，心智及其他活动通过其主要冲动（生或死本能）奋力表达所欲，但立即被暂时的次要冲动切断。渴望逃离此种混淆不分的状态，又受到被切断的困扰，病人便奋力要恢复这一受限的关系；这时，移情再次呈现出毫无个性的平淡……病人继续在扩展跟分析师的接触的需求以及限制其接触的需求之间摆荡着。
>
> （1956: 37；1957: 44）

1957年，比昂提出另一个对治疗精神病人极有贡献的观点，他将精神分裂症人格分成病态与非病态部分，特别强调投射性认同在病态部分人格中的角色，他认为它代替了精神官能症部分人格的压抑："病人对其自我的毁灭攻击，以及代替压抑及内摄的投射性认同皆必须加以修通（1957: 63）。"

摘要

弗洛伊德对于分析精神病人的悲观，源自他认为这类病人无法形成移情。在弗洛伊德之后，有两股有关精神病治疗方法的主要趋势。有一群人相信，除非分析师改变其惯用的分析态度，否则精神病人的自恋会完全阻碍分析的进行；相信精神病人的自恋源自环境缺陷的分析师，努力提供给病人新的、比较好的母亲（即分析师），以弥补早年环境的缺陷。这个取向的代表人物有 Pierce Clark，早期的 Fromm-Richmann，以及晚期的 Winnicott。Seales 的取向接近这一类，他建议分析师大幅度进入精神病人的精神生活，特别在分析的共生时期。Waelder 与 Jacobson 也改变了他们的分析态度，他们不分析移情，而是保留病人对他们的正向移情，以它为工具与客体欲力及外在世界联结，并升华病人的自恋或精神病态。Federn 也鼓励正向移情，避免诠释任何移情。然而，他跟 Waelder 和 Jacobson 不同，他训练病人压抑或分裂其人格中病态的部分。Seales 和 Fromm-Richmann 在其后期的工作中跟这个团体里的其他人有了不同的立场，他们分析负向及正向移情。

第二类分析师在处理自恋及精神病症时，遵循古典精神分析方法，仅做细微修改。Abraham 是第一位发现经由诠释可减少病人的自恋防御的分析师。然后，Stern、Cohn、Stone 和 Bullard 描述了精神病人正向及负向移情的特征，他们认为这些移情皆可通过言语移情诠释加以分析。

Segal、Bion 和 Rosenfeld 强调分析师不需要改变态度，只需要在技巧上稍做修改；也相信精神病症本身会在移情中出现，分析师可以对病人诠释负向及正向移情。他们几乎完全仰赖诠释来处理精神分裂症病人严重的语言和思考异常，并认为这些问题部分源自精神病态自我功能异常及它与外在、内在现实及客体之间的病态关系。过去 50 年来精神病治疗法的发展让我们看见，弗洛伊德当年"希望精神分析界能发展出治疗精神病人的方法"的愿望确实已经实现。

参考文献

Abraham, K. (1907a) On the significance of sexual trauma in childhood for the symptomatology of dementia praecox. In *Clinical Papers and Essays on Psychoanalysis*. London: Hogarth Press, 1955.

—— (1907b) The experience of sexual traumas as a form of sexual activity. In *Selected Papers*. London: Hogarth Press, 1950, p. 55.

—— (1908) The psycho-sexual differences between hysteria and dementia praecox. In *Selected Papers*. London: Hogarth Press, 1950.

—— (1911) Notes on the psycho-analytical investigation and treatment of manic-depressive insanity and allied conditions. In *Selected Papers*. London: Hogarth Press, 1950.

—— (1913) Restrictions and transformations of scoptophilia in psychoneurotics. In *Selected Papers*. London: Hogarth Press, 1950.

—— (1916) The first pregenital stage of the libido. In *Selected Papers*. London: Hogarth Press, 1950.

—— (1919) A particular form of neurotic resistance against the psychoanalytic method. In *Selected Papers*. London: Hogarth Press, 1950.

—— (1924a) The influence of oral erotism on character formation. In *Selected Papers*. London: Hogarth Press, 1950.

—— (1924b) A short study of the development of the libido viewed in the light of mental disorders. In *Selected Papers*. London: Hogarth Press, 1950.

Asch, S. (1976) Varieties of negative therapeutic reaction and problems of technique. *Journal of the American Psychoanalytic Association* 24: 383-407.

Bion, W. R. (1954) Notes on the theory of schizophrenia. In *Second Thoughts*. London: Heinemann, 1967.

—— (1956) Development of schizophrenic thought. In *Second Thoughts*. London: Heinemann, 1967.

—— (1957) Differentiation of the psychotic from the non-psychotic personalities. In *Second Thoughts*. London: Heinemann, 1967.

—— (1962a) The theory of thinking. In *Second Thoughts*. London: Hcinemann, 1967.

—— (1962b) *Learning from Experience*. London: Hcinemann.

—— (1963) *Elements of Psychoanalysis*. London: Hcinemann.

—— (1965) *Transformations*. London: Hcinemann.

—— (1970) *Action and Interpretation.* London: Tavistock.

—— (1980) *Bion in New York and São Paulo.* Perthshire: Clunie Press.

Bullard, D. M. (1940) Experiences in the psycho-analytic treatment of psychotics. *Psychoanalytic Quarterly* 9: 493-504.

—— (1960) Psychotherapy of paranoid patients. *Archives of General Psychiatry* 2: 137-41.

Bychowski, G. (1953) Personal communication.

Cohn, F. S. (1940) Practical approach to the problem of narcissistic neuroses. *Psychoanalytic Quarterly* 9: 64-79.

Eissler, K. R. (1972) Death drive, ambivalence and narcissism. *The Psychoanalytic Study of the Child* 26: 25-78.

Federn, P. (1925) Narcissism in the structure of the ego. *International Journal of Psycho-Analysis* 9: 401-19.

—— (1932) The reality of the death instinct especially inmelancholia. *Psychoanalytic Review* 19: 129-51.

—— (1943) Psychoanalysis of the psychoses. In *Ego Psychology and the Psychoses.* New York: Basic Books, 1952

Felton, J. (1985) Personal communication.

Freud, S. (1905) On psychotherapy. SE 7. (Strachey, J. (ed.) (1950-74) *Standard Edition of the Complete Psychological Works of Sigmund Freud.* London: Hogarth Press.)

—— (1911) Formulations on the two principles of mental functioning. SE 12.

—— (1914) On narcissism: an introduction. SE 14.

—— (1915) Instincts and their vicissitudes. SE 14.

—— (1916) Some character types met with in psycho-analytic work. SE 14.

—— (1916—17) *Introductory Lectures on Psycho-Analysis.* SE 15-16.

—— (1918) From the history of an infantile neurosis. SE 17.

—— (1920) *Beyond the Pleasure Principle.* SE 18.

—— (1923) *The Ego and the Id.* SE 19.

—— (1924) The economic problem of masochism. SE 19.

——— (1930) *Civilization and its Discontents.* SE 21.

——— (1933) *New Introductory Lectures on Psycho-Analysis.* SE 22.

——— (1937) Analysis terminable and interminable. SE 23.

——— (1940) *An Outline of Psycho-Analysis.* SE 23.

Fromm-Reichmann, F. (1939) Transference problems in schizophrenics. *Psychoanalytic Quarterly* 8: 412-26.

——— (1948) Notes on the development of treatment of schizophrenics by psychoanalytic therapy. In D. M. Bullard (cd.). *Psychoanalysis and Psychotherapy.* University of Chicago Press, 1959.

——— (1952) Some aspects of psychoanalytic psychotherapy with schizophrenics. In D. M. Bullard (ed.), *Psychoanalysis and Psychotherapy.* University of Chicago Press, 1959.

——— (1954) Psychotherapy of schizophrenia. In D. M. Bullard (ed.), *Psychoanalysis and Psychotherapy.* University of Chicago Press, 1959.

Gitelson, M. (1962) The curative factors in psychoanalysis. *International Journal of Psycho-analysis* 43: 194-205.

Goldstein, W. (1985) *An Introduction to the Borderline Conditions.* New Jersey: Aronson.

Green, A. (1984) Symposium on the Death Instinct held in Marseilles. Greenacre, P. (1954) The role of transference. *Journal of the American Psychoanalytic Association 2:* 671-84.

Grccnson, R. (1967) *The Technique and Practice of Psychoanalysis.* New York: International Universities Press.

Grotstein, J. (1981) *Splitting and Projective Identification.* New York: Jason Aronson.

Hartmann, H., Kris, E., and Loewenstein, R. M. (1949) Notes on the theory of aggression. *The Psychoanalytic Study of the Child* 3-4: 9-36.

Heimann, P. (1956) Dynamics of transference interpretations. *International Journal of Psycho-Analysis* 37: 303-10.

——— (1975) Obituary of Lois Munro. *International Journal of Psycho-Analysis* 56: 99.

Hermann, I. (1929) Das Ich und das Denken. *Imago.* 15: 89-110.

Homey, K. (1936) The problem of the negative therapeutic reaction. *Psychoanalytic Quarterly* 5: 29-44.

Jacobson, E. (1954a) On psychotic identification. *International Journal of Psycho-Analysis* 35: 102-8.

Jacobson, E. (1954a) On psychotic identification. *International Journal of Psychoanalysis* 35: 102-8.

—— (1954b) Transference problems in the psychoanalytic treatment of severely depressive patients. *Journal of the American Psychoanalytic Association* 2: 595-606.

—— (1967) *Psychotic Conflict and Reality.* London: Hogarth Press.

Jones, E. *Sigmund Freud. Life and Work,* Vol. III, Chapter VIII: 295-97. London: Hogarth Press.

Kemberg, O. (1970) Factors in the psychoanalytic treatment of narcissistic personalities. *Journal of the American Psychoanalytic Association* 18: 51-85.

—— (1977) *Borderline Conditions and Pathological Narcissism.* New York: Jason Aronson.

King, P. (1962) Curative tactors in psvcho-analvsis. *International Journal of Psycho-Analysis* 43: 225-27.

Klauber, J. (1972) On the relationship of transference and interpretation in psychoanalyric therapy. *International Journal of Psycho-Analysis* 53: 385-91.

Klein, M.(1935) A contribution to the psychogenesis of manic-depressive states *International Journal of Psycho-Analysis* 16: 145-74.

—— (1946) Notes on some schizoid mechanisms. In *Developments in Psycho-Analysis.* London: Hogarth Press, 1952.

—— (1952) The origins of transterence. *International Journal of Psycho-Analysis* 33: 433-38.

—— (1957) *Envy and Gratitude.* London: Tavistock; New York: Basic Books.

—— (1958) On the development of mental functioning. *International Journal of Psycho-Analysis* 39: 84-90.

Kohut, H. (1972) Thoughts on narcissism and narcissistic rage. *The Psychoanalytic Study of the Child* 27: 360-400.

Langs, R. (1976) *The Therapeutic Interaction,* 2 vols. New York: Jason Aronson.

Limentani, A. (1981) On some positive aspects of the negative therapeutic interaction. *International Journal of Psycho-Analysis* 62: 379-90.

Loewald, H. (1970) Psychoanalytic theory and the psychoanalytic process. *The Psychoanalytic Study of the Child* 25: 45-68.

—— (1972) Freud's conception of the negative therapeutic reaction with comments on instinct theory. *Journal of the American Psychoanalytic Association* 20: 235-45.

Mahler, M. (1952) On child psychosis and schizophrenia: autistic and symbiotic infantile psychoses. *The Psychoanalytic Study of the Child* 7: 286-305.

—— (1969) *On Human Symbiosis and the Vicissitudes of Individuation.* London: Hogarth/Institute of Psycho-Analysis.

Meltzer, D. (1967a) The weaning process. In *The Psycho-Analytical Process*. London: Heinemann.

—— (1967b) *The Psycho-Analytical Process*. London: Heinemann.

—— (1968) Terror, persecution and dread. In *Sexual States of Mind,* Chapter 14. Perthshire: Clunie Press.

—— (1973) *Sexual States of Mind*. Perthshire: Clunie Press.

Miller, A. (1983) *You Should Not Notice*. Frankfurt: Suhrkamp.

Money-Kyrle, R. E. (1956) Normal countertransference and some of its deviations. *International Journal of Psycho-Analysis* 37: 360-66.

Nacht, S. (1962) Curative factors in psychoanalysis. *International Journal of Psycho-Analysis* 43: 206-11.

Olinick, S. (1964) The negative therapeutic reaction. *International Journal of Psycho-Analysis* 45: 540-48.

—— (1970) Negative therapeutic reaction. Reporter on Panel. *Journal of the American Psychoanalytic Association* 18: 655-72.

Pierce Clark, L. (1933a) The question of prognosis in narcissistic neuroses and psychoses. *International Journal of Psycho-Analysis* 14: 71-86.

—— (1933b) The treatment of narcissistic neuroses and psychoses. *Psychoanalytic Review* 20: 304-26.

Reich, W. (1933) *Character Analysis*. New York: Orgone Institute Press, 1949.

Riviere, J. (1936) A contribution to the analysis of the negative therapeutic reaction. *International Journal of Psycho-Analysis* 17: 304-20.

Rosenfeld, H. A. (1947) Analysis of a schizophrenic state with depersonalization. *International Journal of Psycho-Analysis* 28: 130-39.

—— (1950) Notes on the psychopathology of confusional states in chronic schizophrenias. *International Journal of Psycho-Analysis* 31: 132-37.

—— (1952a) Notes on the psycho-analysis of the superego conflict of an acute schizophrenic patient. *International Journal of Psycho-Analysis* 33: 111-31.

—— (1952b) Transference-phenomena and transference-analysis in an acute catatonic schizophrenic patient. *International Journal of Psycho-Analysis* 33: 457-64.

—— (1954) Considerations regarding the psycho-analytic approach to acute and chronic schizophrenia. In *Psychotic States*. London: Hogarth Press, 1965.

—— (1963a) Notes on the psychopathology and psychoanalytical treatment of depressive and manic-depressive patients. *Psychiatric Research Reports of the American Psychiatric Association*, November.

—— (1963b) Notes on the psychopathology and psychoanalytical treatment of schizophrenia. *Psychiatric Research Reports of the American Psychiatric Association,* November.

—— (1964a) Object relationships of the acute schizophrenic patient in the transference situation. *Psychiatric Research Reports of the American Psychiatric Association,* December.

—— (1964b) On the psychopathology of narcissism. In *Psychotic States.* London: Hogarth Press, 1965.

—— (1965) *Psychotic States.* London: Hogarth Press.

—— (1968) Notes on the negative therapeutic reaction. Paper read to the British Psycho-Analytical Society and to the Menninger Clinic, Topeka.

—— (1970) On projective identification. Paper read to the British Psycho- Analytical Society.

—— (1971) A clinical approach to the psychoanalytic theory of the life and death instincts: an investigation into the aggressive aspects of narcissism. *International Journal of Psycho-Analysis* 52: 169-78.

—— (1971) A critical appreciation ofjames Strachey's paper 'On the nature of the therapeutic action of psycho-analysis' (postscript). *International Journal of Psycho-Analysis* 53: 455-61.

Sandler J. (1976) Countertransference and role-responsiveness. *International Review of Psycho-Analysis* 3: 43-47.

Searles, H. F. (1955) Dependency processes in the psychotherapy of schizophrenia. In *Collected Papers on Schizophrenia and Related Subjects.* London: Hogarth Press, 1965.

—— (1959a) The effort to drive the analyst crazy - an element in the aetiology and psychotherapy of schizophrenia. *British Journal of Medical Psychology* 32: 1-18.

—— (1959b) Integration and differentiation in schizophrenia. In *Collected Papers on Schizophrenia and Related Subjects.* London: Hogarth Press, 1965.

—— (1962) The differentiation between concrete and metaphorical thinking in the recovering schizophrenic patient. *Journal of the American Psychoanalytic Association* 10: 22-49.

—— (1963) Transference psychosis in the psychotherapy of schizophrenics. In *Collected Papers on Schizophrenia and Related Subjects.* London: Hogarth Press, 1965.

—— (1965) *Collected Papers on Schizophrenia and Related Subjects.* London: Hogarth Press.

—— (1975) The patient as therapist to his analyst. In P. Giovacchini (ed.), *Tactics and Techniques in Psychoanalytic Therapy*, Vol. 2. New York: Aronson.

Segal, H. (1950) Some aspects of the analysis of a schizophrenic. *International Journal of Psycho-Analysis* 31: 268-78.

—— (1956) Depression in the schizophrenic. *International Journal of Psycho-Analysis* 37: 339-43.

—— (1957) Notes on symbol formation. *International Journal of Psycho-Analysis* 38: 391-97.

—— (1962a) Symposium on the curative factors in psycho-analysis. III. *International Journal of Psycho-Analysis* 43: 212-21.

—— (1962b) *Introduction to the Work of Melanie Klein.* London: Tavistock.

—— (1977) Countertransference. *International Journal of Psychoanalysis and Psychotherapy* 6: 31-7.

Spillius, E. (1980) Clinical reflections on the negative therapeutic reaction. *Bulletin of the European Psychoanalytical Federation* 15.

Steiner, R. (1969-75) *Processo di Simbolizzione nell Opera di Melanie Klein.* Turin: Boringhieri.

—— (1982) Intonation and osmotic communication. Unpublished paper.

Stern, A. (1938) Psychoanalytic investigation of and therapy in the borderline group of neuroses. *Psychoanalytic Quarterly* 7: 467-89.

—— (1948) Transference in borderline neuroses. *Psychoanalytic Quarterly* 17: 527-28.

Stone, L. (1954) The widening scope of indications for psychoanalysis. *Journal of the American Psychoanalytic Association* 2: 567-94.

Sullivan, H. S. (1947) Therapeutic investigations in schizophrenia. *Psychiatry* 10: 121-25.

Tausk, V. (1919) On the origin of the influencing machine in schizophrenia. *Psychoanalytic Quarterly* 2: 519-56.

Tustin, F. (1972) *Autism and Childhood Psychosis.* London: Hogarth Press.

—— (1981) *Autistic States in Children.* London, Boston & Henley: Routledge and Kegan Paul.

Vigotsky, R. Personal communication.

Waelder, R. (1925) The psychoses: their mechanisms and accessibility to influence. *International Journal of Psycho-Analysis* 6: 259-81.

Weiss, E. (1935) Todestrieb und Masochismus. *Imago* 21: 393-411.

Winnicott, D. W. (1945) Primitive emotional development. In *Collected Papers.* London: Tavistock, 1958.

—— (1955) Metapsychological and clinical aspects of regression within the psychoanalytic set-up. *International Journal of Psycho-Analysis* 36: 16-26.

—— (1956) Primary maternal preoccupation. In *Collected Papers*. London: Tavistock, 1958.

—— (1959-64) Classification: Is there a psycho-analytic contribution to psychiatric classification? In *The Maturational Processes and the Facilitating Environment*. London: Hogarth Press, 1965.

—— (1960) The theory of the parent-infant relationship. *International Journal of Psycho-Analysis* 41: 585-95.

—— (1963) Communicating and not communicating leading to a study of certain opposites. In *The Maturational Processes and the Facilitating Environment*. London: Hogarth Press, 1965.